| 통증박사 안강입니다 3 |

통증박사 안강입니다 3

수술 없는 만성통증치료의 세계적인 권위자

안 강 지음

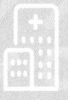

프롤로그 |

송PD가 보는 명의의 조건

10년 전 KBS '아침마당'에서 PD와 출연자로 안강 교수를 처음 만났다. 그때 수술할까 말까 고민하며, 극심한 허리통증에 시달리던 아내를 고쳐준 인연으로 의료 봉사 현장에 따라간 지 10년이 되었다.

의료 봉사한다 하니 주위 사람들이 의아한 표정으로 물어본다.

"아니 언제 의사 되었어? PD가 무슨 의료 봉사?"

세움 의료 봉사단이 하는 진료에는 들고 가야 할 것이 아주 많다. 국소마취제, 초음파기계, FIMS 치료바늘, 시술 기계, 소독약, 산소호흡기, 제세동기, 컴퓨터, 침대, 환자복. 고속버스만 한 크기지만 장비를 싣고, 사람들이 타면 꽉 찬다. 차에서 내리고 설치하고 철수하는 일도 만만치 않다. 게다가 커다란 버스 운전까지 안강 교수가 직접 하니 오르락내리락하면서 좁은 시골 길에서 조타수 역할을 잘해야 한다. 특히 밤에는 후레쉬로 바퀴를 비추면서 "좀 더 좀 더. 스톱"을 적시에 잘 외쳐 버스를 리드하는 노하우도 있어야 한다. 안강 교수가 모는 버스는 여기저기 긁힌 자국은 많지만, 아직까지 큰 사고 없이 다니는 것은 기적이다.

항상 금요일 저녁 병원 진료 끝나고 시골로 출발해서 토요일 아침에 진료를 시작한다. 그러니 시골로 오가는 긴 시간 동안 남자 둘이 무슨 이야기를 하겠는가? 게다가 안강 교수는 여름 휴가도 온 가족이 텐트 치고 의료 봉사하면서 쉬는 아주

재미없는 의사이다.

자연히 의료 봉사 현장을 오가는 기나긴 시간 동안, 의사는 통증에 대해 강의하고 PD는 의과대학생이 된다. 일 년에 20번 정도 봉사를 가고, 봉사 한 번에 5시간 정도 강의를 듣는다고 계산하니 현재까지 10년 동안 1천 시간 의학강의를 듣게 된 셈이다. 게다가 진료현장에서 환자들을 직접 대하니 이제는 필자가 질문도 제법 그럴싸하게 한다. 그러면 안강 교수가

"아이고. PD가 의사 다 되었네"하고 놀린다.

다 안다고 자만하는 순간이 하나도 모른다는 무지에 다가가는 첫걸음이다
치료(treatment)보다는 치유(healing)에 중점을 두어야 한다 – 안강

의료 봉사 현장을 다니면서 통증에 시달리는 어르신을 볼 때마다 가슴이 아프다. 못 견디게 아프고 시달려도 우리네 부모님은 자식들한테서 전화 와서 "아버님 어떠세요?" 물어보면 "아니다. 난 괜찮다."라고 대답한다. 그러고는 봉사팀한테 하소연한다.

"사실은 소주 없으면 못살아요. 그거라도 마시면 잠시 아픔을 잊어버리고 일 할 수 있어요"

듣는 사람의 가슴이 먹먹하다. 심한 통증에 오래 시달리면 정신도 망가져 우울증까지 오게 된다고 한다. 결국은 환자나 가족이 공부하고 생활습관을 바꾸어야 한다. 짧은 진료시간에 모든 것을 설명할 수도 알 수도 없다. 통증에 오래 시달린 환자는 대부분 명쾌한 설명을 원한다. 그러나 명쾌한 설명이 오진을 낳고 잘못된 치료방법으로 가게 한다.

안강 교수에게서 들은 것 중 가장 중요한 사항은 '인간의 몸은 기계가 아니다.'라는 것이다.

"여기를 깎아 내고 저기를 갈아 끼우면 되는 기계가 아닙니다. 뉴톤의 기계론적 관점보다는 아인슈타인의 상대성이론과 현대의 양자역학이 얽혀있는 복잡한 세계가 인간의 몸이지요."

"통증은 뼈 근육 힘줄 신경 뇌의 작용이 복잡하게 얽혀 일어나는 것이 대부분입니다. 이걸 원활하게 풀어주어야 합니다. 척추협착만 해도 그렇습니다. 중추신경이 지나가는 척추관이 좁아졌다고 통증이 오는 것도 아닙니다. MRI 사진상 척추관이 좁아졌어도 멀쩡한 사람이 있고, 척추관이 멀쩡해도 허리통증에 시달리는 환자가 있습니다. 즉, 현대 의학에서 척추관 협착과 허리통증과는 아무런 관계가 없다는 것이 정설입니다."

"오히려 혈관의 고혈압처럼, 척추관 속의 뇌척수액 압력이 통증의 원인인 경우가 많습니다. 외부의 약물이나 수술에 의존하는 단기적 치료보다는, 인간의 회복력을 자극하는 치유에 집중해야 합니다. 시간은 걸리지만, 이것이 지속 가능한 치료입니다. 벌레 잡는다고 제초제를 확 치는 것보다는, 시간이 걸리더라도 손으로 잡아내는 치료법이 지속 가능한 치료입니다."

이런 내용이 안강 교수 치유(healing)의 철학이다.

물론 절룩거리는 발목이 단 한 번의 시술로 바로 뛰어다닐 정도의 기적 같은 일도 종종 일어난다. 화장실 뒤처리가 힘들 정도로 돌아가지 않던 어깨가 단 한 번의 시술로 유연하게 움직이는 그 순간은 참으로 감동의 현장이다. 그러나 만성이거나 중증인 통증치료는 환자와 의사의 믿음의 끈이 굳게 있어야 한다. 의사에 대한 믿음을 갖고, 그의 철학을 이해하고 환자 자신의 회복력으로 치유되는, 기다리고 실천하는 시간이 있어야 한다.

인연

10년 전 필자의 아내는 아주 심한 척추전방전위증 환자였다. 침대에 누워있어도 심한 통증이 허리부터 다리까지 뻗쳐와서 견딜 수가 없이 고통스러워했다. 이 병원 저 병원을 가봐도 대답은 딱 한 가지였다.
"수술하시든지, 평생 누워 사시든지"

척추 수술을 잘못 받아 휠체어 신세를 지는 방송국 선배의 모습을 날마다 본 필자는 수술만은 꼭 피하고 싶었으나 방법이 없었다. 이때 마침 '아침마당' 프로그램으로 옮겼는데, 천만다행으로 안강 교수를 만났고 그에게 말했다. "마지막으로 의사의 양심을 걸고 판정을 해주십시오. 이제 다른 방법이 없습니다. 안강 교수가 수술하라면 수술하겠습니다." 아내를 진단한 그가 말한다.

"걱정하지 마십시오. 제가 고치겠습니다. 그리고 이 병은 환자와 의사가 함께 고치는 병입니다. 저의 시술과 환자의 식습관 바꾸기 그리고 제가 고안한 걷는 운동이 병행되어야 고칠 수 있습니다."

이렇게 말하는 안강 교수가 신처럼 보였다. 아내는 안강 교수의 시술을 허리에 3번 받고, 필자는 6시 땡 하면 집으로 퇴근하여 아내와 함께 안강식 걸음걸이를 하루 1시간 이상 꾸준히 했다. 처음에 10분 정도밖에 못 걷던 아내가 어느 순간 1시간 이상을 쉬지 않고 걷게 되었다. 그리고는 아프다는 말도 하지 않는다. 시술과 운동요법을 병행한 지 6개월 만의 일이었다.

아내의 경우에는 치료 효과가 늦게 나타난 경우였다. 1개월 지나도 별로 효과가 없어 중간에 포기할까도 생각했었다. 그러나 이걸 포기하면 이제 남은 것은 수술 밖에 없어서 마음을 다잡고 믿음의 끈을 놓지 않았다. 그런데 어느 날 보니 아내가 1시간을 걸어도 쉬자는 이야기를 하지 않는다. 그러고 보니 아프다는 말도 하지 않는다. 효과가 서서히 나타나 어느 순간에 갑자기 "어! 내가 나았네?" 이렇게 깨닫게 되는 데 6개월이 걸렸다. 10년 전 밤마다 극심한 통증에 시달리던 아내. 지금은 긴 시간 버스에 몸을 싣고 의료 봉사 현장에 동행한다.

송 희 일 (전 KBS PD)

프롤로그 II

만성통증은 아픈 곳의 병이 아니다.
만성통증은 가장 흔한 병이고 가장 어려운 병이다.

2018년 미국 내과학회지에서는 자살하는 사람의 10%는 만성통증으로 인한 것이라고 발표했다. 만성통증은 때에 따라서는 죽음보다도 더 무서운 것임을 말하는 것이다.

현재 질병 없이 살 수 있는 건강수명이 50세이고 기대수명이 100세 가까이 갈 것으로 예상한다. 다시 말하면 남은 50년을 질병으로 고통받고 살아야 한다는 뜻이다. 그중에서도 가장 흔하면서 치료가 까다로운 질병이 바로 만성통증이다. 미국과 호주를 기준으로 볼 때 심장병과 암을 합친 것보다 훨씬 더 많은 시간과 비용이 소요되는 질병이다.

우리는 분명히 차이점을 알아야 한다. 만성통증은 급성통증과는 다르다. 뜨거운 것을 만질 때 "앗! 뜨거워" 하고 느끼는 것은 급성통증이다. 그러나 두 손을 함께 뜨거운 것 근처에 대고 있을 때 한쪽 손바닥은 아무렇지 않은데, 다른 손바닥은 상대적으로 뜨겁게 느낀다면 그 다른 바닥을 만성통증이라고 생각하는 것이 옳다. 다른 손바닥이 더 뜨겁게 느끼도록 뇌에서 손바닥까지 신경회로가 설정되어 있기 때문이다.

급성통증은 다친 부분을 눈으로 보거나 아니면 엑스레이나 MRI와 같은 영상에 나타난다. 그렇기에 원인이 되는 손상을 확인할 수 있으며 이는 소염진통제나 스테로이드 마약 등에 효과가 잘 나타난다. 조금 어려운 말로 이를 손상에 의한 통증(침해 수용성 통증)이라고 한다. 암성(癌性)통증 역시 손상에 의한 요소가 강하므로 이런 약들로 조절이 가능한 경우가 많다. 하지만 만성통증은 최소한 수개월 이상 지속되는 통증으로 손상에 의한 통증이 주가 아니다. 아픈 부위의 문제라기보다는 뇌에서 아픈 부위까지의 신경회로의 문제라는 것을 이해하여야 한다.

이것은 만성통증이 급성 또는 암성통증과는 다른 형태의 병이며 치료 방법도 지금과는 달라져야 한다는 것을 말한다. 치료방법이 잘못되어 경제적인 손실만 발생하고 오히려 문제만 일으키는 경우는 너무 많다. 한 예시를 들면, 미국에서는 만성통증에서의 효과 면에서는 부루펜 정도의 효과에 불과한 마약처방(문헌에 근거하면)을 감기약처럼 처방한 까닭에 마약 사고의 주된 원인(90% 이상)이 의사의 처방에 의한 것이 되어버린 황당한 일이 발생하게 되었다. 이것은 미국이 햄프(뇌에 흥분을 유발하는 THC성분이 낮은 대마)를 빨리 허용해야 하는 이유가 되기도 하였다. 왜냐하면, 햄프는 만성통증에 효과가 비교적 좋으면서 부작용이 낮은 약물이기 때문이다. 햄프는 미국 전역에서 식품으로 아무런 제제 없이 사용할 수 있다.

신경회로의 병에 대한 치료는 명백하다. 뇌나 신경회로는 자극에 의하여 회로가 만들어지고 무관심이나 다른 자극에 의하여 회로가 약해진다는 가장 기본적인 치료의 원칙이 지켜져야 한다. 무턱대고 아픈 데를 찌르고 주사하는 것은 이제 그 근거가 터무니없음을 성토할 때가 되었다.

FIMS는 통증을 느끼지 못하게 차단한 상태에서 기계적 수용체만을 자극하여 효과적인 자극을 주고 신경회로의 적절하고도 장기적인 반사를 만들어내는 방법이다. 그리고 이는 우리 몸에 해가 없는 만성통증을 위한 치료법이다.

안 강

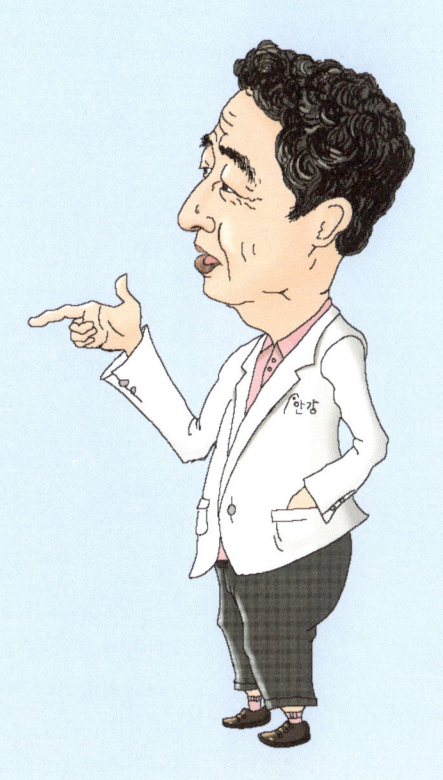

통증박사
안강입니다 3

목 차

| 프롤로그 I | 송PD가 보는 명의의 조건 | 004 |
| 프롤로그 II | 만성통증은 아픈 곳의 병이 아니다. | 010 |

PART 1 통증 이야기

사과 반쪽처럼 몸의 반쪽이 아픈 사람　　　　　　　　　　022
통증의학계의 명의가 알려주는 독보적인 치료법 FIMS　　　026
MRI에 의존하지 말고 손끝에 집중하라　　　　　　　　　　029
장 찌꺼기 청소부, 진한 녹색 채소　　　　　　　　　　　　032
하버드가 새로운 피라미드를 짓다?　　　　　　　　　　　　036
대마와 만성통증 이야기　　　　　　　　　　　　　　　　　040
인체에서 가장 다재다능한 신호분자, 우리 몸 안의 대마 시스템 (엔도칸나비노이드)　043

PART 2 메디컬 리포트

얼굴 · 턱 통증

1. 턱만 아팠는데… 지금은 목, 등, 팔까지 아파요.　　　　　048
2. 턱 통증에 두통, 이명, 어지럼증, 안구통증까지….
   아파서 우울해요. 수술해야 하나요?　　　　　　　　　　050
3. 목과 안면 부위(입안, 입 주위 등)가 아파요.　　　　　　052
4. 머리가 아프고 속이 메스꺼워요.　　　　　　　　　　　054
5. 턱이 아파요.　　　　　　　　　　　　　　　　　　　　057
　　　　　　　　　　　　　　　　　　　　　　　　　　　056

목 · 어깨 통증

1. 목이 아프고 팔이 저려요.　　　　　　　　　　　　　　059
2. 목과 등이 무겁고 단단해요. 손이 저리고 힘이 없어요.　062
3. 목과 어깨 사이, 날갯죽지가 아파요.　　　　　　　　　065
4. 목도 아프고 어깨도 아파요.　　　　　　　　　　　　　067
5. 가끔씩 가슴 통증이 있어요.　　　　　　　　　　　　　069

6. 어깨가 아파요. 072
7. 무거운 코트를 입은 것처럼 어깨가 불편해요. 074
8. 나이 들면서 어깨가 더 아파요. 077
9. 머리를 감거나 옷을 입고 벗기 힘들어요. 079
10. 팔을 들 때마다 비명 지를 만큼 아픈 통증이 있어요. 089

팔·손 통증

1. 팔꿈치나 손목을 움직일 때마다 아파요. 물건을 짚거나 의자를 뒤로 밀 때 아파요. 092
2. 팔꿈치가 쿡쿡 쑤시는데 목에도 문제가 있다고요? 097
3. 손이 저리고 화끈거려요. 움직일 때마다 아프고, 물건을 잡을 때 힘이 빠져요. 100
4. 손가락이 아파요. 손가락 끝에 물혹이 있어요. 102

허리 통증

1. 허리가 점점 굽어요. 104
2. 다리에서 발까지 아파요. 106
3. 조금만 걸어도 다리에 힘이 빠져요. 108
4. MRI는 정상이라는데 허리가 너무 아파요. 112
5. 허리가 아프고 다리가 땅겨요. 114
6. 수면 시에도 오는 허리통증 때문에 잠들지 못해요. 121
7. 오래 걸으면 엉덩이, 다리나 발목이 저려요. 125
8. 조금만 걸어도 엉덩이가 앞뒤가 아파요. 128
9. 허리 아픈데 다리도 저려요. 132
10. 허리 디스크라고 하는데 수술 해야 하나요? 135
11. 허리 통증이 오래되었는데 괜찮은 건가요? 140

고관절·골반·엉치·천장관절 통증

1. 엉덩이 옆이 아파요. 앉아있을 때, 누워 잘 때도 아파요. 143
2. 골반·엉치에 날카로운 통증이 있어요. 소변을 볼 때, 성관계를 할 때 아파요. 151
3. 사타구니 안쪽과 골반 부위가 전체적으로 아파요. 154

무릎 통증

1. 잘 낫지 않는 무릎 통증 때문에 뛰거나 무릎을 굽히기 어려워요. … 156
2. 나이 들고 무릎이 너무 아파서 걷기 힘들어요. … 159
3. 계단 오르내릴 때 아프거나 쪼그려 앉기 힘들어요. … 163
4. 수술을 했는데도 계속 무릎이 아파요. 무릎이 아픈데 무릎에는 문제가 없대요. … 168
5. 나는 무릎이 아픈데, 허리와 고관절에도 문제가 있다고요? … 171

발목 · 발 · 발바닥 통증

1. 발목이 아파요. … 174
2. 발가락 통증 때문에 걷기 힘들어요. … 177
3. 발목 · 엄지발가락 · 발가락 사이가 아파요. … 181
4. 아침에 일어나서 첫발을 디딜 때 발바닥이 아픈데, 조금 걸으면 나아져요. … 183
5. 발바닥 통증 때문에 일상생활이 힘들어요. … 185
6. 많이 걸을수록 발뒤꿈치와 발바닥이 아파요. … 188

전신 통증

1. 갑자기 삐끗해서 금방 나을 줄 알았는데 계속 아파요. … 192
2. 몸이 쪼개질 듯 고통스럽고 잠을 잘 수 없을 정도로 여기저기 아파요. … 196
3. 힘이 없고 근육이 빠져요. 활동하는데 힘이 들어요. … 200
4. 눈의 피로 · 두통 · 상지 저림 및 마비 증상 · 턱관절통증 · 목과 어깨의 통증들이 같이 있어요. … 203
5. 온몸의 반쪽만 아파요. … 206
6. 관절염 때문에 아파요. … 208

기타 통증

1. 우리 몸은 작은 환경 - 통증치료도 친환경적이어야 … 210
2. 수술이나 약물 주사 의존보다 자신의 회복력 믿어야 … 213
3. "만성통증 원인과 치료법만 알면, 건강한 100세 가능합니다. … 215
4. 섹스와 자전거 타기 … 221
5. 만성통증과 치매, 두 마리 토끼를 잡는 법 … 224
6. 안강식 체내 대마 시스템 활성화를 위한 운동 - 안강식 운동을 하자. … 228

PART 3 의료 봉사

머리말	232
길 위의 인연들 – 세움 의료 봉사단의 시작	234
안강 – 커다란 버스를 사서 몰고 다니다	236
부모님 사이가 갑자기 나빠진 이유 – 얼굴까지 변하게 하는 통증	238
아직도 우리나라에 의료 봉사 갈 정도의 시골 오지가 있어?	240
의료 봉사단이 만난 천사	242
산사에 자유가 있는가? [수덕사 의료 봉사]	244
안강 교수, 그와 나눈 대화	246

PART 4 사례집

사례 01_ 귀가 어두우신 할머니의 두통·이명 극복기	250
사례 02_ 앉아서 일할 때 오는 통증이 너무 무서워요.	253
사례 03_ 편두통이랑 이제 헤어지고 싶어요.	255
사례 04_ 두통이 옆으로 타고 내려와 안구통증까지?	257
사례 05_ 가만히 있어도 고개가 돌아가는 사경증에서 벗어났어요.	259
사례 06_ 추락 사고로 청력을 잃은 탈북민의 이야기	262
사례 07_ 어금니가 아픈데 자꾸 치과에서는 문제가 없대요.	265
사례 08_ 턱관절이 아플 때는 어디로 가야하나요?	267
사례 09_ 심장 내과를 가도 가슴이 답답해요.	269
사례 10_ 스트레칭을 해도 혈액 순환제를 먹어도 똑같은 내 종아리	271
사례 11_ 급하게 뛰었더니 종아리가 밤낮으로 아파요.	274
사례 12_ 온몸이 아픈데 류머티스도 아니래요.	276
사례 13_ 통증 때문에 코로나를 뚫고 한국까지 왔어요.	279

PART 5 FIMS

FIMS의 원리 – 아픈데 움직여야 하나, 말아야 하나?	286
수술 후에도 아픈 62세 남자 이야기	289

에필로그	296

통증박사
안강입니다 3

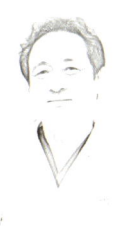

| 통증박사 안강입니다 3 |

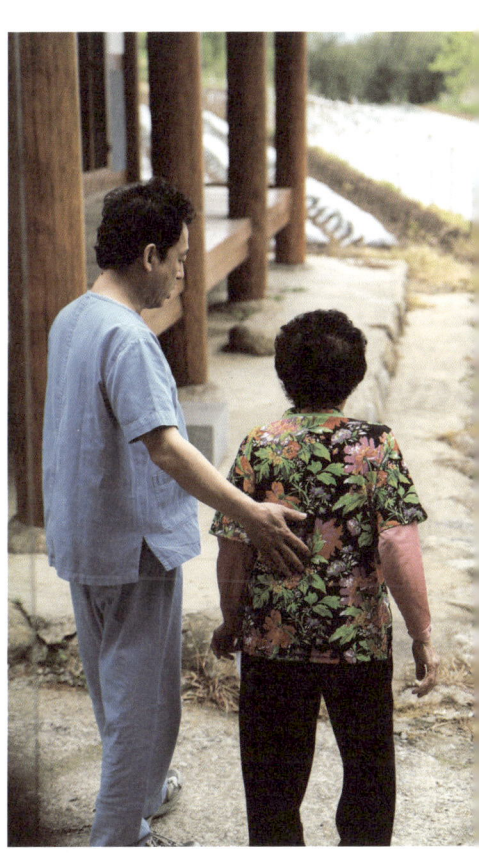

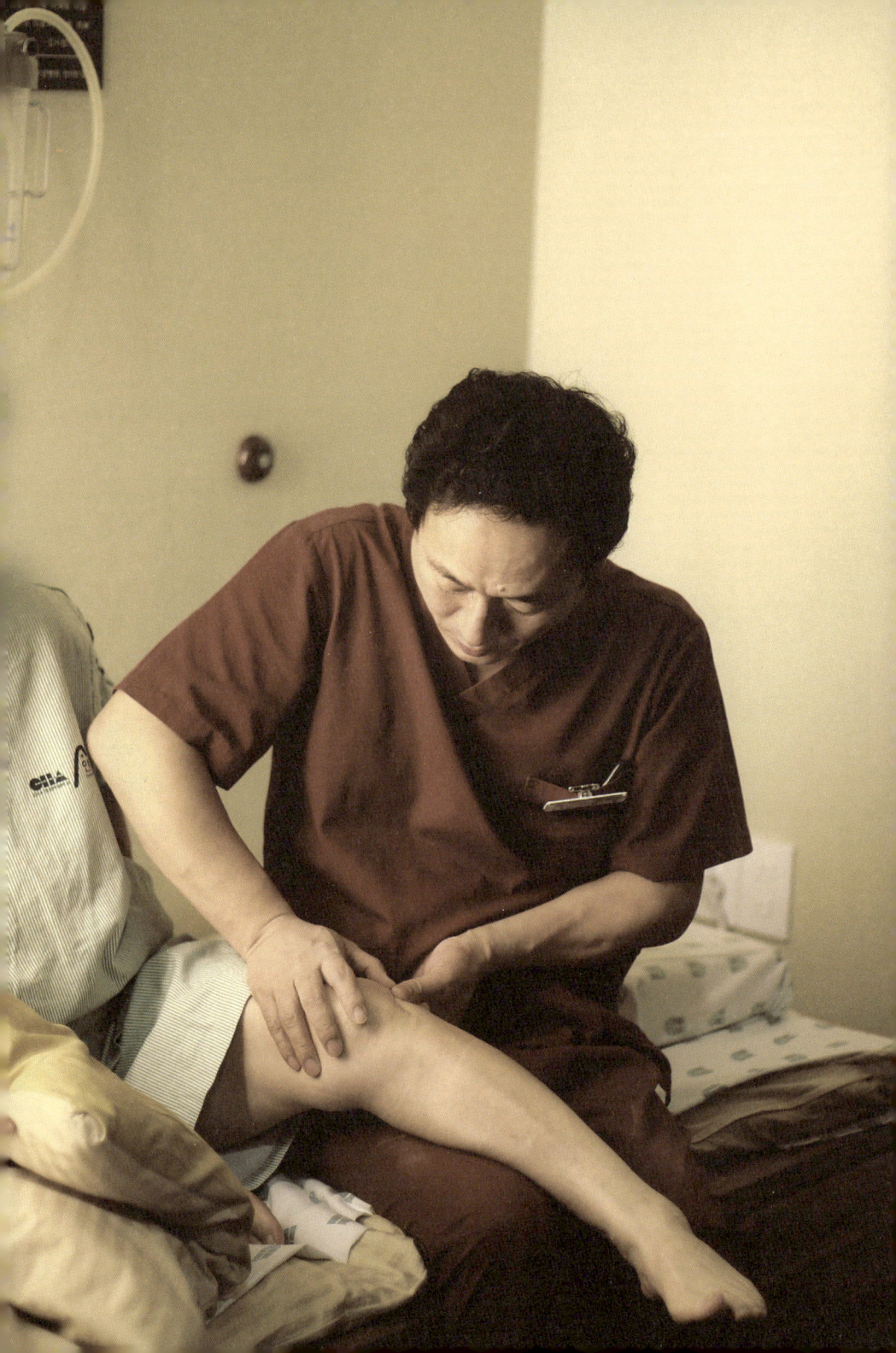

— part **1**
통증 이야기

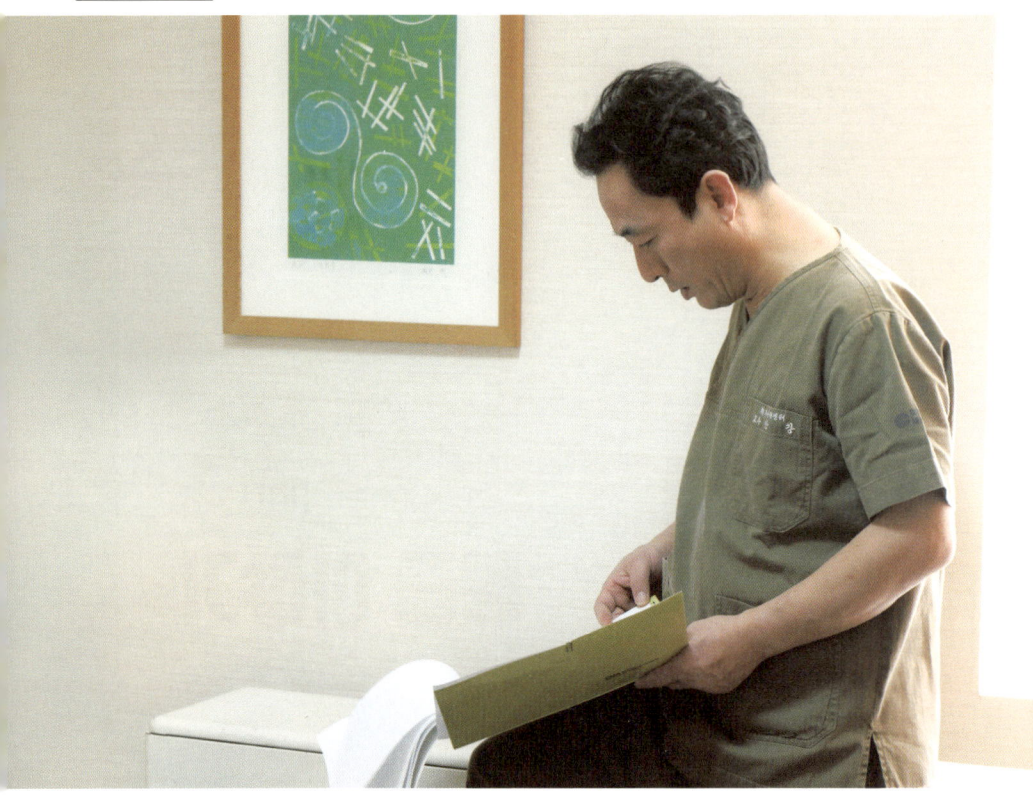

사과 반쪽처럼
몸의 반쪽이 아픈 사람

나는 어려서부터 매우 병약해, 오래 살지 못할 것 같다고 생각한 아버지는 어머니에게 쟤는 언제 죽을지 모르니 정붙이지 말라고 하셨다는 후담을 들었다. 그러면서도 당신은 언제나 넘치는 정을 주셨다. 아버지를 떠오르면 생각나는 것이 혹시 더러운 세균 옮을까 걱정되어 내 손가락 사이사이를 꼼꼼하게 닦아주시던 그런 모습이다. 나는 너무 심하게 씻겨주시는 것 같은 느낌이었지만 아버지가 맘이 상할까 봐 아무 말도 하지 않았던 기억이 난다.

중학생이 되어서도 초등학교 1학년보다 작아 항상 가방을 땅에 질질 끌고 다닌 기억이 난다. 지나가던 사람들은 너무 작은 아이가 중학생 교복을 입었기에 마치 동물원의 원숭이를 보듯이 깜짝 놀라며 수군거리기 일쑤였다.

집이 화양동에서 강남으로 이사하게 되었는데 당시 학교가 뚝섬에 있어서, 초기 얼마간은 바지선을 타고 한강을 건넜다. 한겨울 차가운 강바람이 오른쪽에서 때리면 눈물이 나올 정도로 아팠다. 그러나 왼쪽에 바람이 불 때는 그다지 심하게 아프지 않았다. 나는 어른이 될 때까지 이것이 통증인지 인지하지 못했다. 모든 사람이 다 나와 같을 것으로 생각했다.

그러다 의대 시절 아버님이 폐암에 걸리셨다. 당시 전이가 꽤 되었다고 진단된 상태여서 기존치료만으로는 한계가 있다고 판단해 여러 다양한 대체요법을 찾아보곤 했다. 그때 다양한 사람들을 만나면서 나의 병이 만성통증이고 대부분 의사들의 경우 만성통증에 대하여 많이 알지 못한다는 것을 알게 되었다.

참으로 이상한 것은 만성통증이라는 것을 스스로 인지하면서부터 아픈 부위가 극명해지고 더 불편해졌다. 나의 몸이 가장 아팠던 시절을 꼽으라면 40대 후반으로 기억한다. 몸의 반이 따가우면서 팔다리가 항상 저리고 목과 등이 아프면 속이 메슥거리고 눈이 뻐근하고 귀에서 이명까지 들리고 턱관절까지 아파져 와 입도 못 벌리고 종아리는 땅기고 다리 바깥쪽과 발목은 왜 그리도 시리고 따가운지…

당시의 나는 통증에 대한 약물(항우울·불안제 등)을 처방만 받아놓고는 먹을까 말까 주저한 적이 한두 번이 아니었다. 한 번 먹기 시작하면 계속 먹어야 하고, 복용량은 늘어만 갈 게 뻔하고, 지금은 더욱 극명하지만, 당시에도 이러한 약이 치매처럼 뇌의 퇴화를 유발한다는 문헌들이 꽤나 있었다. 쉽사리 약을 먹을 수 없었고, 지금도 이런 약을 잘 처방하지 않는다. 내가 먹을 수 없었던 약을 쉽사리 환자분에게 드릴 수 없기 때문이다.

나의 진단은 섬유성근통의 아류로 판단된다. 아직까지 나와 같은 병은 정확한 진단 기준이 없다. 실제로 만성통증 분야는 가장 흔하고 가장 많은 돈이 들어가는 질환임에도 불구하고, 제대로 된 진단 체계조차 없다. 몇십 년간 수십만 환자를 진료했고, 많은 환자분이 나와 같은 증상이 있다는 것을 깨달았다. 이런 분들은 나와 같이 섬유성근통이라고 진단 내린다. 사과 반쪽을 쪼개듯이 반쪽만 아프고 심지어 피부조차 반쪽이 더 두껍고 분비물도 반쪽이 더 나온다.

나는 내 몸의 반쪽이 아프게 된 것을 정말 큰 행운으로 생각한다. 나는 내 몸을 환자 삼아 어떻게 하면 호전되고, 어떻게 하면 나빠지는지 수많은 실험을 스스로 검증할 수 있었다. 비단 치료법뿐만 아니라 운동, 식이, 생활 습관 등 많은 경험을 스스로 얻을 수 있었으니 통증은 나를 괴롭게 하지만 정말 고마운 친구라는 생각이 든다.

나는 나의 몸을 통해 기존 의학에서 바라보지 못했던 면을 바라볼 수 있게 되었고, 어떤 치료가 도움되는지 몸을 통해 얻을 수 있으니 의사로서 행운이 아닐 수 없다.

Part 1. 통증 이야기

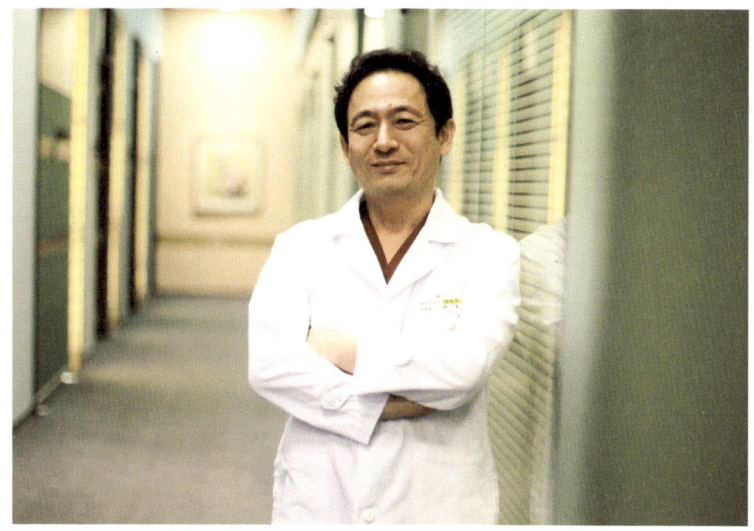

통증박사
안강입니다 3

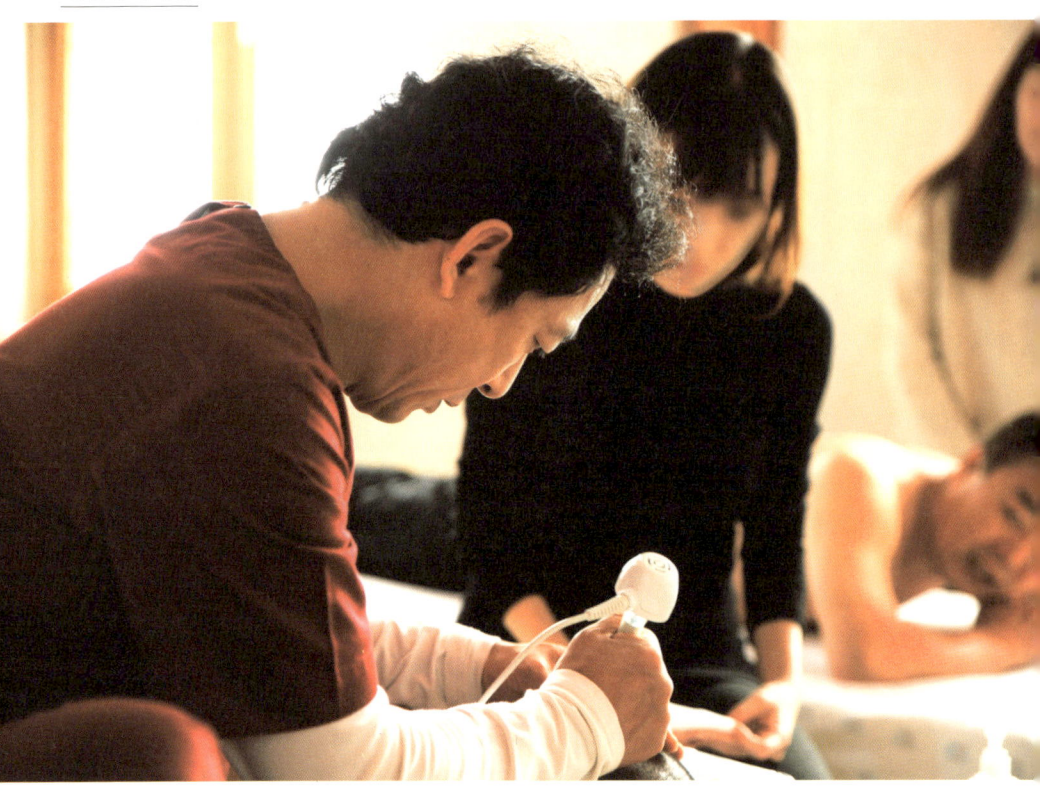

통증의학계의 명의가 알려주는
독보적인 치료법 FIMS

20년쯤 전으로 기억한다. 줄기세포를 이용한 치료법에 관한 연구가 한창일 즈음에 나 역시 '만성통증 치료에 줄기세포가 도움될 수 있을까?' 하여 연구를 시작하였고, 몸담고 있었던 대학에서도 깊은 관심을 가지고 지원을 아끼지 않았었다. 줄기세포에 관한 연구는 결과적으로 FIMS 치료 개발에 영향을 주었다. 무엇보다도 안전한 치료 위치를 찾는데 결정적인 도움을 주었다.

당시 내가 풀어야 할 숙제는 '줄기세포를 어떻게 안전하게 특정 부위에 정확히 주사할 수 있는가'였다. 하루는 무릎에 줄기세포를 이식하기 전 단계로 무릎 아래에 아주 작은 상처를 냈는데 그 작은 상처로 인해 환자의 무릎통증이 드라마틱하게 좋아지는 것을 발견했다. 연골을 손상하지 않으면서, 작은 상처를 내면 그 부분이 회복되면서 무릎의 원래 통증이 같이 줄어든다는 것을 알아낸 것이다. 다시 말해, 줄기세포를 넣지 않고 단지 적절한 손상만 주어도 줄기세포 못지않은 효과가 있다는 것을 알게 된 것이다. 이 말인즉슨, 우리 몸에는 최적의 컨디션으로 유지하려는 능력, 자기 치유력이 있다는 것이다. 병든 조직이 있으면 정상적인 조직 세포로 돌아가기 위해 스스로 회복하는 힘이 있다. 그러나 어떤 이유로 인해 내 몸이 긴장되고 세포가 손상되는 게 반복된다면 점점 이 능력은 퇴화한다. 이때 통증이 길어지므로 만성통증이 나타난다.

FIMS는 만성통증의 원인이 아픈 곳이 아닌 경우가 많으므로 아픈 곳이 아닌, 즉 아픈 곳에 반사를 줄 수 있는 정상적인 조직에 자극을 가함을 원칙으로 한다. 하지만 장기적으로 염증이나 손상이 지속되어 조직이 엉겨 붙어 있는 경우에는 바늘을 이용하여 직접적으로 이를 해제시킨다. 그러면 치료 후 2주간은 치료 전보다 통증이 조금 더 심해진다. 그 후에는 인체의 자기 치유력이 작동하여 새로운 신경세포가 재생된다. 이와 동시에 안강식 운동법으로 치료 효과를 증가시킨다.

FIMS 치료는 단 한 번의 치료로 통증을 싹 가시게 만들어주는 마약이 아니다. 두세 달, 심하면 여섯 달 정도 치료와 운동을 병행하는 근본적 치료법이다. 그동안 흔히 보았던 째고 자르거나, 통증 부위에 스테로이드, 호르몬제를 주사하는 기존의 방법과는 전혀 다른 방법이다. 소위 '뼈 주사'라고 하는 스테로이드 계통의 약은 즉시 통증 억제 효과가 나타난다. 그러나 장기적으로는 오히려 뼈를 망가뜨려 재생 불능 상태로 만들어 갈수록 약에 의지하게 된다. 수술도 마찬가지다. 허리가 흔들거린다고 그 부위를 수술로 고정해 놓으면 2년 정도야 효과가 있다. 그러나 쇠로 고정된 허리는 그 쇠를 잡아주는 부위에 과도한 부담을 주게 된다. 결국에는 또 다른 부위가 심각하게 흔들리게 된다.

반대로 FIMS는 하면 할수록 좋은 효과를 보게 된다. 환자 개개인의 몸속에 내재한 자기 회복력을 끌어 올리는 치료에 중심을 두기 때문에, 가장 자연 친화적인 시술이 아닐 수 없다. 시간이 걸리고 더딜 수 있지만, 사실은 올바른 통증 치유의 길이며, 100세까지 건강한 삶을 살 수 있는 치료다.

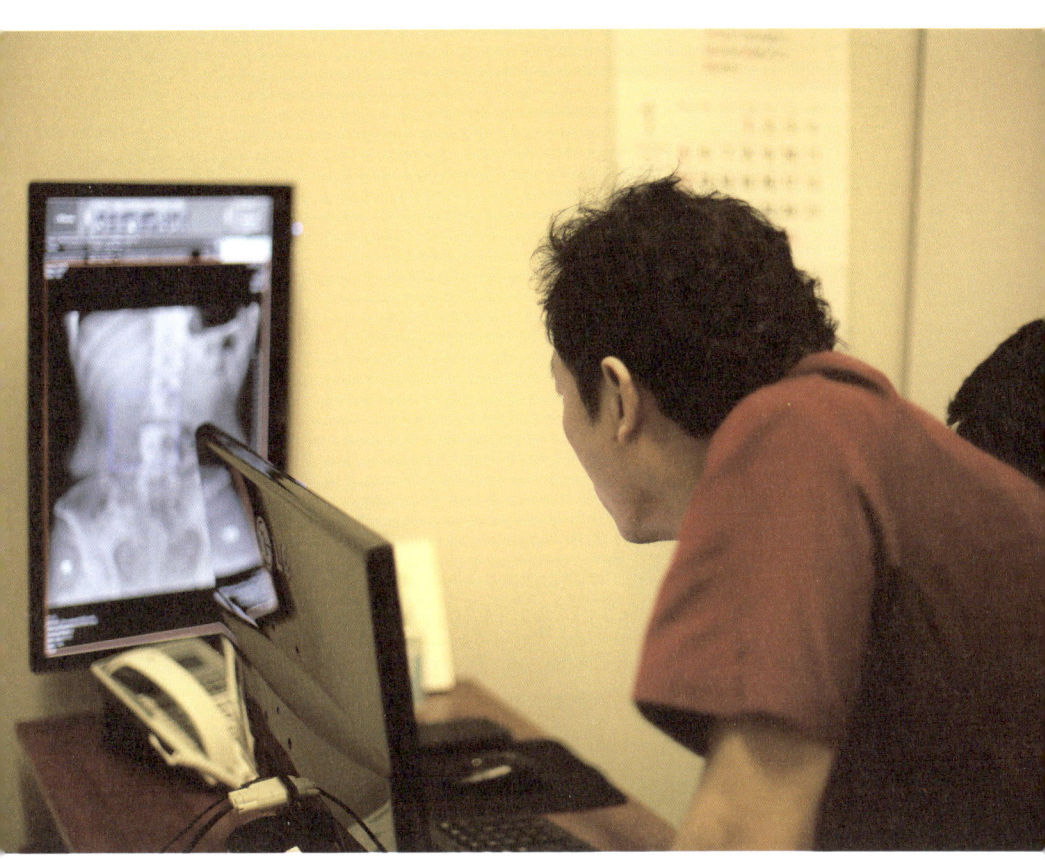

MRI에 의존하지 말고
손끝에 집중하라

인체를 기계처럼 설명하면 아주 명쾌하다. 그러나 이런 설명에 익숙해지면 의사와 환자 자신도 인체를 기계로 인식하게 된다. 그러나 인체는 두뇌와 신경, 뼈와 힘줄 그리고 모든 기관 등이 유기적으로 연결되어있고, 특히 신경과는 아주 밀접한 관계가 있다. 듣기에는 속 시원한 기계적 설명과 명쾌한 MRI 사진 설명에 대

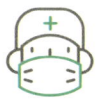

한 과신이 정확한 진단을 방해하기도 한다. 통증 분야는 유독 상식, 진리는 배치되는 경우가 많아서 MRI(자기공명영상) 같은 장비에만 의존하는 진단은 위험하다. 영상만 보고, '이 환자는 허리 이곳이 망가져서 아프다'라는 말을 할 수도 없고, 해서도 안 된다는 것이다.

많은 사람이 허리가 아프거나 다리가 저리면 디스크 탈출이 있다고 생각한다. 그러나 디스크 탈출은 허리의 통증, 다리의 저림과 직접적인 상관관계가 없다. 디스크가 아무리 심해도 통증을 못 느끼는 멀쩡한 사람이 더 많다. 실제로 디스크가 신경관의 70% 이상을 막아도 신경은 잘 견디도록 만들어져 있다. 그러므로 'MRI상 디스크가 나왔으니 당신은 허리가 아플 것이고 한쪽 다리가 아플 것'이라고 말할 수도 없고 해서도 안 된다는 것이다. 허리가 아플 때 디스크 탈출이 원인일 가능성을 후하게 쳐줘도 최대 2% 이내다. MRI상에서 보이는 척추의 협착이 심하면 으레 '오래 걸으면 다리에 힘이 빠지는 척추협착증이 심해질 것'이라 생각하지만, 이들의 상관관계는 매우 적거나 없다.

통증은 어디가 고장 났다고 알려주는 경고신호일 뿐이지 통증 자체가 병은 아니다. 경보기가 울린다고 가정해보자. 진짜 도둑이 들었는지, 회로가 고장이 났는지, 전깃줄이 벗겨져 합선되었는지, 너무 과민해서 옆집 고양이가 지나간 것으로 울려댔는지… 그래서 통증이라는 경고신호가 어디서 왔는지를 찾아내는 것이 중요하다. 통증이라는 경고신호를 약물에 의존해서 무조건 잠재우는 것은, 경보기가 귀찮다고 전원을 내리는 것이나 비슷하다.

많은 의학이 객관적이고 합리적이지만 근·골격계, 특히 만성통증 분야는 상식과 진리가 배치되는 이유는 무엇일까? 통증에서 '감작'이라는 단어를 이해하지 못하고 MRI와 같은 첨단 검사에만 의존하는 것은 한밤중에 헤드라이트를 켜지 않고 고속도로를 달리는 것과 같이 매우 어리석은 일이다. 사진상 이상 증후가 심각해도 감작이 되지 않으면 통증은 나타나지 않는다. 반대로 사진에는 전혀 이상이 없어도 감작된 부분은 통증을 나타낸다.

'감작'이라는 것은 아픈 부위와 뇌 신경과의 소통 회로에 문제가 생긴 것을 말한다. 이런 회로에 문제가 발생하면 병변 부위의 근육이나 힘줄은 긴장해 두꺼워지거나 약해지고 관절의 위치가 틀어진다. 쉽게 다치고 회복이 더디며 누르거나 꼬집었을 때 다른 부위보다 더 아프다. 다시 말하면 나의 팔이 아프고 저린데 근육을 만져보았더니 단단하고 피부는 더 따갑고 조금만 써도 팔의 힘이 빠진다고 생각하면 '나의 몸 일부가 감작이 되었구나!'라고 생각해도 된다. 감작된 부위는 쉽게 손상돼 염증이 잘 발생하고 염증이 발생하면 극심한 통증이 온다.

감작이 된 것과 염증이 발생한 것을 인지한 상태에서, MRI와 같은 첨단 장비는 정확한 진단을 위한 또 하나의 수단으로 시행한다면 밤중에 환하게 헤드라이트를 켜고 고속도로를 달리는 것과 같다. 정확한 진단은 수많은 환자를 손으로 만지고 검사하고 운동 범위를 재고 환자의 걸음걸이나 표정을 살피는 것이다. 이는 여러 질환을 끊임없이 공부하고 노력해야만 가능하다. 단순하고 편협한 생각으로 정확한 진단을 내린다는 것은 어림없는 일이다.

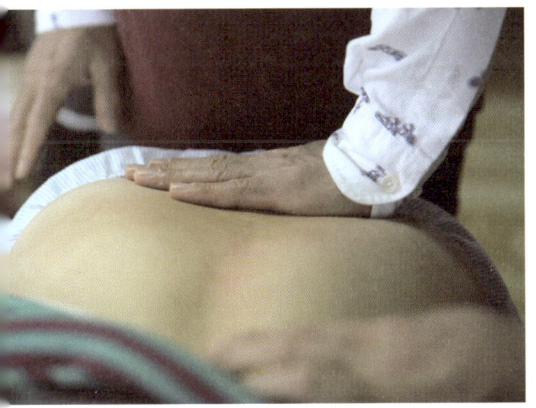

MRI와 같은 어떠한 과학적인 검사도 손끝에서 느껴지는 검사를 바탕으로 이루어지지 않으면 위험하다. 즉, 환자의 몸을 하나하나 만지며 체크하는 이학적 검사를 바탕으로 신중하게 진단하려는 태도가 가장 중요하다.

장 찌꺼기 청소부,
진한 녹색 채소

거의 모든 암 학회와 심장 학회, 의료 관련 학회에서 식단에 대하여 말할 때 꾸준히 그리고 가장 먼저 하는 말이 샐러드 그중 특히 진한 녹색 샐러드를 많이 먹으라는 것이다. 샐러드의 중요성은 두말할 필요도 없다. 그중 진한 녹색 채소(적근대, 청겨자, 케일, 붉은잎치커리, 쑥갓 등)는 사람들이 특히 먹기 싫어하지만, 반드시 먹어야 하는 채소다.

왜 반드시 진한 녹색 채소를 먹어야 할까?

인간은 완전한 채식을 하지도 육식을 하지도 않는다. 육식동물의 경우 단백질이 대사되면서 발생하는 염증 물질을 빨리 배출해야 하므로 장이 매우 짧다. 이에 비해 초식동물은 오히려 항염 작용을 할 수 있는 좋은 균들을 장내에 많이 보유하고 있으며 그 균들은 나쁜 균들이 번식하지 못하도록 돕는다. 그 때문에 초식동물은 상대적으로 긴 장을 가지고 있으며 이로써 안정적인 영양 공급이 가능하다.

인간의 장은 초식동물과 육식동물의 장점을 다 가지고 있다. 다시 말해서 육식동물보다는 길지만 초식동물보다는 짧다. 너무 길지 않은 장의 이점은 높은 에너지를 쉽게 흡수하고 사용할 수 있으며 이로 인하여 엄청나게 많은 에너지가 있어야 하는 커다란 뇌를 사용할 수 있다. 이에 반하여 다른 육식동물에 비하여 긴 장은 안정적인 영양흡수가 가능하므로 사냥할 수 없을 때도 생존할 수 있으며 농사를 짓기 시작하면서 인류를 번성할 수 있게 한 기반이 되었다. 다른 육식동물보다 장이 더 길다는 것은 초식동물처럼 인간의 장에 항염증 작용을 할 수 있는 구조가 되어 있다는 것인데 실제로 녹색 채소를 많이 먹는 사람의 경우 좋은 세균이 많고 다양하며 나쁜 세균의 수는 현저히 낮은 편이다.

진한 녹색 채소를 섭취하는 장점은 다음과 같다.

1. 진한 녹색 채소는 엽산을 제공한다.
– 엽산이라는 영어 단어 folate/folic acid/foliate 자체가 라틴어 이파리(Folium)에서 파생되었다. 재밌는 사실은 우리 몸은 엽산을 생산하지 않기 때문에 음식으로 섭취해야 한다. 무엇을 먹었을 때 가장 많이 섭취할 수 있을까? 진한 녹색 채소이다. 하지만 왜 우리는 엽산 부족에 항상 시달릴까? 이유는 매우 간단하다. 진녹색 채소를 충분히 섭취하지 않기 때문이다.

2. 진한 녹색 채소는 지방을 태운다.
– 진녹색 채소는 체중 감량에 도움이 되는 식품으로 널리 알려졌다. 왜일까? 저 칼로리는 당연지사고 진녹색 채소에는 '아질산염'이라는 성분이 들어있다. 아질산염은 쉽게 말해 쓰고 남은 열량을 저장하며 비만을 유발하는 창고 역할인 '백색 지방세포'를 열을 내면서 백색 지방을 태우는 역할을 하는 '갈색 지방세포'로 전환하는 역할을 한다. 말 그대로 지방을 활활 태우는 역할을 하는 셈이다.

3. 진한 녹색 채소는 안티 에이징에 탁월하다.
– 진녹색 채소에 있는 비타민 K, 엽산, 베타-카로틴 그리고 루테인은 노화 방지에 탁월할 뿐만 아니라 항산화, 뇌 보호, 항염증에 최상의 결과를 나타낸다.

4. 진한 녹색 채소는 심장에 도움을 준다.
–진녹색 채소는 에리스로포이에틴이라는 호르몬 생산을 조절하는 역할을 하는데

이는 혈액 점도를 낮추는데 두각을 나타내는 호르몬이다. 잠재적으로 혈전을 없애고 심장 마비의 가능성을 낮춘다고 생각하면 쉽다.

5. 진한 녹색 채소는 염색체 말단을 먹여 키운다.
-염색체 말단(텔로미어)은 아마 모두에게 생소한 단어일 것이다. 하지만 곧 텔로미어는 유행어가 될 것이 틀림없다. 텔로미어(염색체 말단)의 길이는 곧 생물학적 노화를 반영한다. 그 말인즉슨 텔로미어는 우리 수명의 큰 지표라는 말이다. 텔로미어의 성장을 촉진하려면 텔로미어 세포가 좋아하는 것을 먹어야 건강함을 유지할 수 있다. 진녹색 채소는 텔로미어 성장에 중요한 요소를 아주 많이 갖추고 있다. 진녹색 채소가 가득한 식단은 텔로미어가 온전한 상태로 길게 유지하고 보호한다.

6. 진한 녹색 채소는 당뇨와 싸운다.
-현재 식단에 많은 양의 진녹색 채소를 추가하는 것만으로도 당뇨를 예방하고 조절할 수 있다. 약값보다는 싸지 않은가. 마그네슘, 오메가3, 폴리페놀이 진녹색 채소에 다량 포함되어 있는데 이 요소들은 혈당 부하 지수와 인슐린 민감성을 관리하는 데 지극히 중요하다.

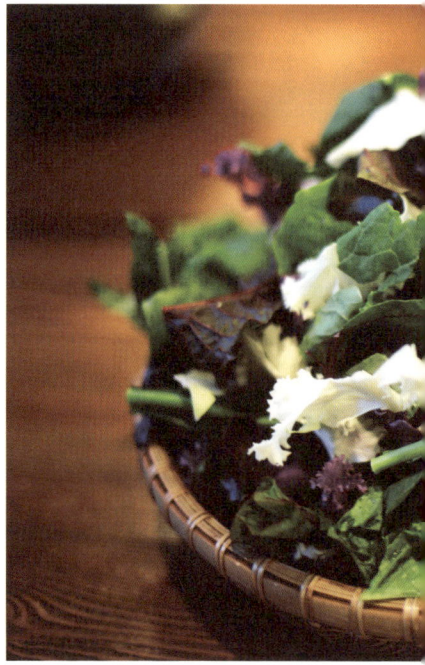

7. 진한 녹색 채소는 내장에 좋다.
-요새 유행하는 팔레오 다이어트, 구석기 다이어트, 원시인 식단이 도대체 어떻게 이루어져 있는지 콕 짚어 내기는 어렵지만 한 가지 확실한 것은 선사시대 사람들은 오늘날의 우리보다 더 다양하고 풍부한 식물을 먹었다는 점이다. The Human Project의 Jeff Leach는 고섬유질의 식물을 섭취하면 장 속의 미생물들이 소화를 도와주는 기질과 환경을 만들어 준다고 주장한다. 많은 연구 끝에

Leach 박사는 고섬유질의 식물을 많이 섭취하면 많은 양의 동물성 식품을 먹었을 때도 장내 미생물에 도움이 된다고 추론하였다.

8. 진한 녹색 채소는 자외선을 차단한다.

-진녹색 채소는 먹는 자외선 차단제이다. 햇빛은 좋아하지만, 자외선을 피하고 싶다면 세포 수준에서 자외선을 차단해주고 풍부한 항산화 작용과 항염 작용을 하는 진녹색 채소를 섭취해보자. 시금치, 케일, 적근대 등이 특히 좋다.

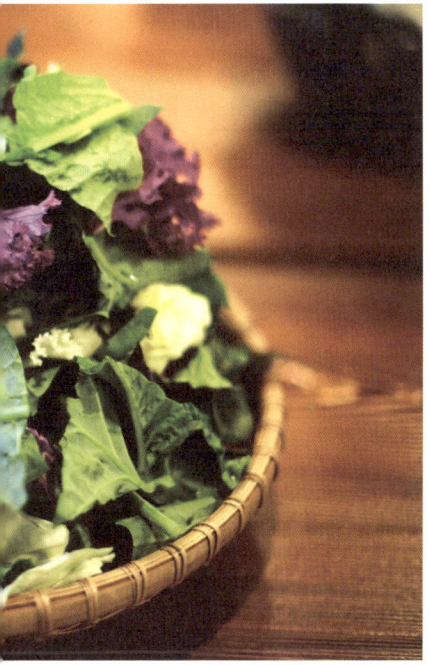

9. 진한 녹색 채소는 독소로부터 당신을 지킨다.

-아플라톡신은 흔히 곰팡이에서 나오는 독소라고 보면 되는데 암을 심하게 유발하는 물질 중 하나로 알려졌다. 식물에서 찾을 수 있고 특히 진녹색 채소에 많이 들어간 클로로필은 퍼져 있는 이 독소들을 중성화하는 특징을 가지고 있다. 이 클로로필은 직접 독소를 가두고 무력화시키고 해가 없게 만드는 작용을 한다.

10. 진한 녹색 채소는 효소를 만들어낸다.

-효소는 우리 몸의 스파크라고 보면 된다. 수많은 화학 작용에 불을 지피는 역할이다. 만약 우리 몸에 효소가 부족하다면 음식을 소화하거나 음식 속에 있는 좋은 영양분들을 섭취하기 힘들어진다. 익히지 않은 음식에는 가장 생생하고 활발한 효소들이 가득하다. 지금 먹고 있는 식단에 신선한 진녹색 채소를 곁들인다면 우리 몸에 꼭 필요한 효소를 연료로 채워 넣는 것과 다를 바 없다. 두말하면 뭐하겠는가? 진한 녹색 채소를 당장 매끼에 추가해야 한다.

통증박사
안강입니다 3

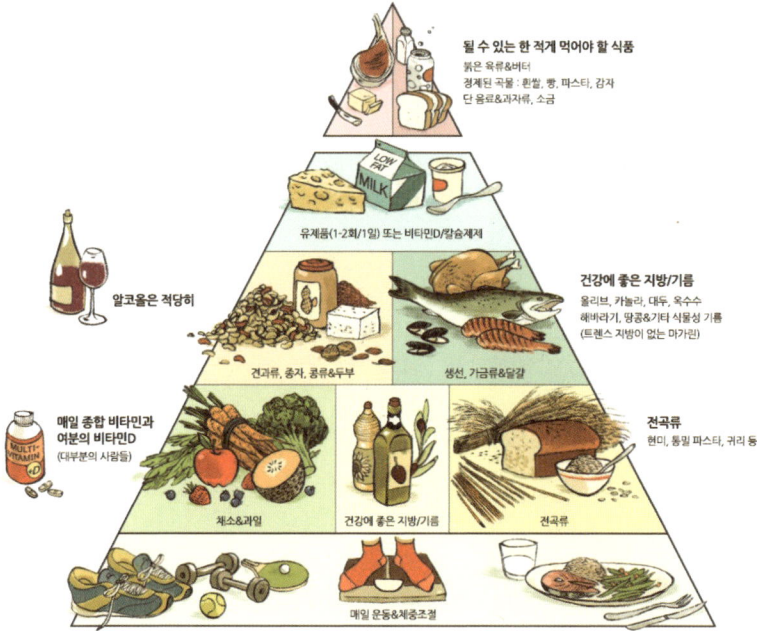

하버드가 새로운 피라미드를 짓다?

'만성통증(慢性痛症)'은 인구 10명당 1명이 경험하는 흔한 질환이다. 만성통증으로 지출되는 비용도 만만치 않다. 미국의 경우 치료비와 그 외 간접 비용이 연간

700조 원 이상 지출된다. 당뇨와 암, 심장질환 세 가지를 합친 것에 견줄 정도다. 호주도 연간 160조 원 넘는 금액을 쓰고 있다. 한 나라 경제를 좌지우지할 정도의 규모다. 만성통증은 이렇게 흔한 질병이지만 많은 사람이 자세히 알지는 못한다.

나는 어려서부터 몸의 반쪽이 아팠다. 당시 나 같은 사람이 병원에 갔다면 두 가지 이야기를 들었을 것이다. 하나는 '꾀병' 다른 하나는 '정신질환'이라는 것이다. 만성통증의 원인을 정확히 알지 못해 내리는 처방이다.

만성통증은 지금 당장 아픈 부위의 문제가 아니다. 현재 통증이 느껴지는 곳이 더 긴장되고 불편하게 만드는 '신경회로'의 문제다. 이같은 기본적인 사실을 인지하고, 통증이 있는 부위와 발생한 기간을 확인하면 어렵지 않게 병을 진단할 수 있다.

허리 질환을 예로 들어보자. 주로 나타나는 증상은 나이에 따라 다르다. 20대에는 염좌나 섬유륜 손상, 30대는 디스크 탈출, 40대는 디스크 터짐, 50대는 척추 불안정이나 전방전위증, 60대는 척추관 협착증이 발생한다. 하지만 원인은 하나다. 신경회로에 입력된 특정 부위의 긴장과 퇴화가 문제다. 그때그때 나타나는 현상을 잠시 억누르거나 발현되지 않게 하는 것은 제대로 된 치료라고 할 수 없다.

만성통증을 해결하기 위해서는 음식에도 신경을 써야 한다. 2002년 12월 미국 하버드대학교 공중보건팀은 미국인을 위한 새로운 음식 피라미드를 발표했다. 연구진은 미국 농무부가 1992년 제시한 음식 피라미드의 많은 부분이 잘못 구성됐다고 지적하며, 정확한 근거에 기반을 둔 '건강한 음식 피라미드'라는 새로운 모델을 제시했다.

새 모델에서는 몸에 좋은 오메가3나 오메가9가 많은 지방, 오일을 많이 섭취하라고 권고한다. 등푸른생선, 대마씨유, 아마씨유, 올리브유 등이 해당한다. 여기서 팁을 주자면 그 중에서도 대마씨유, 즉 요새 유행하는 헴프씨드 오일이 제일 몸에 좋다. 올리브 오일은 심장질환을 예방하고 혈압을 낮춰주는데 탁월하다고 하지만 양질의 헴프씨드 오일은 올리브 오일의 장점을 다 안고 가며 거기다 더 많은 장점이 추가된다. 올리브 오일보다 포화지방이 적고, 다가 불포화지방 함유량이 거의 7배 많다. 오메가3 함유량은 20배 정도 차이가 나고, 피부, 머리카락, 손톱을 튼튼하게 하는 오메가6 GLA도 들어있다(올리브 오일에는 오메가6 GLA가 거의 없다!). 둘 다 발화점이 180도로 비슷해 튀김용보다는 샐러드에 뿌려 먹고 볶음 요리용으로 아주 적합하다.

영양 성분 (100g 당)	양질의 헴프씨드 오일	올리브 오일
포화지방	9.4 g	15.5 g
불포화지방	78.0 g	10.7 g
오메가3	18.6 g	0.7 g
오메가3 SDA	1.6 g	0 g
오메가6	57.7 g	7.5 g
오메가6 GLA	3.3 g	0 g
오메가6 : 오메가3 비율 (이상적 비율 2:1 – 4:1)	3 : 1	10.7 : 1

매일 운동하며 체중을 조절하는 것은 기본이다. 한 가지 놀라운 사실은 붉은 육류가 '제한해야 할 음식'으로 분류됐다는 것이다. 세계보건기구(WHO)에서 800여 건의 연구조사를 재검토한 결과 소시지나 햄, 일정한 공정을 거친 육류, 붉은 고기를 섭취하는 것이 직장암을 유발할 가능성이 있다며 담배와 같은 1급 발암물질로 포함했다.

만성통증 해결을 위해 가장 손쉽게 실천할 수 있는 것부터 시작하자. 매일 운동을 하고 건강에 좋은 지방을 섭취해야 한다. 붉은 육류, 정제된 곡물은 멀리하는 것이 좋다. 질환이 심화할수록 비만, 무호흡증, 당뇨, 고혈압 등이 반드시 동반된다. 지금부터라도 식습관과 운동 습관을 개선하면 매일 한 움큼씩 먹는 약을 한두 알로 줄일 수 있을 것이다.

대마와 만성통증 이야기

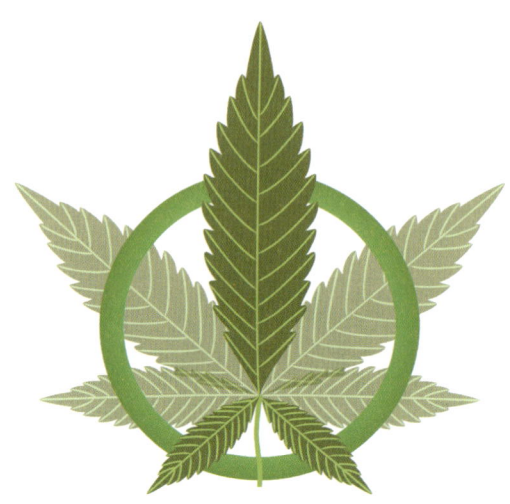

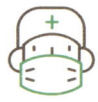

거의 30년 전쯤인 것 같다. 레지던트로 미국에 파견 나가 있을 때 기존 진통제보다는 마약성 진통제를 처방하는 것이 오히려 안전하다는 컨퍼런스 내용을 들은 적이 있다. 기존 진통제들은 효과가 낮을뿐더러 장기적인 복용으로 인한 부작용, 예를 들면 콩팥이나 간이 나빠지는 것 등 기존 진통제들의 한계가 매우 심각하지만, 마약성 진통제는 통증이 심한 상태에서 복용 시 중독으로 이어질 가능성이 작아 위험도가 떨어지기에 오히려 안전하다는 내용에 나는 당연히 그럴 수 있다는 생각에 고개를 끄덕였다.

당시만 해도 나는 의사들이 암 환자에게 마약성 진통제를 쓸 때 호흡 저하가 될 것을 너무 두려워한 나머지 진짜 호흡 곤란을 초래할 수 있다고 생각했다. 진통제 투여 시 마약의 용량을 서서히 증가시킨 결과 오히려 약에 대한 내성이 생기고 결국에는 약의 용량을 한없이 높여도 통증 조절에 실패하게 되는 상황, 즉 원래 쓸 용량보다 더 과용하게 되는 상황을 겪게 될 수도 있다고 본다.

암에 걸렸을 때의 통증은 암세포의 파괴에 의한 것이므로 만성통증보다는 급성통증에 가깝다. 그리고 마약은 급성통증에 특히 효과적이기에 이러한 급성통증 환자들에게 처방을 내리면 좋은 결과가 나온다. 하지만 의사들과 제약회사들은 마약을 급성이 아닌 만성통증에 쓰는 것을 늘려야 한다고 주장하기 시작했다. 이후 '옥시콘틴'이라는 마약이 나오면서 마약 처방이 만성통증에 매우 흔한 사례가 되었으며 최근 들어서는 마치 감기약 처방하듯이 마약이 처방되는 듯 보인다. 무릎이 아파도, 허리가 아파도, 어깨가 아파도 쉽게 처방되고 있는 것처럼 말이다.

우리나라에서도 이런 분위기가 전해져 도서 산간 의료 봉사를 가면 이러한 마약을 피부에 붙이는 패치가 마치 매대에서 파는 파스처럼 쓰이고 있다. 물론 통증이 심한 염증기에 1~2주 동안 쓰이는 것은 당연하지만, 수개월, 수년 이상 먹으려면 구체적인 근거가 있어야 한다.

항염증성 진통제나 항우울제, 항불안제, 항뇌전증제 이처럼 만성통증에 쓰이는 약물은 매우 많고 여러 종류의 약들이 쓰이고 있지만, 그 어느 것도 분명하고 뚜렷한 효과를 나타내고 있지는 않다.

미 연방 국가안전위원회의 보고에 따르면 물론 급성통증에는 충분한 효과를 보이나 만성통증에는 마약을 사용하는 것이 부루펜을 과용량으로 사용하는 것보다 낫지 않다고 보고하고 있다. 그러면서 부루펜을 과용한다 하더라도 마약에 비하면 부작용이 보잘것없다고 말하고 있다. 다시 말하면 만성통증에 마약을 사용하는 것은 근거가 없다는 것이다.

실제로 미국의 마약중독 사고의 90% 이상은 만성통증에 처방된 마약 때문이다. 아픈 환자에게 마약을 처방하면 중독되지 않는다는 것은 급성통증 환자에서는 일부 타당할지 모르지만 만성통증에서는 전혀 그렇지가 않다.

결론적으로 미국에서 만성통증 환자에게 마약성 진통제를 광범위하게 처방한 것은 근거도 없으며 결국 비극적인 결론에 이르게 되었다는 말이다. 마약처방에 따른 의료비 손실은 늘어만 가고 마약 중독으로 인한 사회적 문제는 점점 커져가 새로운 대책이 요구되는 현실이다.

이에 대한 뚜렷한 대책 중 하나가 바로 대마이다. 대마에는 환각 물질로 작용하는 THC와 그와 유사한 구조를 가지는 여러 종류의 칸나비노이드(CBD, CBN, CBG, CBC, THCV 등)가 있는데 대마에서 THC를 제거하던지 성분상 THC가 적은 대마를 사용하면 마약 중독방지에 도움이 된다는 여러 연구 결과가 나왔으며 특히 CBD는 만성통증 조절에 뛰어난 효과가 있으므로 미국의 몇 개 주에서는 매우 강하게 규제하던 대마를 THC 농도를 조절한다는 조건으로 농산품으로 지정하여 자유롭게 사용할 수 있도록 하였다.

이는 미국뿐만 아니라 전 세계의 추세이며 아마 우리나라도 수년 안에 자유로운 사용이 가능하리라 생각한다. CBD는 우리가 생각했던 것보다 훨씬 더 많은 질환에 긍정적인 치료 효과를 나타내고 있으며 불과 수년 안에 부루펜이나 타이레놀보다도 훨씬 더 많이 사용하게 될 것이다. 분명한 사실은 만성통증에 효과가 없이 부작용만 컸던 다른 약물에 비하면 CBD는 부작용도 거의 없으면서 통증 완화에 충분한 도움을 준다는 것, 이건 획기적인 일이 아닐 수 없다.

1. 1942년에는 THC를 처음으로 분리하는 데 성공하였다.
2. 1963년에는 THC뿐 아니라 각각의 칸나비노이드의 화학식이 밝혀졌으며 그다음 해에는 THC를 다른 칸나비노이드에서 분리하여 THC가 환각을 일으키는 주범임을 밝혀냈다.
3. 1980년에는 CBD가 위약에 비교하여 뚜렷이 간질의 증상을 완화함을 증명하였다.

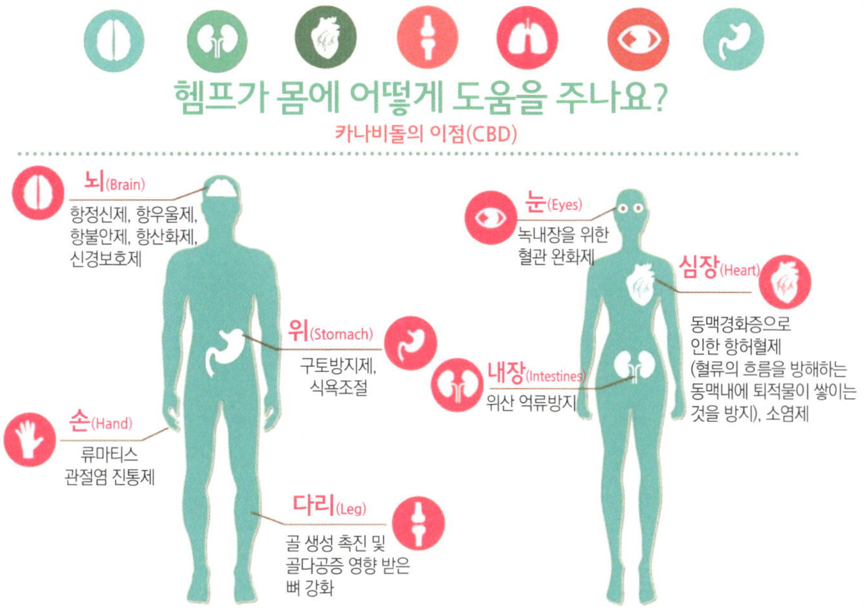

헴프가 몸에 어떻게 도움을 주나요?
카나비돌의 이점(CBD)

뇌(Brain): 항정신제, 항우울제, 항불안제, 항산화제, 신경보호제

눈(Eyes): 녹내장을 위한 혈관 완화제

심장(Heart): 동맥경화증으로 인한 항허혈제 (혈류의 흐름을 방해하는 동맥내에 퇴적물이 쌓이는 것을 방지), 소염제

위(Stomach): 구토방지제, 식욕조절

내장(Intestines): 위산 역류방지

손(Hand): 류마티스 관절염 진통제

다리(Leg): 골 생성 촉진 및 골다공증 영향 받은 뼈 강화

인체에서 가장 다재다능한 신호분자, 우리 몸 안의 대마 시스템 (엔도칸나비노이드)

대마초라 하면 범죄자들이나 마약 중독자들이 사용하는 것으로 치부되었던 것이 바로 얼마 전 일 같은데 우루과이, 캐나다, 네덜란드, 남아프리카 공화국 등이 오락 목적의 대마초를 합법화하였으며 의료용 대마는 미국 대부분

의 주에서 허용되기에 이르렀다. 현재 미국 대선에서도 대마가 등장하는데 바이든은 미국 내에서 대마를 합법화할 것이며 대마로 인한 전과를 없애겠다고 선언까지 했다.

마약으로 취급되며 부정적 이미지를 갖고 있었던 대마가 칸나비디올(CBD, Cannabidiol)이라는 대마 내 성분이 건강에 도움이 되는 것으로 재조명되면서 이후 세계 각국은 의료 목적으로 대마 사용을 합법화하기 시작했고, 화장품으로의 활용과 건강 기능 식품으로도 주목받고 있다.

대마에는 여러 물질이 존재하는데 이를 칸나비노이드(Cannabinoids)라 한다. 칸나비노이드는 최소 100여 가지가 존재하는데 특히 THC와 CBD 이 두 가지가 대표적이다. 대마는 여러 종류가 있는데 종류에 따라 THC를 25% 이상 포함하는 것부터 거의 THC를 포함하지 않는 것까지 매우 다양한 종이 존재한다.

오랜 시간 사용되어왔던 대마임에도 불구하고 최근 한 세기 동안 음지에 멈추어 있었던 대마는 무려 선사시대부터 사용했다. 하지만 어느 순간부터 테트라-하이드로-칸나비놀(THC, Tetrahydrocannabinol)이라는 성분의 환각 작용 때문에 금기시되어 왔다.

중국인들은 대마를 마음을 빼앗는 약이라 불렀다고 한다. 이것은 간질을 포함한 각종 신경계 질환에서 효과를 보일 뿐 아니라 소화기 질환, 불면증, 혈관 질환, 말라리아와 같은 기생충 질환 등에서 효과를 보이는 것으로 알려졌으며 껍질을 벗긴 대마씨는 THC나 CBD가 거의 없기 때문에 그야말로 풍부한 영양이 있는 슈퍼푸드라 생각하면 된다. 중국과 한국에서는 통풍, 소화 장애, 기침, 천식, 월경통, 수면 문제 등에 사용된 것으로 기록되어 있으며 최근에는 일부 간질에 의약품으로 사용되고 있다.

대마는 특히 만성통증에서는 학문적으로 충분한 근거가 있는 통증 제어기전을 가지고 있어서 곧 의료시장을 휩쓸 수밖에 없는 중요한 통증 조절 수단이 될 것이 틀림없다.

대마가 상용화되기 위해선 THC라는 성분이 너무 많지 않아야 하는데 나라마다 다르지만 보통 0.3%~1% 이내이면 안전하게 사용될 수 있는 것으로 간주한다. CBD는 인체 내에서 매우 조절이 잘 되기 때문에 환각 작용이 거의 일어나지 않아 농도를 제한하는 것은 의미가 없다고 보지만 보통 5% 이상이 되어야 분명한 효과를 볼 수 있다고 본다.

대마는 크게 흡연을 위한 말린 잎, 그다음으로는 꽃이나 잎, 줄기 혹은 대마씨의 껍질로부터 추출한 대마 오일, 그리고 껍질을 벗긴 대마씨가 가장 흔하게 쓰인다. 흡연을 통해 흡수되든지 또는 오일을 통해 섭취하든지 결국은 THC 함유량이 많으면 주로 환각 작용으로 쓰이고 CBD가 많으면 의료용이라 생각하면 편하다. 하지만 의료용이더라도 어느 정도의 THC가 존재하여야 하는 경우가 많다.

그 이유는 대마의 특성상 어느 한 가지 성분을 분리하여 사용하면 분리하지 않고 사용하는 것보다 현저히 효과가 떨어진다. 대마의 효과를 발휘하려면 일정 성분을 분리하는 방법보다는 대마의 종류를 필요에 맞게 유전자 조합 등을 통하여 변화시켜야 한다. 그 후 THC와 CBD 농도의 차이를 구분하여 각각 용도에 맞는 대마 종류를 찾아 재배하여 사용하여야 한다. 그러나 사실상 THC나 CBD뿐 아니라 여러 종류의 칸나비노이드가 함께 작용하여 효과를 나타내는 것이기 때문에 대마 종류에 따라 각각의 쓰임새가 결정된다. 대마에 존재하는 칸나비노이드는 현재까지 100개 이상 발견되었는데 아직도 무궁무진한 세계다. 그러나 분명한 것은 동반자 혹은 조력자 효과(안투라지 효과: entourage effect)라 하여 여러 칸나비노이드가 결합하여 단일 칸나비노이드보다 뛰어난 심리적·물리적 약효를 보여준다는 것이다.

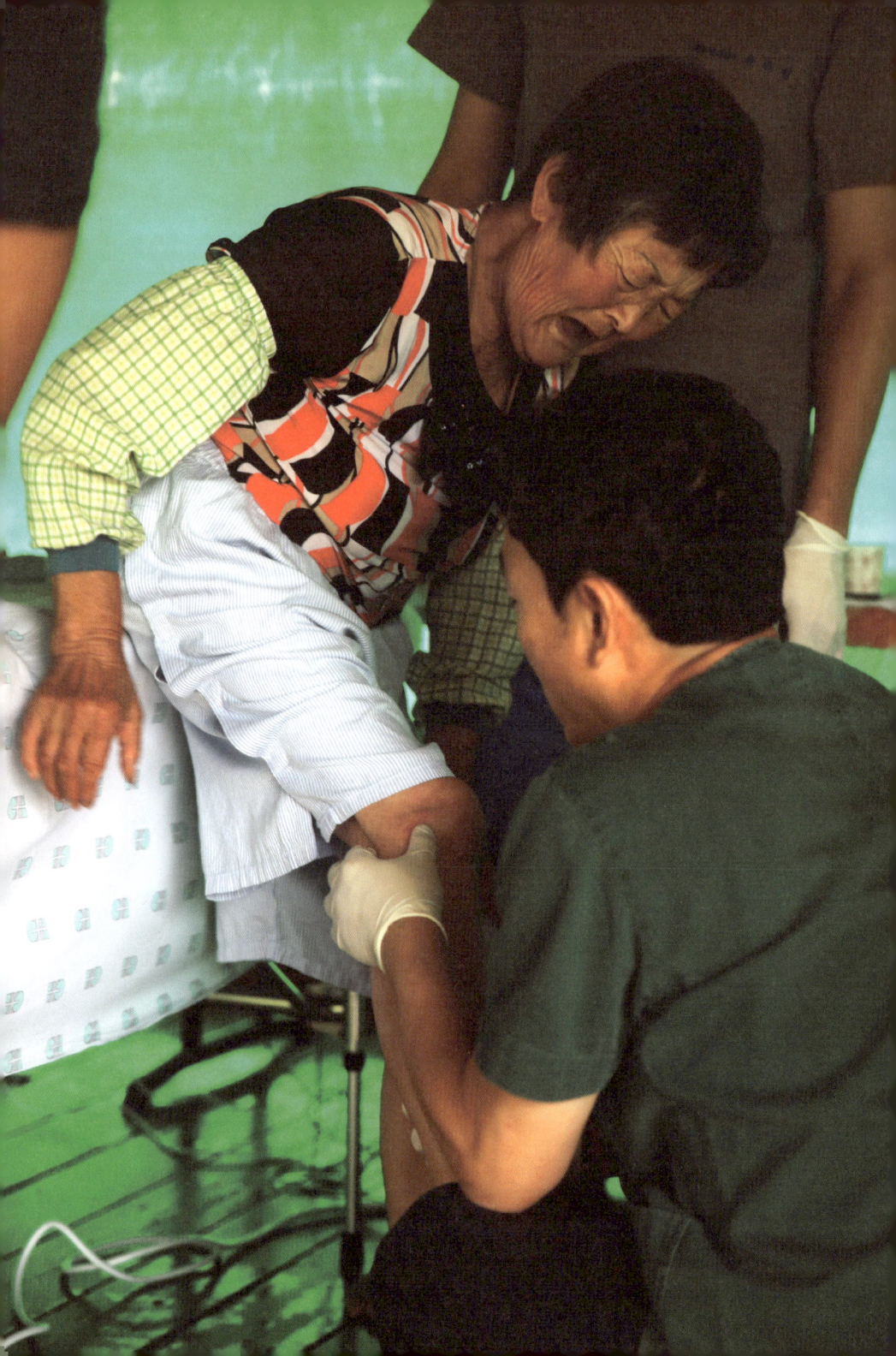

통증박사 **안강입니다 3**

— part 2
메디컬리포트

통증박사
안강입니다 3

얼굴 · 턱 통증

1. 턱만 아팠는데···
지금은 목, 등, 팔까지 아파요.
🔍 턱관절 증후군, 삼차신경통, 경추신경문제, 전신통증

 턱 바깥에 원인 더 많아 경추 등 넓게 진단해야

재미교포인 여성 플루티스트가 얼마 전 턱관절 통증 치료를 받으러 필자를 찾아왔다. "처음엔 턱관절에만 통증이 있었는데, 통증이 목·등·팔까지 퍼지면서 만성피로까지 생겼고 잠도 잘 못 잔다"며 "미국 여러 병원을 전전했지만 도움을 받지 못했다"고 호소했다. 이 환자의 미국 병원의 진료 기록을 보니 턱 치료만 받았다. 필자는 턱이 아니라 경추(목) 신경에 더 큰 문제가 있다고 보고, 턱관절 주위와 경

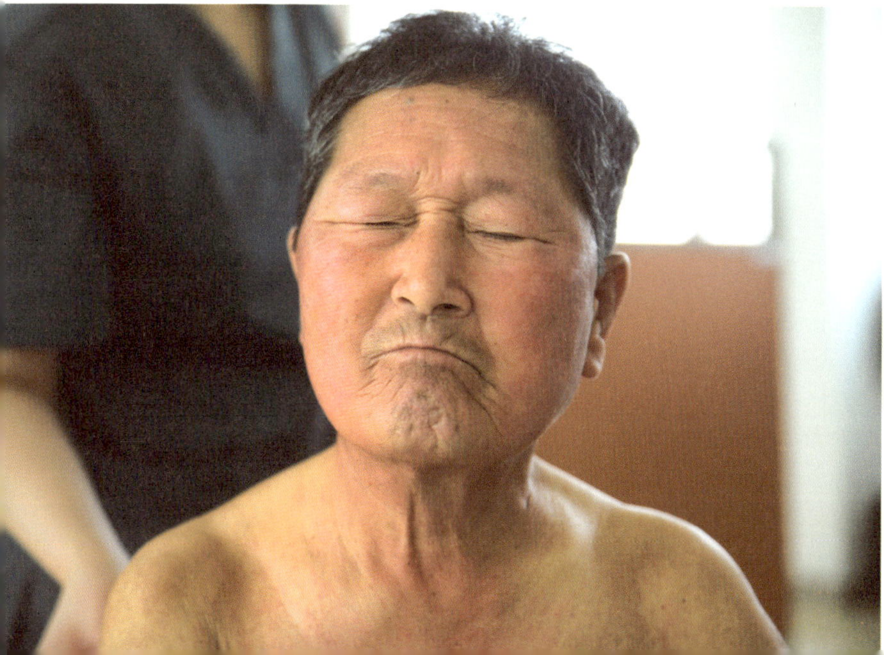

추 치료에 집중해 통증을 잡았다. 턱관절증후군은 많이 알려지지 않았지만, 생각보다 아주 흔한 병이다.

최근 임플란트 수술이나 양악 수술 후에 턱관절 통증을 호소하는 사람이 늘었다. 턱관절은 뇌와 가깝기 때문에 전신성통증으로 번질 가능성이 높다. 거꾸로 전신 통증 성향이 있는 사람은 턱관절통증도 많이 발생한다. 처음에는 음식을 씹어 먹을 때 아프고, 심해지면 입을 벌리기 힘들어 지면서 입을 벌릴 때 관절에서 소리가 나기 시작한다. 증상이 더 심해지면 두통과 목의 통증이 오고 일부는 몸의 절반이나 전신으로 통증이 번진다. 턱관절 통증은 흔히 관절 문제로 여기지만, 실제로는 음식을 씹는 저작근의 과도한 긴장이 가장 큰 원인이다.

저작근의 과도한 긴장이 계속된 결과로 턱관절이 망가지는 사례가 흔하다. 저작근은 목에서 나오는 신경(경추신경)이 아니라 머리에서 입천장뼈를 뚫고 나오는 신경(삼차신경)의 지배를 받는다. 그런데 삼차신경은 경추신경과 연결돼 있으므로 턱의 문제가 발생하면 목·등·팔·머리의 통증으로 이어진다. 반대로, 경추에 문제가 있어도 턱관절 통증이 발생한다. 이 밖에, 이를 간다든가 이를 악무는 습관도 턱관절 문제를 일으킨다.

턱관절증후군은 넓게 보고 진단해야 한다. 통증이 장기화하고 범위가 넓어질 때는 반드시 원인이 있다. 턱을 검사하는 것은 물론 삼차신경·경추신경의 문제, 전신통증의 문제, 심리적인 문제, 자율신경의 문제 등을 함께 평가해야 진정한 발병 원인을 찾을 수 있다. 턱관절 증후군이 생겼다고 해서 턱관절만 치료하려 들면 병이 악화되고 전신 통증과 우울증·불안증, 집중력장애, 소화장애, 이명, 어지러움 등의 온갖 증상을 야기할 수도 있다. 턱관절 통증이 있으면 입을 벌릴 때 턱관절을 싸고 있는 주머니가 밀린다. 턱관절 통증 자체는 밀리는 부위와 인접한 골막을 바늘로 자극해서 치료한다. 물론 다른 원인도 함께 찾아서 치료해야 한다.

통증박사
안강입니다 3

2. 턱 통증에 두통, 이명, 어지러움, 안구통증까지… 아파서 우울해요. 수술해야 하나요?
🔍 턱관절 증후군

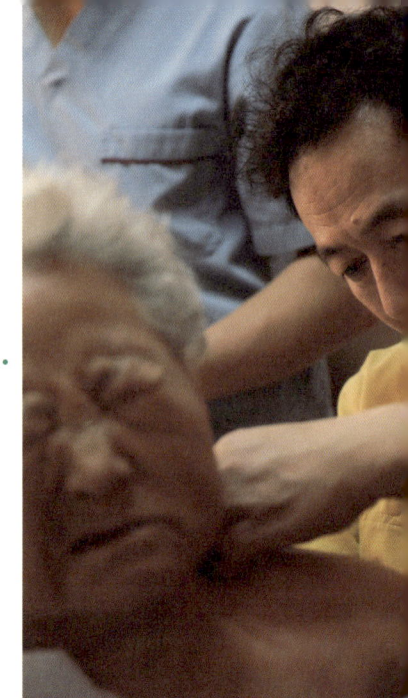

🩺 **턱관절 통증 방치 땐 우울증 동반 가능성**

수년 전 의사 친구에게 들은 이야기이다. 자신이 아끼는 시누이가 있는데, 턱관절 때문에 온갖 고생을 다 했지만 특별한 치료법을 찾지 못했다고 했다. 한때 수술을 마음먹었지만, 수술을 대기하면서 만났던 한 환자에게서 "턱관절 수술 뒤 자기의 모든 인생은 최악의 고통에 빠지게 되었다"는 하소연을 듣고서 수술을 포기한 것이다. 그 시누이의 턱관절을 자기공명영상(MRI)을 통해 보게 됐는데, 턱관절은 분명히 망가져 있었다. 하지만 무릎관절이 닳았다고 모두가 무릎이 아픈 것이 아니듯 사진상에 관절 이상이 곧 통증의 원인은 아니다. 턱관절이 망가진 것은 결과일 뿐, 원인이 아니다. 원인은 다른 데 있을 수 있다. 원인을 정확히 알고 접근한다면 턱관절 질환은 결코 치료가 어려운 병이 아니다.

현대 의학의 관점에서 턱관절 질환에 대해 반드시 짚어봐야 할 문제는 크게 3가지다. 첫째, 턱관절 질환은 턱관절의 문제가 아니라는 것이다. 턱관절을 움직이는 근육과 그 근육을 지배하는 신경의 문제이다. 턱관절의 근육과 관절에는 위치를 잡는 수용체가 있고 이러한 수용체들은 신경과 교류를 통해 턱관절이 움직일 때 서로 아귀가 잘 맞도록 상호 신호를 보낸다. 결국, 잘못 입력된 신호와 움직임에 의해 턱관절은 장기적인 손상을 입게 된다. 다시 말해서 눈에 보이는 턱관절의 문제가 아니라 신경에 잘못 입력된 턱관절 움직임을 바로잡아줘야 한다는 것이다. 그러므로 치료는 근육과 이를 지배하는 신경을 자극해 턱관절의 움직임에 문제가 있다는 것을 알리고 정상적인 관절 움직임이 되도록 적절한 운동을 시켜야 한다.

둘째, 턱관절의 문제는 턱관절만의 병으로만 생각하면 안 된다. 턱관절에 이상이 생기면 뇌가 빨리 피로해지기 때문에 전신성 통증이 쉽게 온다. 우울증, 불안증, 만성피로, 소화 장애 등 극심한 문제가 동반될 수 있다. 그러므로 턱 하나의 문제로 접근해서는 안 되며 전신을 여러 각도에서 진단하고 치료해야 한다. 턱 하나의 문제에만 집중하면 자칫 매우 위험한 결과를 낳을 수 있다. 그러므로 턱관절 질환이 오래되어 두통, 이명, 어지러움, 안구통증, 사레 잘 걸리는 등의 증상과 더불어 목과 등이 함께 아파오는 경우라면 반드시 전신에 대한 평가를 같이해야 한다. 또한, 전신성 통증 질환이 있는 사람들은 턱관절 질환이 같이 동반되는 경우도 흔하다.

셋째, 턱관절은 작고 예민한 관절이다. 그러므로 턱관절 자체에 대한 스테로이드 주사나 수술은 반드시 오랜 고민을 한 뒤에 결정해야 한다. 턱관절의 문제가 아닌데 턱관절만 건드리는 것은 좋지 않은 결과를 만들 수도 있다는 것이다. 그러므로 눈에 보이는 사진의 결과만으로 질병을 평가하는 것보다 환자의 상태를 다각도로 평가하며 접근하는 것이 중요하다. 턱관절 질환은 턱관절 자체의 문제가 아니라는 것과 통증을 방치하는 경우 심각한 우울증이나 전신성 통증이 동반될 수 있다는 것을 반드시 기억해야 한다.

통증박사
안강입니다 3

3. 목과 안면 부위(입안, 입 주위 등)가 아파요.

🔍 턱관절 증후군, 안면통증 증후군, 삼차신경통, 불타는 입 증후군

 서너개 얼굴통증, 질병은 하나일 수 있다

40대 중반 주부 박 모 씨는 목과 안면부위 통증이 심해 병원을 찾았다. 통증의 원인은 경추 3, 4번 사이 관절에 있었다. 박 씨는 신경이나 혈관이 다치지 않도록 고안된 특수바늘을 이용하는 'FIMS'(투시영상하 신경자극술 및 미세유착박리술) 시술을 받았다. 특수바늘은 관절과 관절 사이의 신경이 마찰하는 부위에 들어가 적절한 자극을 주면서 재생시킬 수 있도록 한다. 그녀는 시술 2주 뒤 입 주위의 불편감이 없어지고 목의 움직임도 많이 호전돼 삶의 기쁨을 다시 찾았다고 말했다.

이처럼 경추 관절의 병은 의학적으로 흔히 진단된다. 하지만 입안이나 얼굴 통증은 진단하기도 어렵고 진단이 내려져도 적극적인 치료가 이루어지지 않는 게 현실이다. 입과 얼굴 통증으로는 첫째, '불타는 입 증후군(burning mouth syndrome)'이 있다. 입안과 입 주변이 불에 타는 것 같은 화끈거리는 병이다. 입안의 감각 신경이 비정상적인 신호를 보내 원인을 알 수 없는 통증을 일으킨다. 부분 통증이라면 치료가 어렵지 않지만, 전체에서 느껴지는 통증은 약물치료를 받아야 한다.

뺨을 맞은 것처럼 얼굴이 아프면 삼차신경통과 비전형적인 안면통증 증후군을 의심해봐야 한다. 삼차신경통은 삼차 신경이 분포된 안면부 감각 신경에 이상이 생

기면서 극심한 통증이 느껴지는 병이다. 자살을 유발하는 병이라고 할 정도로 통증이 크지만, 신경이 마찰하는 곳을 찾아서 치료할 경우 효과를 볼 수 있다. 비전형적인 안면통증은 신경 문제를 명확히 확인하지 못할 때가 많다. 삼차신경통과 경계가 모호해 잘못 진단받는 환자도 많다.

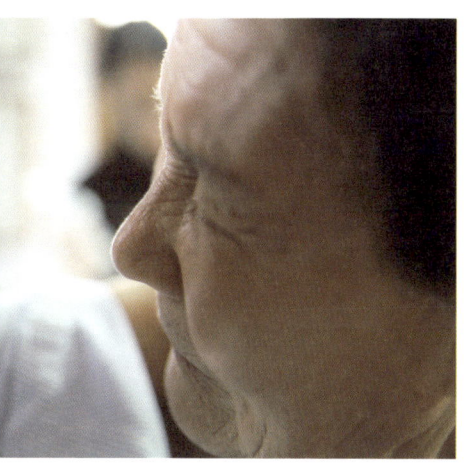

세 번째로 가장 흔한 턱관절 증후군이 있다. 많은 환자가 턱관절에 이상이 생겨 통증이 생긴다고 생각하지만 대개 턱관절에 관여하는 근육이나 힘줄, 신경 문제가 원인이다. 턱관절 증후군을 가진 사람은 흔히 삼차신경통이나 비전형적인 안면통증, 불타는 입증후군 증상을 함께 가지고 있는 경우가 많다. 의학에서는 병을 종류별로 나누고, 해당 범주가 아니면 병이 아닌 것으로 여긴다. 하지만 통증은 형태나 전달방식이 다양해 특정 카테고리를 벗어날 때가 많다.

20대 중반인 여성 이 모 씨는 음식물을 먹을 때 극심한 통증에 시달렸다. 우울증으로 자살까지 생각했던 이 환자는 턱관절증후군, 비전형적 안면통증증후군, 삼차신경통 의증, 불타는 입 증후군 의증을 동시에 모두 앓고 있었다. 하지만 삼차신경 병증 의증이라는 단 하나의 진단도 가능하다. 이는 삼차신경이 얼굴과 입안의 감각 신경일 뿐 아니라 턱관절을 움직이는 운동신경을 포함하고 있기 때문이다. 병원에서는 항상 명확한 것만 인정하려고 한다. 하지만 보이는 것보다 보이지 않는 것이 더 중요할 때도 있다. 통증도 마찬가지다. 엑스레이나 자기공명영상(MRI)에서 정보를 얻는 것도 중요하지만, 손으로 직접 만지는 이학적 검사가 병행돼야 정확한 진단이 가능하다. 의사가 환자를 진단할 때는 환자가 아프다고 하는 부분만 보지 말고 시야를 넓혀야 병의 흐름을 파악할 수 있다.

4. 머리가 아프고 속이 메스꺼워요.

 턱관절 증후군, 안면통증 증후군, 삼차신경통, 불타는 입 증후군

우울증, 이명 유발하는 긴장성 두통… 경추 치료하는 게 효과적

"집에 있을 땐 괜찮다가도, 경마장에 출근해 말똥 냄새를 맡기 시작하면 머리가 아파져 옵니다. 속도 메슥거리고 목과 등이 뻣뻣하게 굳는 느낌까지 들어요." 40대 초반 남성이 찾아와 한 말이다.

말 관리인으로 일하는 그는 10년간 왼쪽 이마의 두통이 지속되고 있다고 했다. 살펴보니 환자의 목이 구부정했다. 뒷목 어깨의 피부와 근육은 단단하고 두꺼워져 있었다. 목을 움직이게 하면서 관절을 만져보니, 2~3번 관절에 문제가 있었다. 해당 관절이 긴장하면 후(後)두통이 생길 수 있는데, 흔히 통증은 골막을 따라 이마로 이어진다. 게다가 통증은 인접한 신경을 곤두세워 냄새에 예민해지는 등 다른 증상도 유발할 수 있다. 말 관리인이었던 환자는 냄새에 예민해져 말똥 냄새를 맡으면 두통이 심해지는 경우였다. 환자는 바늘로 목 관절의 비정상적 긴장을 풀어주는 FIMS(투시영상하 신경자극술 및 미세유착박리술) 시술을 받고 나서야 10년간 그를 괴롭히던 두통과 이별할 수 있었다.

◇ 긴장성 두통, 내버려두면 다른 증상 야기할 수도

그로부터 얼마 지나지 않아 말 관리인 환자의 소개로 젊은 기수(경마에서 말을 타는 사람) 한 명도 병원을 찾았다. 그는 "자신도 똑같은 두통을 앓고 있다"고 말했다. 두 환자의 증상은 비슷했지만, 발생 원인은 달랐다. 온종일 마구간에서 일하는 말 관리인과 달리, 기수는 마구간에 잠시 머물 뿐이었다. 전자는 목 관절 긴장

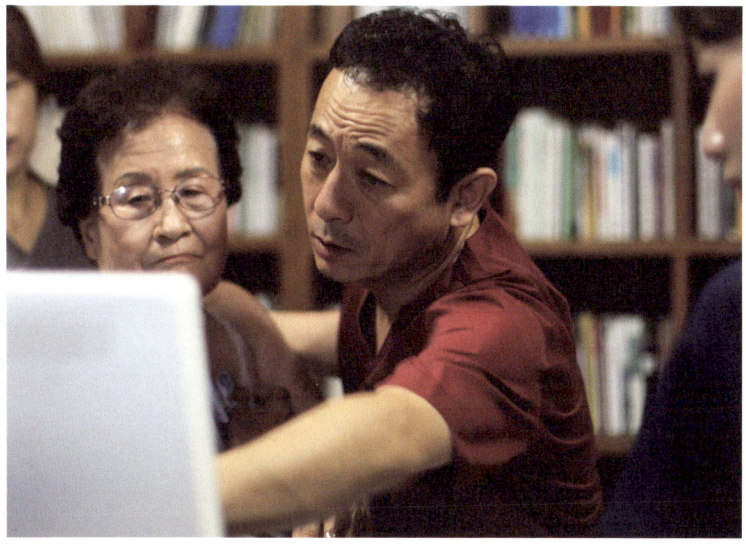

이 근본 원인이면서 말똥 냄새가 증상을 악화시키는 '긴장성 두통'을 앓았다. 반면 후자는 말똥 냄새 자체가 환자에게 급작스러운 스트레스를 일으키고, 이로 인해 뇌혈관 혈류에 이상이 생겨 발생하는 '편두통'인 것으로 파악됐다.

상당수 두통 환자에게는 편두통과 긴장성 두통의 요소가 다 있다. 치료는 둘 중 어느 요인이 더 많은지 가려내고 나서 진행해야 한다. 편두통에 가깝다면 약을 쓰는 편이 낫다. 긴장성 두통에 가까우면 척추·근육·신경 등의 문제를 바로잡아 치료한다. 실제로는 편두통보다 긴장성 두통에 가까운 경우가 월등히 많다. 긴장성 두통은 방치하면 머리뿐 아니라 목과 등에도 통증을 얘기할 수 있다. 우울증·전신 통증으로 발전하기도 한다. 이 밖에 턱관절 통증이나 이명(耳鳴), 어지럼증 등도 동반한다. 이명은 외부로부터 청각적 자극이 없는데도 잡음이 들리는 상태다. 때로는 긴장성 두통으로 위장관 운동 장애가 나타날 수도 있다. 나이가 들면서 젊을 때 없던 만성두통이 생기거나 원래 있던 두통이 점점 심해질 때는 긴장성 두통을 의심하고 전문의의 진찰을 받는 게 좋다.

◇ 긴장성 두통, 폭넓은 검사 후 치료

사람들에게 일어나는 긴장성 두통의 70% 이상은 경추(목뼈)에서 비롯된 것이다. 그러므로 진단을 내릴 때는 경추와 관련한 병력과 환자의 경추를 손으로 만져 보며 다양한 검사를 시행해야 한다. 대부분 살면서 한 번쯤 앓을 만큼 흔한 턱관절 통증을 진단할 때도 마찬가지. 턱관절 통증은 삼차신경(얼굴 감각과 일부 근육 운동을 담당하는 신경)이나 경추신경의 직·간접적 지배를 받기 때문에 목 근육·힘줄·신경 이상뿐 아니라 긴장성 목 증후군을 비롯한 동반 질환 등도 고려해야 한다.

FIMS 시술은 아픈 곳이 아닌, 아픈 곳에 반사를 줄 수 있는 정상적인 조직에 자극을 가하거나 염증이나 손상이 지속되어 엉겨 붙어 있는 조직을 바늘로 해제한다. 통증은 원인을 정확히 알고 접근하면, 턱관절 질환도 긴장성 두통도 결코 치료하기 어려운 병이 아니다.

5. 턱이 아파요.

🔍 턱관절 증후군

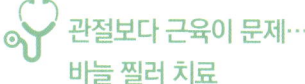
관절보다 근육이 문제…
바늘 찔러 치료

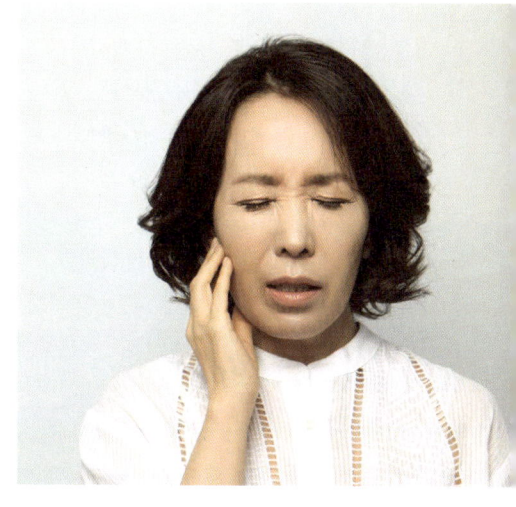

미국에 사는 주부 김 모 씨(35)는 수년 전부터 턱관절 통증이 심해 미국에서 치과 등을 전전해도 차도가 없었다. 그러다가 올해 초 귀국해 안강병원을 찾아와 진료받았더니 턱관절 통증이 심해 우울·불안·소화불량·만성피로·수면장애 등까지 생긴 상태였다. 김 씨의 병력을 듣고 턱관절을 만져보고 움직임을 보는 등의 검사를 한 뒤, 턱관절과 힘줄이 붙는 부위에 주삿바늘을 넣고 자극해 관절 주위의 근육과 힘줄의 긴장을 풀어주는 FIMS(투시영상하 신경자극술 및 미세유착박리술) 치료를 3~4번 했다. 김 씨는 치료 후 현재는 거의 증상이 없이 잘 지내고 있다.

◇ 턱관절보다 근육·신경의 문제

턱관절 통증은 10명 중 2~3명이 사는 동안 한 번은 앓을 만큼 흔하다. 남성보다 여성에게 더 많다. 증상은 매우 다양해 통증이 단기간에 좋아지는 경우부터 극심한 통증으로 입 벌리는 것조차 어려운 경우, 두통·이명·어지럼증·불안·우울·집중력 장애·소화불량 등 다양한 전신 증상을 동반하는 때도 있다. 그러나 많은 사람이 턱관절 통증은 턱관절만 이상이 있어서 생긴다고 잘못 생각하고 있다. 턱관절의 문제보다 턱관절을 움직이는 근육(저작근)의 과도한 긴장 때문인 경우가 대부분이다. 저작근의 과도한 긴장은 턱관절을 지배하는 신경(삼차신경)과 목에서 나오는 신경(경추신경) 이상 때문이다. 또한, 턱관절 통증 환자의 20~30%는 긴장성 목 증후군, 섬유 근육통 등의 병을 함께 가지고 있다. 우리 몸의 근육·신경은 서로 연결돼 있어 영향을 미치기 때문에 턱관절 이상만 생각하면 치료가 잘 안 된다.

◇ **영상 검사만으로는 확진 어려워**

턱관절 통증을 치료할 때에는 턱관절 외에도 목 근육·힘줄·신경 이상과 긴장성 목 증후군·섬유근육통 등 동반질환, 우울증 등 심리적인 문제까지 폭넓은 접근이 필요하다. 진단은 아픈 곳에 대해 자세히 물어보고, 턱을 움직이는 근육(저작근)의 운동 범위와 딸깍거리는 위치 등을 확인한다. 특히 CT·MRI 등 영상 검사에만 의존하면 병을 놓치거나 잘못 치료할 수 있다. 자세한 병력 청취와 촉진 등을 통해 정확한 진단을 해야 한다. 정교한 시술로 통증 등 불편함을 해결한다. 안강병원에서는 지름이 0.5mm의 작은 바늘이 달린 기계를 이용해 턱관절에 붙어 있는 근육·힘줄을 수십 회 찔러 치료를 한다. 턱관절에 손상을 주지 않으면서도 혈액순환이 잘 되면서 새로운 조직이 재생돼 통증이 사라진다. 보통 턱관절 통증은 대부분 근육·힘줄이 붓는 게 문제인데, 바늘로 과도하게 긴장된 근육·힘줄을 풀고 잘 움직이도록 도와준다. 턱관절 통증 환자의 3분의 1은 경추신경 1,2번의 문제도 같이 가지고 있다. 경추신경이 턱관절을 지배하고 있기 때문이다. 경추 추간공에 바늘을 넣고 움직여 추간공의 압력을 낮추고, 유착된 신경·인대·힘줄·근육의 긴장을 풀어주는 치료를 한다.

목·어깨 통증

1. 목이 아프고, 팔이 저려요.
🔍 추간공협착증, 디스크 탈출증

 목통증이나 팔 저림, 디스크일까?

우리 몸의 신경은 뇌에서 출발하여 중앙의 척추관을 지나고 척추 밖으로 나와 팔과 다리, 몸통으로 이어진다. 신경이 척추 바깥으로 나오는 출구를 '추간공'이라고 한다. 목뼈에서는 특히 추간공이 중요하다. 추간공은 목뼈의 몸통과 관절 사이에 있는데 신경이 이 구멍을 지나가는 과정에서 손상이 자주 발생한다. 사실상 목

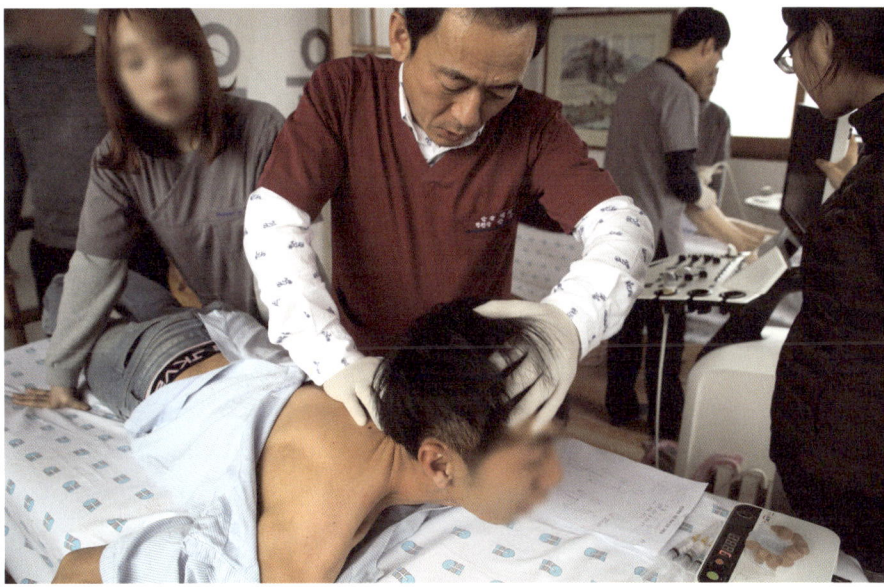

뼈에서는 디스크 탈출보다 이 문제가 더 흔하고 심각하다. 추간공을 지나는 신경이 긴장돼 있으면 구멍을 지날 때 손상되기 쉽고 추간공이 좁아지면(추간공협착증) 신경이 연결된 팔이나 다리, 몸통에 저린 증상 등 통증이 온다. 신경의 기능이 떨어지면 적절한 반사가 이뤄지지 않아 근육이 위축되거나 마비가 올 수 있으며 처음에는 해당 신경 가닥이 지배하는 부위만 아프다가 차츰 아픈 부위가 넓어진다. 이처럼 신경의 기능이 저하돼 반사작용에 문제가 생기는 것을 흔히 '통신 장애'라고 표현한다.

사람 몸에서 생기는 통신 장애는 크게 세 경우로 나뉜다. 첫 번째는 신경이 척추에서 빠져나오는 곳이 손상되는 경우로 뇌와 말단 부위를 연결하는 전기선 중간에 마찰하는 곳에서 문제가 생겨 통신이 끊기는 것이다. 두 번째는 손이나 팔목 같은 말단 부위에서 반복적으로 손상이 일어나는 경우로 불필요한 정보가 과도하게 많이 전달되면서 신경에 혼선이 생기는 것이다. 세 번째는 뇌가 노쇠하거나 중풍 같은 병으로 통신 기능을 적절히 수행하지 못하는 경우다. 정보를 보내는 데는 문제가 없지만, 최종적으로 받아들이는 사령부가 손상된 것이다.

추간공협착증은 이중 첫 번째 상황에 해당한다. 전선이 문틈에 끼인 것처럼 신경이 빠져나오는 추간공의 문제 때문에 목이나 팔이 저리게 된다. 추간공의 문제는 주로 나쁜 자세나 노화 때문에 경추(목뼈)가 흔들리는 것을 막기 위해 추간공 앞뒤의 관절이 자라나서 신경이 지나는 구멍이 좁아지면서 발생한다. 하지만 구멍이 좁아진 것만으로 통증이 발생하지는 않는다. 좁아진 구멍을 지나는 신경에 마찰이 생기면서 뒤나 옆으로 목을 젖힐 때 팔에 찌릿찌릿한 통증이 발생한다. 이는 신경 껍데기가 자극을 받아오는 통증으로 시간이 지나면 감각이 둔해지면서 통증이 사라지는 경우가 많다. 그런데 이 마찰이 신경 껍데기를 건드리는 수준을 넘어 좀 더 깊이 진행되면 저리듯 묵직한 통증이 기분 나쁘게 계속되며 특히 장시간 일한 뒤에 극심한 통증이 나타난다. 목에 추간공협착증이나 디스크 탈출증이 있을 때는 목 주위의 근육과 힘줄, 신경의 긴장을 풀어줘야 한다. 특히 신경의 긴장을 풀어주는 것이 중요한데 일반적으로 소통 능력이 떨어진 신경이나 말단 조직은 더 긴장해서 마찰이나 손상이 가중되는 악순환이 일어나기 때문이다. 다행히 목의 추간공협착증이나 디스크 탈출증은 비수술적 요법에 잘 반응하므로 수술을 서두르지 않아도 된다. 단 심각한 마비가 발생하면 응급수술을 해야 한다.

목의 디스크탈출증이나 추간공협착증은 모두 자세와 관계가 깊다. 척추는 목, 등, 허리 등이 유기적으로 움직인다. 그러므로 골반이나 허리의 자세가 나쁘면 목 역시 자세가 흐트러질 수밖에 없다. 목부터 골반까지는 하나로 연결된 골격이므로 앉거나 걷거나 움직이는 모든 동작에서 바른 자세를 유지하기 위해 노력해야 한다.

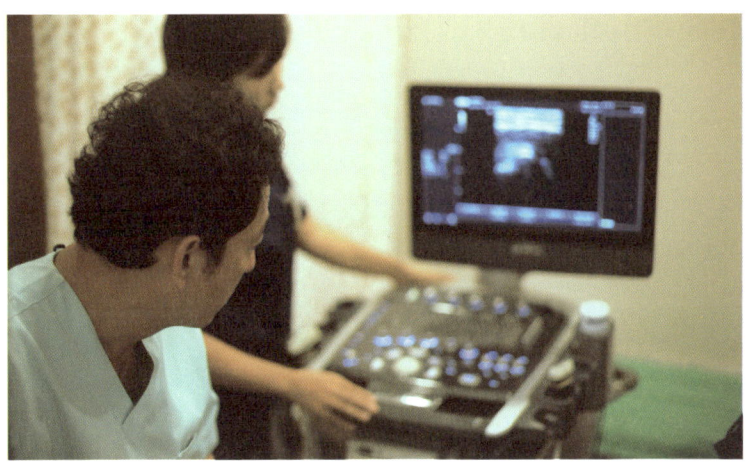

2. 목과 등이 무겁고 단단해요. 손이 저리고 힘이 없어요.

 목(경추)관절염

20대도 걸리는 목뼈 관절염 – 특수 바늘로 근육 풀어주면 효과

'병(病)은 소문내라'는 말이 있다. 어디가 어떻게 아픈지 주변에 알려야 좋은 의사, 더 나은 치료법을 찾아 치료할 수 있다는 뜻이다. 같은 증상으로 고생하고 치료한 경험담에서 나오는 '입소문'이 때론 중요한 역할을 할 때도 있다.

의사인 나는 병원 밖을 나가지 않아도 전국은 물론 세계 곳곳의 환자들을 만난다. 중동에 사는 할리드라는 친구도 그중 한 명이다. 그는 6년 전 각종 통증에 시달렸다. 특히 목과 등이 무겁고 단단하고 마음대로 가누기 어려워 숙면은 고사하고 쪽잠을 자는 것도 여의치 않았다고 한다. 그는 세계 각지의 내로라하는 큰 병원을 전전했다. 그러나 별 진전이 없어 낙심하던 차에 중동에 사는 지인에게 한국의 안강병원을 소개받아 FIMS(투시영상하 신경자극술 및 미세유착박리술) 치료를 받았고, 현재 상태가 호전돼 행복하게 살고 있다. 그는 FIMS 치료의 경험자로서 많은 환자에게 입소문을 내고 있다. 실제로 그의 가족과 친척 중 상당수가 나에게 치료를 받았다.

흔히 관절염은 무릎이나 손발에만 오는 것으로 생각하지만, 사실은 우리 몸에서 꺾이는 모든 관절에 나타날 수 있다. 목뼈도 마찬가지다. 할리드처럼 매우 흔한 목의 통증도 사실은 목뼈(경추)관절염이 원인인 경우가 많다. 목과 같이 앞뒤 좌우로 움직이는 범위가 넓은 경우 관절의 움직임은 비교적 자유롭지만 구조는 다

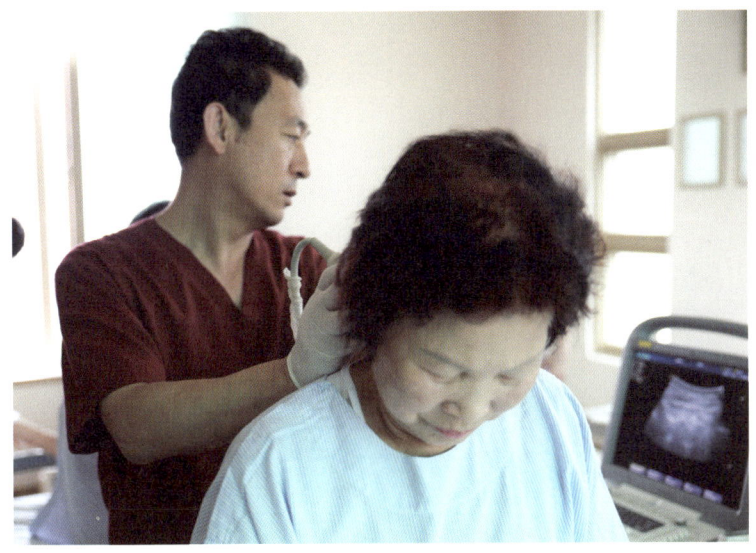

소 취약해 퇴화가 잘 일어난다. 나이가 들면서 디스크와 연골이 닳아 충격을 흡수하지 못하면 관절이 두꺼워진다.

중년만 돼도 이미 관절염으로 보이는 변화가 흔히 나타나며 심지어는 20대도 관절염의 소견이 보이는 경우가 많다. 목뼈 관절염은 가족력의 영향이 크다. 관절염 가족력이 있는 사람들에게서 비교적 이른 나이에 목뼈 관절염이 나타나는 일이 많다. 가족력이 없더라도 교통사고나 과격한 운동 또는 고된 노동으로 목을 자주 다치는 경우도 있다. 비만이나 흡연도 관절염을 악화시킬 수 있다. 목뼈 관절염이 생기면 묵직한 통증이 목이나 등으로 서서히 나타난다. 시간이 지나면 무거운 느낌이 점점 심해진다. 아침에 일어나면 매우 아프고, 일어나 움직이면 나아진다. 오전 중에는 괜찮은 듯하다가 퇴근할 즈음에는 다시 목이 뻣뻣해진다. 이때 묵직한 느낌은 목뿐 아니라 팔과 등까지 나타나기도 한다. 심한 경우 잠을 이루지 못하며 머리와 눈의 통증, 심한 피로가 생긴다. 별일 아닌데도 화가 나거나 쉽게 짜증이 나게 된다.

목뼈 관절염이 심해지면 팔로 내려가는 신경을 눌러 팔이나 손이 저리거나 근육이 마르게 된다. 손가락 사이 근육이 말라 쪼그라들어 오리발 모양으로 보이는 것도 목뼈 관절염이 심해진 결과다.

최악의 경우에는 몸통이나 다리로 가는 신경을 눌러 하지가 마비되는 일도 발생한다. 소변을 보지 못하게 되거나, 항문이 열리는 경우도 있다. 목뼈 관절염이 심한 척추관협착증으로 악화한 것이다.

목뼈 관절염이 의심되는 경우 무조건 엑스레이(X-ray) 촬영을 해야 한다. 분명한 증상이 있다면 자기공명영상촬영(MRI)이나 컴퓨터단층촬영(CT)을 해 좀 더 정확한 변화를 확인해야 한다. 문제는 엑스레이나 MRI, CT 등에 나타난 변화와 증세가 일치하지 않는 경우도 있다는 점이다. 관절염은 지속하는 것이 아니라 좋아졌다가 나빠졌다가 하기 때문이다.

우리 뇌(腦)는 현재 문제가 있는 것을 다 아프다고 표현하지 않는다. 만일 그런다면 우리 삶이 엉망이 될 것이다. 우선 중요하고 급한 것을 먼저 아프다고 표현한다. 이 때문에 심지어는 관절 형태가 엉망이 되고 신경이 눌려 팔과 손가락의 근육이 형편없이 마른 다음에야 증상을 느끼는 경우도 있다.

심해진 목뼈 관절염이 다시 건강한 관절, 젊은 관절로 돌아갈 리는 만무하다. 심지어 뼈를 깎거나 다듬는다 해도 퇴화를 막을 수 없다. 오히려 더 악화한다. 그러나 FIMS는 특수 바늘을 이용한 시술로써 긴장된 힘줄, 인대, 근육을 풀어주는 효과가 있으며, 관절이 덜 퇴화하도록 돕는다.

목뼈 주위의 긴장을 풀어주고 좋은 자세를 갖추게 하면 증세가 현저히 호전될 수 있다. 꾸준한 관리가 지속돼야 이를 유지하고 나이가 들어서도 건강한 관절을 유지할 수 있다.

3. 어깨 사이, 날갯죽지가 아파요.

 긴장성 목 증후군

어깨 통증? 자세히 보면 목통증인 경우 많다.

대부분 사람은 목과 어깨 사이에 통증이 있을 때 목의 통증인지 어깨의 통증인지 구별을 못 한다. 어깨 통증은 대부분 움직임에 따라 나타나며 밤에 아픈 쪽을 아래로 하고 눕거나 자기도 모르게 팔을 들어 올렸을 때 통증이 나타난다. 때때로 이런 통증은 극심해 밤에 잠을 설치기 일쑤다. 목에서 어깨를 연결하는 부위의 통증이나 날갯죽지에 나타나는 통증은 목에서 기인한 통증이다. 특히 반대편 어깨를 손으로 만질 때 손바닥이 맞닿는 부위에 통증이 나타나는 경우가 가장 많다.

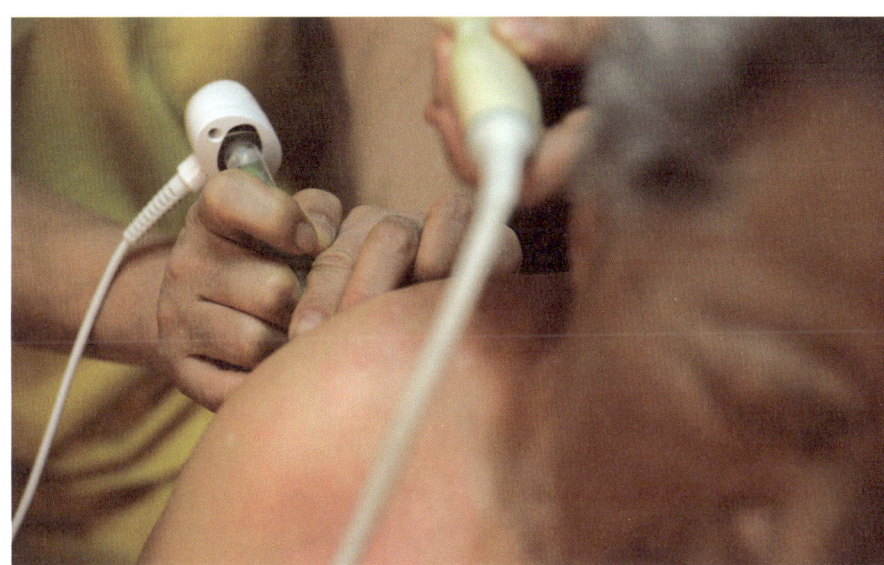

이 부위를 어깨라고 표현하는 사람들이 많은데 어깨 부위는 맞지만, 어깨 문제와는 상관없는 경우가 대부분이므로 목의 통증 혹은 목 외곽의 통증이라 표현함이 옳겠다.

목 통증은 근육, 신경, 디스크를 포함한 뼈 와 관절 등의 이상증세로 발생한다. 하지만 대부분은 단독으로 생기지 않고 서로 연결된 복합적인 형태로 나타나게 돼 어느 하나의 문제라고 말하는 것이 무색한 경우가 많다. 적절한 치료를 하면 충분히 좋아질 수 있으나 너무 오랜 시간 내버려두면 극심한 문제를 일으키는 경우가 많다. 목 통증은 여러 부위에서 나타날 뿐 아니라 오래 지속한 경우에는 견뎌 내기 너무 힘들다. 이런 통증이 지속하면 수면장애, 소화장애, 이명, 목의 이물감 같은 자율신경계 증상과 더불어 심할 경우 우울증이나 불안증 같은 심리적인 문제도 초래한다. 이처럼 목 혹은 등의 통증이 자율신경계 증상, 우울증이나 불안증을 동반한다면 긴장성 목 증후군(tension neck syndrome)으로 진단할 수 있으며 섬유성근통의 아류로 볼 수 있는 끔찍한 병이 된다. 플레이보이 잡지의 미녀 캐시 메이의 사망 원인이 한때 미국에서 큰 논란이 됐다. 그녀가 사망한 직접적인 이유는 척추교정에 의한 것으로 추정되지만, 단순히 목의 통증뿐 아니라 긴장성 목 증후군으로 의심되는 여러 증상이 있었다고 한다.

등의 통증도 목의 문제에서 나타나는 것이 훨씬 많다. 등 자체의 문제도 있지만, 등을 덮고 있는 주요 근육이 목에서 나온 신경의 지배를 받기 때문이다. 목과 등의 통증은 흔한 증상이지만 때에 따라서는 극심해 자살 충동을 느낄 정도로 심각한 예도 있다. 치료에서 가장 중요한 것은 삶의 형태를 개선하는 것이다. 적절한 운동은 반드시 필요하며, 자세를 바로잡고 식습관을 바꾸거나 스트레스를 조절하는 법을 배우는 것도 좋다.

4. 목도 아프고 어깨가 아파요.

 긴장성 목 증후군, 경추 관절 통증

목, 어깨 통증 원인은 두 가지, 치료법도 달라… 'FIMS' 시술로 호전

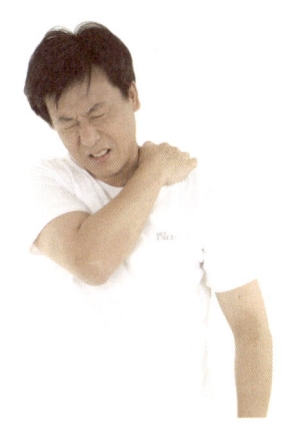

중동에서 건설업을 하는 A 씨. A 씨는 지난 몇 년간 극심한 목과 어깨 통증으로 일상생활이 힘들었다. 지인 추천으로 안강병원을 찾은 A 씨는 "목이 아파 밤에 잠을 제대로 못 잔다"며 고통을 호소했다. 진단 결과는 심각했다. 목이 뻣뻣하다 못해 좌우로 충분히 움직이지도 못할 정도였다. 목 관절을 만져보고 목을 뒤로 젖히며 통증 부위를 검사했다. 통증은 목의 관절에서 발생하고 있었다. 이후 안강병원에서 치료를 받은 A 씨의 상태는 현저하게 호전됐다. 그는 주위 많은 환자에게 안강병원을 소개했다. 안강병원이 중동의 여러 나라에 진출한 것도 이즈음이다.

많은 사람이 다양한 통증을 호소하며 안강병원을 찾았다. 그중 개원 초기 병원을 찾은 50대 중동 여성이 기억에 남는다. 이 여성은 목과 어깨를 짓누르는 느낌 때문에 일상생활이 힘들다고 털어놨다. 또 스트레스를 받으면 통증이 악화하고 가끔 일어설 때 어지러움을 느낀다고도 했다. 이명이 있고, 사레가 걸리는 등 평소 느낀 다양한 증상을 이야기했다. 나는 이 환자에게 "이 병은 완치할 수 없다. 따라서 얼마나 증세를 호전시키는지가 중요하다"고 설명했다. 병을 완전히 고칠 수 없다는 생각에 실망한 환자는 자리를 떴다. 그 후 한참이 지난 뒤에야 다시 안강병원을 찾았다. 그간 줄기세포 치료를 포함한 다양한 치료를 받았으나 별 효과가 없었다고 말했다. 나는 환자에게 목통증을 치료함과 동시에 기립성 저혈압에 도움이 되는 혈압약을 섭취해야 한다고 조언했다.

앞서 소개한 A 씨와 50대 여성이 앓는 목통증은 각기 원인이 다르다. 하나는 목의 움직임을 만드는 관절 문제이고, 다른 하나는 자율신경병이 동반된 통증이다. 눕거나 기대면 통증이 없으나, 일어서거나 앉아서 조금 지나면 통증이 나타나는 경우 기립성 저혈압에 의한 통증일 가능성을 의심해봐야 한다. 앞서 소개한 50대 여성이 이 병에 해당한다. 이 두 개의 병은 근본적으로 성격이 서로 다르다. 전자는 목이나 어깨 통증을 동반하는 전형적인 근골격계의 병이다. 후자는 일어날 때 혈압이 떨어져 어지러움이 나타나거나, 이명이나 두통 등 다른 여러 증상을 동반하는 병이다. 이는 근골격계 문제뿐만 아니라 자율신경계 이상이 함께 존재하는 것이다. 이를 '옷걸이 증후군(coat hanger syndrome)'이라 부른다. 옷걸이 증후군 환자 중에는 가슴 통증과 부정맥이 동반되는 경우도 많다. 단순 근골격계에 병이 생긴 전자의 경우 'FIMS(투시영상하 신경자극술 및 미세유착박리술)'와 같은 치료로 현저한 증상 호전을 볼 수 있다.

FIMS는 특수 제작한 바늘로 관절 주위의 힘줄이나 근육을 풀어줘 관절의 움직임을 좋게 하는 시술이다. 관절이 움직일 때 발생하는 마찰을 줄여 크고 작은 활동을 할 때 무리가 없도록 돕는다. 후자의 경우는 치료가 쉽지 않다. 우선 정확한 진단이 우선이다. 그다음 환자 상태에 대한 여러 각도의 접근이 필요하다. 이때는 FIMS뿐 아니라 운동, 식이요법 등 다양한 방법을 동원해야 한다. 병의 '완쾌'가 아닌 50% 이상 통증 감소를 목적으로 치료해야 한다.

5. 가끔씩 가슴 통증이 있어요.
 경추협심증

숨쉬기 힘든 가슴통증 · 심장 질환 때문이 아닌 척추나 목 문제일 수도

의사로서 가장 두려운 실수는 환자의 심장 질환이나 암(癌)을 조기 진단하지 못하는 경우다. 실제로 팔이 아프다는 환자가 있어 팔 자체나 목의 문제로 생각했는데 알고 보니 심장 질환으로 인한 통증으로 결론 나는 사례는 흔하다. 이는 팔과 심장 문제 때문에 발생하는 통증이 뇌의 같은 부위로 전달되기 때문에 나타나는 현상이다.

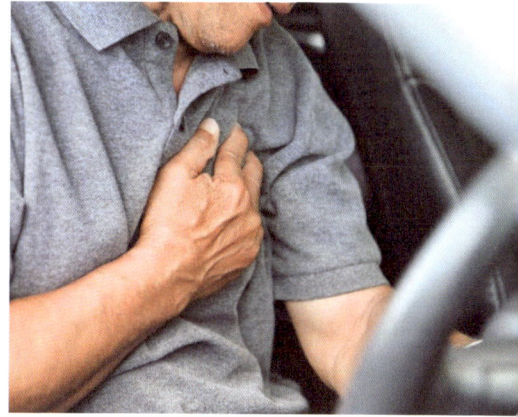

미국심장학회는 "갑작스러운 오른팔 통증이 몇 분 이상 계속되는 증상이 생기면, 심장내과 의사에게 빨리 진료를 받거나 응급실을 찾으라"고 권고한다.
한국은 세계 최고 의료 서비스가 모든 국민에게 보편화한 거의 유일한 나라다. 특히 심장 분야 한국 의료진의 우수성에 경의를 표하지 않을 수 없다. 쿠웨이트나 카타르 등 중동 지역의 주요 보건의료 담당자들과 만나 보면 더 그렇게 느끼게 된다. 세계적으로 빠른 진료 시스템과 적절한 치료, 그리고 이 같은 훌륭한 서비스를 터무니없이 낮은 의료비에 받을 수 있다니! (물론 이는 심장내과 의료진이 개인 생활을 엄청나게 희생한 덕분에 가능한 일이다.)

그런데 가슴 부위 통증이 심각해 입원하는 경우에 심장 질환 진단이 나오는 경우는 대략 50%다. 그렇다면 나머지 50%에선 어떤 진단이 나올까. 비중이 가장 큰 건 식도 경련 같은 위장관 문제다. 다음 주요 원인은 척추(특히 목뼈와 등뼈 사이)나 근육 같은 근골격계의 만성 통증이다. 위장관과 근골격계 문제가 심장 통증을 유발한 것이다.

어느 날 거구의 중년 남자가 가슴 통증을 호소하며 찾아왔다. 차분한 성격의 은행가인 그는 차를 운전할 때 이따금 발생하는 가슴 통증에 관해 이야기했다. 왼쪽 유두를 따라 나타나는 극심한 통증으로 몇 분간 운전하기가 어려울 뿐 아니라 때론 숨쉬기조차 힘들 지경이라고 했다. 다른 병원에서 이런저런 검사를 다 해봐도 별다른 이상을 발견하지 못했다면서, 협심증의 일종인 변이성 협심증을 의심하고 있다고 했다.

내 의견은 달랐다. 이 증상이 운전할 때만 나타나므로, 핸들을 돌리면서 목뼈(경추)와 등뼈(흉추)의 움직임이 커지는 순간에 흉통(가슴 통증)이 발생한 것으로 보는 것이 합당하다고 진단했다. 이럴 때 엑스레이(X-RAY)나 자기공명 영상(MRI)을 찍어 보면 척추 관절 커브에서 과도한 굴곡이 발견되기도 한다.

지인의 부인인 60대 초반 여성 환자의 경우, 가슴 통증의 패턴이 협심증 증상과 너무 비슷해 심장혈관 조영술을 받기로 한 상황이었다. 그는 목 통증도 있다며 우리 병원을 찾았다. 나는 "조영술을 먼저 받는 것이 순서"라고 말씀드렸지만, 이분은 "어차피 조영술을 받을 때까지 시간이 남아 있고 목 통증도 심하니 목 부위 시술을 먼저 하겠다."고 했다. 목 통증 치료 후 그분의 흉통은 깨끗이 사라졌다. 이는 경추 7번 신경 이상이 협심증의 통증처럼 나타난 것이다. 이런 경우를 '경추협심증'이라고 한다. 경추 협심증은 협심증과 상관없다.

두 사례 모두 경추 문제가 흉통을 일으킨 경우다. 운전 중 목을 큰 각도로 돌리거나 목이 삐뚤어진 자세로 잠을 자고 나면 경추 5·6·7·8번과 연결된 앞가슴·옆 가슴·위팔의 통증이 일어나곤 하는데, 흔히 협심증으로 오인된다. 물론 두 환자가 주로 식사 중 혹은 식사 후에 흉통이 나타났다고 했다면 당연히 식도나 위장 문제도 고려했을 것이다.

이처럼 흉통에는 다양한 원인이 있을 수 있다. 그럼에도 우리에게 갑작스러운 흉통이 일어난다면 우선 해야 할 일은 심장전문의를 찾는 것이다. 만에 하나 심장 문제라면 이는 촌각을 다투는 비상사태로 이어질 수 있기 때문이다. 심장 검사 결과 이상이 없다면, 그다음에 근골격계나 소화기에서 답을 찾아야 한다. 근골격계 문제면서 불안·우울·어지러움·이명 또는 머리·목 통증 같은 증상이 함께 생긴 경우에는 상부 경추 신경에 이상이 있을 가능성이 크다. 경추 신경 8개 중에서 상부 경추 신경 1·2·3·4번은 뇌 신경과 연결돼 있으므로 뇌 신경들이 예민해지면 이 같은 증상이 흔하게 나타난다. 이와 달리 하부 경추 신경 5·6·7·8번에 이상이 있다면 주로 등이나 팔 저림이 나타나며 뇌 신경과 연관성은 적다. 어떤 원인으로 발생한 것이든 가슴 통증은 정확하게 진단되기만 하면 치료는 그리 어렵지 않은 사례가 많다.

정리하면, 가슴 통증의 주원인은 심장 문제, 위장관 문제, 근골격계 만성 통증이라는 세 가지로 요약된다. 대부분은 정확한 진단과 적절한 치료로 좋은 결과를 얻을 수 있다.

6. 어깨가 아파요.

 어깨충돌 증후군, 견갑골 운동장애(SICK scapula)

쉽게 낫지 않는 어깨 통증… 원인을 알아야 고친다.

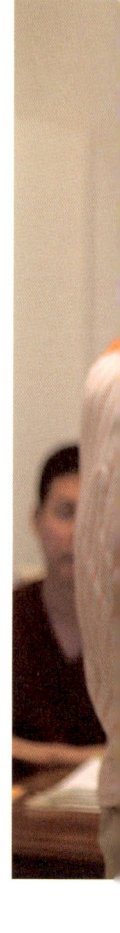

'어깨는 영어로 숄더(shoulder)라고 한다. 숄더는 고속도로의 갓길을 뜻하기도 한다. 숄더, 어깨는 흔히 말하는 팔 부분이 아니라 윗몸의 가장자리를 일컫는다. 몸의 가장자리인 어깨는 견갑골과 팔로 이뤄져 있다. 어깨 병은 견갑골과 팔이 맞닿은 부위가 부딪히거나 뼈 사이의 힘줄 또는 연골 이 눌리고 찢어지면서 발생한다. 1970년대까지만 해도 의사들은 어깨 병의 원인이 견갑골의 모양이 잘못돼 팔과 부딪히면서 발생한다고 주장했다. 따라서 치료도 견갑골이 어깨에 닿는 부분을 성형해서 부딪히지 않게 하는 방법을 주로 사용했다. 그러나 의사 케톨라는 이러한 수술이 치료에 도움이 안 된다는 것을 밝혀냈다. 그뿐만 아니라 수술과 상관없이 견갑골과 팔이 부딪히는 것을 막을 수 없다는 것을 입증했다. 과거엔 어깨의 문제가 팔과 견갑골이 닿으면서 발생한다고 생각했다면, 최근에는 견갑골의 움직임이 잘못돼 병이 생긴다는 주장이 강하다. 이를 '시크(sick) 견갑골'이라고 하며, 견갑골이 아래로 처지고 바깥으로 늘어져 어깨가 움직일 때 자기 위치에서 벗어나는 것을 말한다.

어깨에 문제가 발생하면 일반적으로 스테로이드 주사를 처방한다. 처음 어깨가 아프고 염증의 증거가 분명하다면 한 번쯤 맞을 수도 있다. 그러나 이는 물리치료 등 다른 방법이 듣지 않는 극심한 통증일 때만 적용된다. 스테로이드는 새로운 조직이 생성되는 것을 방해하므로 자주 맞으면 신경이나 힘줄, 연골 등의 손상을 불러올 수도 있다. 견갑골 운동이 어깨 병에 중요한 요인이라면, 몇 가지 치료 형태가 바뀌어야 한다. 첫 번째로 어깨 고정. 어깨가 아파서 움직이지 않게 고정

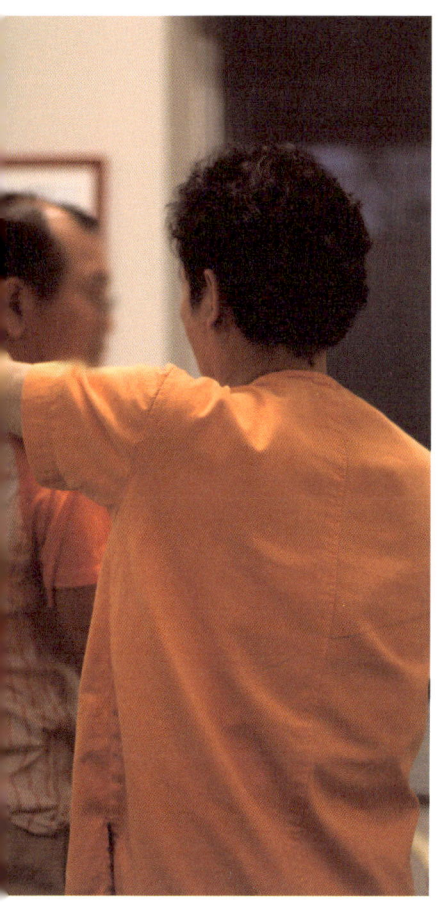

하면 당연히 아픈 것은 덜하게 된다. 하지만 어깨를 장시간 고정할 경우 견갑골을 움직이는 근육은 아주 빠르게 마르게 된다. 이는 결과적으로 어깨의 불안정을 더욱 악화시키는 요인이 된다. 두 번째, 만일 견갑골의 움직임이 문제라면 더는 견갑골과 팔 사이에 대한 치료는 중요하지 않다. 그보다 견갑골을 움직이는 몸통 근육을 강화해야 한다. 그중 가장 중요한 근육이 견갑거근인데 팔굽혀펴기 등으로 강화할 수 있다. 많은 환자가 아픈 곳이 발병 원인 부위라고 생각한다. 하지만 그렇지 않다. 아픈 것은 결과이지 원인이 아니다. 원인을 바로 알아야 좋은 치료 결과를 얻을 수 있다

7. 무거운 코트를 입은 것처럼 어깨가 불편해요.

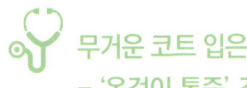 옷걸이 통증

무거운 코트 입은 듯한 어깨
- '옷걸이 통증' 조심하세요

수년 전 쿠웨이트에서 처음 진료를 봤을 때 일이다. 스무 살도 채 안 된 어린 소녀가 뒷목과 등, 어깨 윗부분에 통증이 있고 머리가 개운하지 않다며 찾아왔다. 수면장애가 심하고 소화도 잘 되지 않는다고 했다. 최근 수년 동안 10여 차례나 머리와 경추 자기공명영상(MRI)을 찍었지만, 아무 이상 없다는 말만 들었단다. 하지만 최근에는 허리와 무릎, 팔꿈치 저림도 나타났고, 가슴이 답답하고 두근거리며 다리 색은 퍼렇게 변했다고 호소했다.

증상을 듣고도 어떤 병인지 가닥을 잡지 못하다가, 변한 다리 색을 보고 진단을 내릴 수 있었다. 이는 '기립성 저혈압(POTS)' 증상이다. 정확히 말하면 심장과 혈관을 지배하는 '미주신경 기능'의 문제다. 환자에게는 '몸이 움직일 때 심장이 혈액을 적절히 공급하지 못해 생기는 병'이라고 알아듣기 쉽게 설명했다. 기립성 저혈압 환자가 일어서면 다리로 쏠린 피가 머리로 가지 못하면서 순간적으로 혈압이 떨어진다. 머리에 피가 돌지 않으니 핑 도는 느낌이 들고, 심하면 실신할 수도 있다. 몸에서는 피가 모

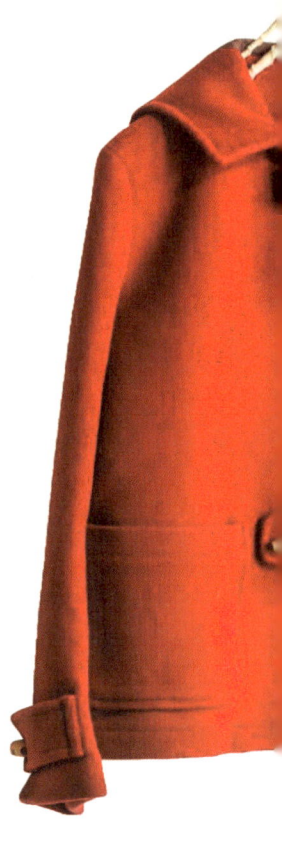

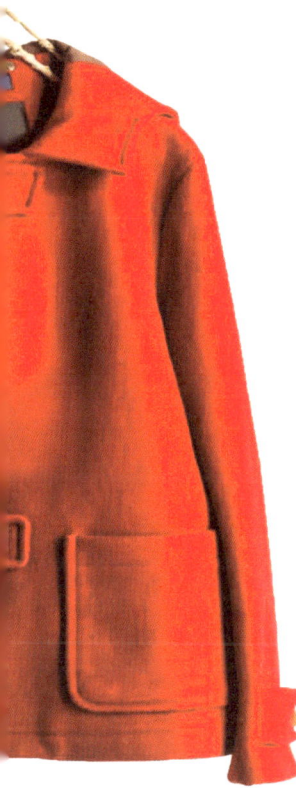

자라니 빨리 피를 보내야 한다고 판단해 심장 박동이 빨라진다. 이 때문에 가슴이 두근거리고 호흡이 가빠지며, 가슴이 답답하고 메슥거린다. 이 외에도 두통 등 다양한 증상이 나타난다.

현대인에게 흔히 나타나는 이른바 '옷걸이 통증'도 이 소녀와 같은 증상이 나타난다. 무거운 코트를 입은 듯 목·등·어깨가 불편하고 피로와 무력감, 어지러움이 느껴지며 눈이 뻑뻑하고 신경이 곤두서는 것 같고 심해지면 상상을 초월하는 심한 통증이 몰려온다. 분명히 근·골격계의 통증이지만, 자율신경계(미주신경·부신경) 변화가 따라온다.

목 뒤와 윗등, 어깨 윗부분에는 '액세서리 신경'이 지배한다. 이 신경은 자율 신경(의지로 움직이지 않는 신경)과 체신경(의지로 움직이는 신경)이 결합한 특이한 신경이다. 액세서리 신경에 문제가 생기면 미주신경 이상도 동반된다. 이 때문에 여러 증상이 동시에 나타날 수 있다.

옷걸이 통증으로 표현되는 목과 등의 통증, 이에 동반되는 두통은 현대인 삶의 질(質)을 떨어뜨린다. 흔한 증상으로 여겨 내버려두기 쉽지만, 위험한 병일 가능성도 있으므로 문제 원인을 파악하고 적절히 대처해야 한다. 상황에 따른 대처법을 정리하면 다음과 같다.

첫째, 통증이 전혀 없다가 갑자기 심해졌다면 응급 상황일 수 있다. 나이 들어 혹은 사고 후 나타난 통증이 시간이 갈수록 악화한다면 뇌혈관 문제 같은 응급 상황일 수도 있으니 신속하게 검사를 받아야 한다.

둘째, 목·어깨 통증과 ▲만성피로 ▲ 무력감 ▲소화불량 ▲수면장애 ▲이명 ▲어지러움 ▲메슥거림 ▲두통 등이 동반된다면 자율신경에 이상이 생겼을 수 있다. 이 경우 운동, 약물, 통증 치료가 함께 이뤄져야 한다. 약물은 처음에 복용하다가 운동을 하면서 자율신경 기능이 회복되면 서서히 줄이거나 끊는다.

마지막으로 목·어깨 통증과 손과 팔 저림이 같이 온다면 경추 질환일 가능성이 크다. 이 경우 MRI 등 사진을 찍어 문제 부위를 정확히 확인해야 한다. 목에 이상이 있다는 이유로 디스크 탈출증, 협착증, 후종인대골화증 등 잘못된 진단을 받으면 불필요한 수술까지 하게 될 수 있으니 주의해야 한다.

무엇보다도 치료와 운동을 병행해야 장기적으로 안정된 삶을 살 수 있을 것이다.

8. 나이 들면서 어깨가 더 아파요.
어깨충돌 증후군, 퇴행성 어깨 질환

 어깨 퇴화, 바른 자세와 적절한 운동이 최상의 치료

정형외과 어깨 분야를 개척한 권위자 찰스 S. 니어 박사(1972~2011)는 1972년 '충돌증후군'이 어깨 통증의 가장 주된 원인이라는 가설을 제기했다. 어깨뼈 아래를 지나는 힘줄이나 연골이 충돌하며 계속 통증이 유발된다는 것이다. 어린 나이부터 마찰이 시작돼 염증이 발생하고, 30대가 되면 힘줄이 망가져 상처가 나고, 40대가 넘으면 뼈 사이에 낀 힘줄이 찢어질 정도로 증상이 악화해 충돌증후군에 이른다는 게 그의 주장이었다. 이에 따라 어깨뼈 일부를 잘라내는 것이 통증을 치료하는 최선의 방법이라는 인식이 퍼졌다. 이후 이러한 학설은 안타깝게도

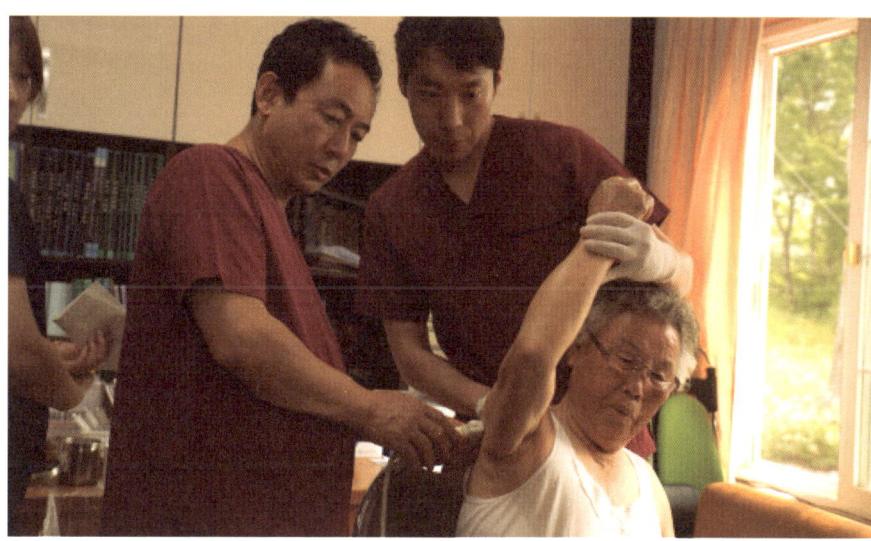

마치 종교처럼 당연하게 적용됐다.

여기에 이의를 제기한 것이 현대 정형외과학을 주도하는 미국의 로버트 너슐 박사다. 그는 어깨뼈 일부가 커져 힘줄과 연골이 충돌하는 것이 통증의 일차 원인이라는 가설이 틀렸다고 강력하게 주장했다. 쉽게 설명하면 니어 박사는 절구(어깨뼈)의 일부분이 튀어나와서 절굿공이(팔뼈)가 제 위치에 들어가기 전에 부딪힌다고 주장했고, 너슐 박사는 절굿공이를 잡아주는 역할을 하는 힘줄과 근육이 망가져 절구에 제대로 들어가지 않는 것이라고 반박한 것이다. 결과적으로 두 권위자 모두 어깨가 움직일 때마다 뼈가 제 자리를 찾지 못해, 주변 힘줄이나 연골을 파손시킨다는 이론이다.

니어 박사의 이론대로라면 충돌증후군 치료를 위해선 어깨뼈 일부를 잘라야 한다. 하지만 이런 수술의 결과는 좋지 않다. 반면 너슐 박사의 이론이 맞는다면 어깨뼈의 접점이 불안정한 원인을 찾아야 근본적인 치료가 가능하다. 어깨를 싸고 있는 힘줄이나 인대가 약한 것이 원인이라면 이를 해결하기 전까지는 '충돌'이 계속되기 때문이다. 어깨뼈와 주변 조직이 부딪힌다고 무조건 아픈 것은 아니다. 어깨통증이 없는 사람 3명 중 1명 정도는 충돌에 의해 힘줄이 손상된 것으로 확인됐고, 배구처럼 팔을 위로 들어 올리는 스포츠의 선수 10명 중 4명은 증상이 전혀 없었지만, 힘줄이 손상되어 있었다는 연구 결과도 있다.

두 권위자 중 누가 맞든, 나이가 들어가면서 어깨는 퇴화한다. 어깨뼈와 그 주변 조직은 우리의 수명과 마찬가지로 대략 80년의 수명을 갖고 있다. 통증은 시간이 흐르면서 나타나기도, 사라지기도 하지만 퇴화 자체는 계속되는 것이다. 그래서 가능하면 어깨의 퇴화를 부추기는 치료를 삼가는 게 좋다. 사실 퇴행성 질환을 치료하는 가장 좋은 방법은 삶의 형태를 바꾸는 것이다. 바른 자세를 유지하고 적절한 운동을 곁들이면 어깨 수명도 100년 이상으로 늘릴 수 있다. 아무리 좋은 치료도 자연적인 회복보다 효과적이기는 쉽지 않다.

9. 가만히 있을 때는 괜찮은데 팔을 올리거나 뒤로 돌리면 어깨가 아파요. 머리를 감거나 옷을 입고 벗기 힘들어요.

🔍 동결견, 오십견, 어깨 충돌 증후군

 **부상-노화로 손상된 근육 방치 시 발병,
"운동으로 어깨 근육 단련하며 예방해야"**

어깨 통증은 부상이나 노화가 주원인인데, 대부분 어깨 운동도 어려움을 겪는다. 발병 연령은 30대 이상으로 다양하지만, 50대 이후에 잘 생겨 흔히 '오십견'이라고 부른다. 장기간에 걸친 손상으로 근육이나 인대가 굳어져 어깨를 움직이지 못하고 강제로 움직이려 할 때 통증을 느끼게 된다. 오십견의 또 다른 이름은 어깨가 굳었다는 의미의 '동결견'이다. 실제 이러한 증상을 겪는 환자들의 고통은 이만저만이 아니다. 일상생활이 불가능할 정도로 고통을 느낀다는 것이 환자들의 반응이다. 가만히 있을 때는 괜찮지만 팔을 위로 올리거나 뒤로 돌릴 때 어깨의 한 부위가 찢어지는 것처럼 아프거나, 어깨가 아파서 머리를 감거나 옷을 입고 벗을 수 없는 것이 오십견의 특징적 증상이다. 또 힘줄이나 인대가 서로 부딪치거나, 부딪치지 않더라도 관절이 불안정하여 움직일 때 관절을 싸고 있는 인대나 힘줄을 때리게 된다. 이처럼 반복해서 부딪친 부위가 점차 약해지고, 염증이 생겨서 붓는 증상도 보인다. 나이가 들면 관절이 느슨해지므로 이런 현상은 매우 흔해진다.

우리 몸의 주요 관절은 기계처럼 '볼과 소켓'의 구조를 이루고 있다. 어깨는 인간의 직립과 더불어 운동 범위가 커지면서 불안정한 구조를 가진다. 소켓(관절 주머니)이 작아지면서 볼(상완골두)의 운동 범위가 넓어진다. 이처럼 불완전한 구조에서는 볼과 소켓을 잡고 있는 힘줄과 인대가 손상되는 일이 흔하다. 나이가 들면서 볼과 소켓을 잡아주던 인대와 힘줄이 퇴화하면 어깨가 흔들리는데, 이때 팔을 들어 올리면 볼이 소켓 밖으로 빠져나가려 하고 이 힘 때문에 힘줄과 연골이 손상되고 찢어진다. 대부분의 어깨 문제는 이처럼 관절운동이 불안정한 상태가 되면서 나타난다. 어깨가 불안정해지면 불안정해질수록 어깨가 약해지는 악순환이 이어진다.

건강을 위해서 이때 어깨를 단단히 잡아주기 위한 노력을 들일 필요가 있다. 오십견을 완화하는 방법은 어깨를 싸고 있는 근육들을 훈련하는 것이다. 단단한 근육이 어깨를 고정하면서 어깨의 안정감을 느끼게 한다. 운동을 통해 근육을 단련시키는 게 장기적으로 수술, 주사보다 더 효율적인 치료법이다. 또한, 어깨의 움직임에 방해되는 요소를 찾아내어 'FIMS'(투시영상하 신경자극술 및 미세유착박리술) 라는 시술법으로 관절주위 조직의 긴장을 풀어줘 정상적인 운동 범위를 만들어 주거나, 힘줄과 인대를 강화해 어깨의 안정화를 꾀하고 좋은 자세를 만드는 것이 필요하다. 즉, 어깨가 아프다고 무조건 쓰지 않으면 운동 범위가 계속 줄기 때문에 운동 범위가 더 이상 줄지 않도록 적절하게 움직여 주는 것이 무엇보다 중요하다. 적절한 치료와 함께 운동을 병행하는 것이 오십견을 예방하고 통증을 줄이는 지혜다.

 쿡쿡 쑤시는 어깨 근육, 특수 제작한 바늘로 콕콕 풀어준다

성인 10명 중 1명은 만성 어깨 통증을 호소한다. 어깨가 아픈 이유는 저마다 다양하다. 가장 큰 이유는 '나이가 들어서' 다. 오십견 증상이 대표적이다. 오십견은 50세 즈음 어깨 통증이 찾아온다고 해 이름 붙여졌다. 어깨를 많이 혹사한 사람

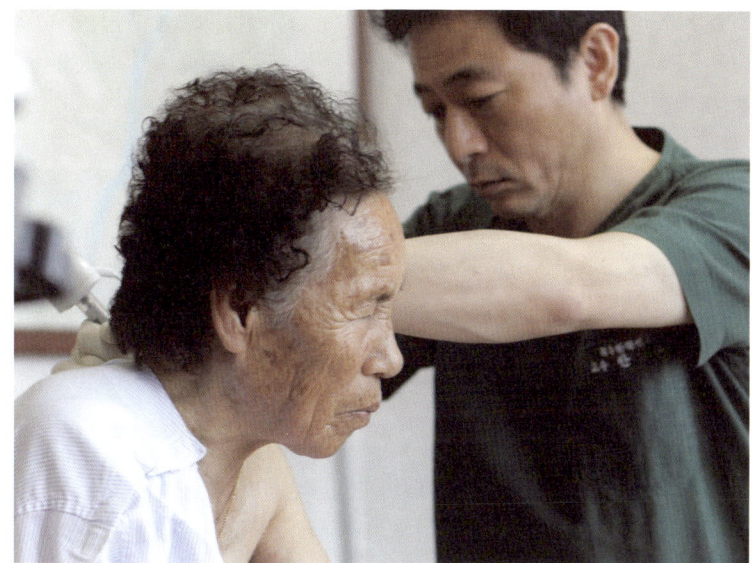

도 통증을 느끼기 쉽다.

공을 던지는 투수나 어깨를 많이 쓰는 목수의 경우 어깨에 병증이 흔히 발생한다. 만약 어깨가 아프고 등이나 팔목에서 찌르는 듯한 통증이 함께 느껴진다면 경추(목)에 문제가 있을 가능성이 크다. 당뇨 환자에게는 어깨 통증이 더 심하게 찾아온다. 심장의 문제가 어깨 통증으로 나타날 수도 있다. 이 때문에 어깨 통증은 생명을 위협할 정도의 심각한 병을 내재한 경우가 종종 있다. 어깨가 아프면 반드시 병원에 방문해 정확한 원인을 밝혀내는 게 중요한 이유다.

어깨 통증은 크게 두 가지 병으로 분류할 수 있다. 첫 번째는 어깨충돌증후군이다. 어깨충돌증후군은 밥을 먹을 때 아귀가 안 맞으면 볼살이 씹히듯 어깨관절이 서로 맞지 않아 힘줄이 부딪쳐 생기는 통증이다. 어깨는 여러 방향에서 근육이 어깨를 잘 잡고 있어야 제 역할을 해낸다.

그러나 어깨 관절의 불안정으로 어느 한쪽이 긴장되거나 느슨해지면 균형이 깨진다. 그래서 힘줄이 부딪치면 힘줄이 붓고 손상된 후엔 일부에서 석회화(혈액 중 칼슘이 세포 사이에 침착하는 현상)가 진행된다.

이 병의 경우 불안정한 어깨의 균형을 맞추는 치료를 받아야 한다. 긴장된 쪽을 정상으로 만들고, 느슨해진 쪽은 다시 조여야만 어깨 균형이 다시 맞춰진다. 이러한 방법이 FIMS(투시영상하 신경자극술 및 미세유착박리술)이다. FIMS는 특수 제작한 바늘로 관절 주위의 힘줄이나 근육을 풀어줘 관절의 움직임을 좋게 하는 시술이다.

어깨가 굳어지면서 어깨 움직임이 제한되는 얼음어깨(유착성관절낭염)라는 병도 있다. 이 병증은 어깨의 움직임을 자유롭게 하는 방식으로 치료한다. 단, 굳은 곳을 억지로 뜯으면 다시 붙어버리거나 극심한 통증을 유발할 수 있다. 한 올 한 올 실타래 풀듯 어깨를 풀어야만 부작용도 적고 치료 효과도 올라간다. 이 병증도 FIMS 시술로 현저한 증상 호전을 볼 수 있다.

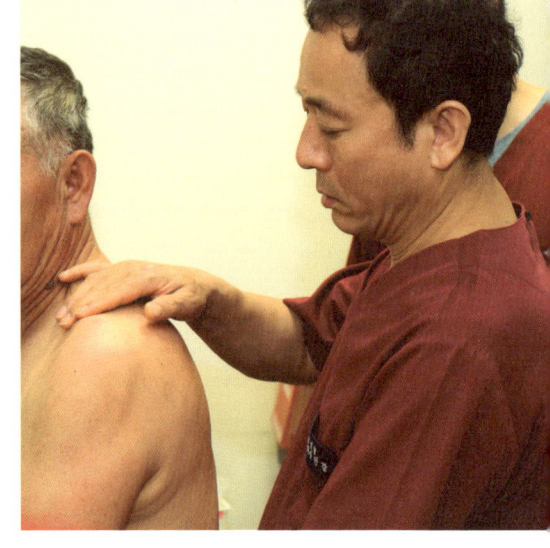

수개월 전 쿠웨이트 안강병원에 어깨 통증을 호소하는 터키 출신의 환자가 방문했다. 그는 선진국의 여러 병원을 가봤지만, 차도가 없었다고 말했다. 환자는 수개월 동안 지속한 극심한 어깨 통증으로 고통을 받고 있었다. 통증 때문에 밤잠을 설칠 뿐 아니라 최근에는 목욕할 때 머리를 감는 것조차 힘들어졌다고 호소했다.

진단 결과 환자는 경추 신경에 문제가 있었다. 어깨주위 근육이 긴장하면서 힘줄이 손상되고, 극상근건염 같은 염증이 발생한 것이다. 어깨가 아파서 움직임이 제한되자 어깨 관절이 엉겨 붙게 되어 결국 얼음어깨가 됐다. 경추에서는 협착증이 발견됐다. 다행인 점은 MRI상 어깨가 생각보다 많이 퇴화한 상태는 아니었다는 사실이다.

나는 "당신의 목은 70대이지만 어깨는 40대이니 너무 걱정하지 마라"고 환자를 안심시켰다. FIMS시술로 어깨 뒷면의 단단한 부분을 풀어줬다. 이와 함께 등과 팔로 내려오는 목의 협착증상 치료를 병행해 좋은 결과를 얻었다.

어깨 통증을 진단하기 위한 검사는 엑스레이, 초음파, MRI, CT 등 여러 방법이 있다. 가장 중요한 건 의사가 환자에게 직접 병력을 듣고 손으로 만져 운동 범위를 진단하는 것이다. 의사가 아픈 곳을 누르면서 찾는 이학적 검사를 반드시 병행해야 한다. 어깨 통증의 직접적인 원인이 무엇인지를 밝혀내야 한다.

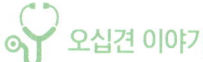
오십견 이야기

오십견은 어깨 관절의 운동 통증과 야간 통증을 주로 말하는 것으로 이해된다. 오십견은 이러한 증상들이 오십 전후에서 많다는 것이지 정확한 의학적 명칭이 아니므로 정확한 진단 후에 각각의 진단이 붙여지게 된다.

주원인은 어깨 관절 주위의 염증이나 관절을 싸고 있는 관절낭염이다. 어깨 통증은 누구나 한두 번은 앓게 되는 너무 흔한 병인 까닭에 그리고 1~2년이 지나면서 저절로 좋아지는 경우가 많으므로 병원에 가지 않고 놔두시는 분들도 많지만 그대로 방치하면 힘줄이 끊어진다든지 관절의 퇴화가 빨리 일어나 일찍 어깨의 기능을 잃게 된다.

각 관절은 수명이 있는데 어깨 관절의 수명이 80세라고 한다면 과거 평균 수명이 60대였던 경우에는 아프다가 말다 하다가 지나갈 수 있었지만, 수명이 100세 시대인 점을 생각하면 80세 이후에는 어깨를 사용하는 것이 매우 불편하게 될 수도 있다는 것을 생각하여 관절을 최대한 오래 사용하게끔 관리하여야 한다

오십견의 원인 중 가장 흔한 것은 관절주위나 관절낭의 염증이지만 그중 가장 흔한 것은 특히 팔을 들어 올리는 힘줄의 손상이다. 어깨의 운동은 견갑골과 팔의 운동으로 구분되는데 처음에는 팔이 먼저 움직이고 나중에는 견갑골이 움직인다. 팔이 45도 정도 움직이면 이때 견갑골이 따라 움직여야 하는데 어깨의 움직임이 따라가지 못하면 60도에서 120 사이의 어느 지점에서 팔과 견갑골이 충돌하여 그 안에 있는 힘줄이 손상받게 되는데 이때 손상이 되면 통증이 오고 손상된 부위의 염증이 오면서 회복되는 상태에서 통증이 얼마간 남는다. 특히 염증이 존재할 때는 자면서 자기도 모르게 체위가 바뀌어 아픈 부위를 눌러 통증이 악화되며 놀라서 잠을 자주 깨게 된다. 이렇게 손상되거나 손상된 부위의 염증으로 아픈 경우도 있지만 자면서 목의 자세가 바뀌면서 찌릿한 통증이 팔 주위에 오는 경우도 흔하다. 이런 경우는 신경의 문제이므로 목(경추)에 대한 정밀검사를 시행하여야 한다.

위에서 보는 비정상적인 관절운동이나 목에서 오는 통증 등은 정확히 판별이 가능하며 FIMS(투시영상하 신경자극술 및 미세유착박리술) 와 같은 적절한 자극 방법으로 긴장된 부분을 정상화시켜 관절이 매끄럽게 움직이도록 하고 신경이 지나가는 길목 주위의 근육이나 힘줄 등의 긴장을 풀어 신경이 잘 지나가도록 한다면 손상이나 고통 없이 빠른 치료가 가능하다.

어깨에 통증을 느끼는 경우 어깨의 근육과 이상으로 생각하다가 큰코다칠 수도 있다. 예를 들어 심근경색이나 폐암, 역류성 식도염과 같은 소화기 질환에서도 어깨의 통증을 느낄 수 있다. 어깨의 통증을 단순하게 생각하지 말고 경험 많은 의

사의 정확한 진단이 꼭 필요하다.

오십견, 어깨관절 이외의 원인

많은 경우에서 어깨 위의 통증을 어깨의 통증으로 착각하는 경우가 많다. 어깨 위에도 견쇄골관절이라는 어깨 위를 만지면 봉긋 솟아오른 관절이 있으며 흔한 통증 원인이 된다(견쇄골 관절).

견쇄골 관절과 목 사이는 승모근이라는 근육이 있는데 이 근육은 해부학적으로 매우 특이하다. 원래 이 근육은 부신경이라는 뇌 신경의 지배를 받는데 모든 뇌 신경은 중추신경이지만 이 부신경은 엄밀히 말해서 중추신경이 아니라 말초신경(중추신경으로 태어났지만, 일부가 말초신경으로 변했다)이다. 목에서 나와서 두개골 안으로 다시 들어갔다가 나온다. 그래서 목(경추)의 문제가 있으면 승모근도 긴장된다. 하지만 태생이 중추신경이었기에 스트레스를 받거나 위험한 상황이 되면 역시 긴장된다. 뒷목과 목 주위의 뻣뻣함은 대부분 이 근육(승모근)의 긴장을 동반하며 흉쇄유돌근이라는 목 좌우의 근육도 이 부신경의 지배를 받으므로 같이 뻣뻣해진다. 이 근육들이 뻣뻣하면 목 돌리기가 힘들어지고 목 뒤나 옆이 무겁고 누가 위에서 누르고 있는 것 같은 괴로움에 시달린다. 뒤통수가 아프거나 이마 위의 두통이나 눈의 통증이 오고 때에 따라 눈꺼풀이 무겁고 흔히 이명이 동반된다. 아주 증상이 심하면 차를 타고 장기 운행을 할 때 머리가 더 아프고 목과 등이 더 뻣뻣해지며 속이 미식거림을 느끼게 된다. 자체의 문제보다는 목(경추)의 문제가 이들을 긴장시키는 경우가 더 많다.

이것 말고 가슴 뒤쪽 즉 견갑골 사이가 아픈 경우가 많다. 견갑골 사이가 아픈 경우 원인이 여러 가지이다. 우선 정 가운데가 아픈 경우나 겨드랑이 사이가 아픈 경우도 많다. 겨드랑이 사이가 아픈 경우 여러 가지 원인이 있다.

우선 목에서 내려오는 근육이 붙거나 견갑골 사이로 가는 신경에서 통증이 나타나는 경우에는 견갑골 안쪽 날개부위의 통증이 나타나며 흉추에서 문제가 나타나는 경우에는 정가운데를 누르면 압통이 나타난다. 또한, 내장, 특히 소화기계나 심폐 관련된 문제들이 등의 가운데의 통증을 나타낼 수도 있다.

이러한 문제들은 환자의 증상과 촉진에 의하여 정확하게 진단할 수 있는데 때에 종종 원인이 의심되는 부위의 MRI 검사가 필수적이다. 일반적으로 초기 어깨 결림, 근육통의 경우는 큰 문제가 아니지만, 통증의 원인을 잘못 판단해 버리면 올바른 대처하지 못하고, 증상을 악화시킬 수 있으니 2주 ~ 1개월 정도 지켜보고도 증상이 개선되지 않을 경우에는 정확한 진단이 필요하다.

 어깨가 굳는 병, 동결견

어깨관절이 굳는 병, 동결견은 우리가 흔히 오십견이라 부르는 어깨 통증의 흔한 원인이다. 추운 날씨가 되면 통증이 더 심해져 병원을 찾는 이들이 늘어난다. 특별한 원인을 모르게 시작되지만, 처음에는 관절을 싸고 있는 관절 주머니에 염증이 생겨 극심한 통증과 운동제한이 온다. 팔을 옆으로 나란히 자세로 들어 올리면 60도 정도밖에 들리지 않으며 그 상태에서 엘보를 90도 굽혀서 위아래로 돌려보면 위아래가 같이 심하게 움직임이 제한되어 있다. 초기에는 항문에 손이 가지 않아 배변 뒤 뒤처리가 힘든 정도이다. 통증이 계속되어 낮이나 밤이나 힘들고 특히 잠을 자다가 통증으로 인하여 잠을 깨는 경우가 한두 번이 아니니 정말 괴로움이 심하다. 동결견은 어깨 관절에 염증이 생겼다가 회복되는 과정에서 관절 주머니의 섬유화로 인해 유착이 생겨 관절이 뻣뻣해지고 운동범위가 줄어드는 병이다.

동결견의 진행은 세 가지 단계로 나눌 수 있다.
1. 관절 주머니의 염증이 통증을 유발하고, 그로 인해 운동범위가 좁아진다.

2. 염증이 가라앉으면서 통증은 줄어들지만, 관절 주머니의 섬유화가 진행되며 관절이 뻣뻣해지고 운동범위가 좁아진다.
3. 1~2년 안에 스스로 풀어져 운동범위가 정상화되는 경우도 많지만, 수년째 지속되는 경우도 흔하다.

문제는 통증도 통증이지만, 통증이 심한 단계가 지났다 하더라도 오랫동안 움직임이 저하되어 관절주위의 근육이 마르고 관절도 빨리 퇴화된다는 것이다. 백 년을 써야 하는 관절인데 일찍 퇴화하여 팔을 맘대로 움직이지 못한다면 난감할 수밖에 없다. 그리고 이 세 단계를 거치는 동안 극심한 통증이 따르기 때문에 조속한 치료가 필요하다.

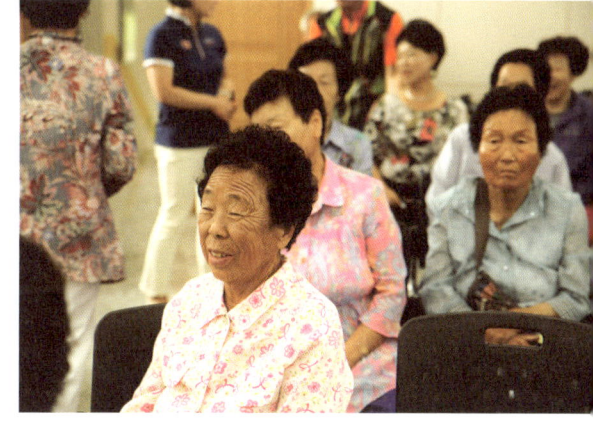

40에서 65세 사이 나이에 있는 사람 중에 100명 중 3~5명이 이 병을 앓고 있다니 흔하기도 하지만 치료가 어렵기도 한 병이기도 하다. 20여 년 전 나의 첫 해외 논문이 동결견이었다. 이때는 바늘로 강제로 엉겨 붙는 것을 뜯어내는 것이었다. 그러나 엉겨 붙는 것을 떨어트려 봤자 만성인 경우 뇌에 어깨의 운동범위가 설정되어있어 다시 움직임이 제한되어 다시 뜯어내는 과정을 반복한 것이 되어 치료 효과는 있지만, 너무 아픈 치료여서 치료 방법의 개선이 매우 절실하였다. 십수 년 전 당시 세도가 하늘을 찔렀던 분이 나의 치료를 받은 후 현저히 회복되어 좋아하시다가 급격한 운동 후 다시 심하게 아파지자 여러 사람에게 화를 내어 시절이 시절인지라 상당히 힘든 시기를 보내기도 했다. 한두 달만 더 시간을 주면 좋아질 것을 그분은 그러시지 못했다. 그때 강력한 스테로이드를 주사해서 위기를 모면할까 생각하기도 했지만, 몸에 해가 되는 치료를 하지 않는다는 신념을 버리기 어려웠다.

이 이후에 더 진일보한 방법을 찾기 위해 노력했다. 이어서 나온 논문은 강제로 뜯는 것을 줄이고 팔을 비틀면서 운동범위를 다소 넓힌 상황에서 자극을 많이 주어 통증을 줄이고 치료 기간을 단축하는 데 다소나마 성공하였다. 그러나 곧 나올 논문에서는 강제로 힘을 주어 뜯지 않아도 서서히 관절이 스스로 풀어지도록 자극하는 방법을 고안하여 환자분이 고통스럽지 않게 빨리 통증이 완화되고 운동이 가능한 방법을 기술할 예정이다. 그때는 힘들었지만, 지금은 그 일 때문에 기술이 발전하였으니 그 또한 고마울 뿐이다. 동결견에 대한 치료가 생각처럼 쉽지는 않았기에 나의 경우도 20여 년간 끊임없는 변화를 시도하였다 이제서야 겨우 안전한 시술법으로 자리매김하게 되었다.

10. 팔을 들 때마다 비명 지를 만큼 아픈 통증이 있어요.

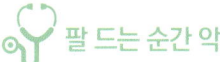
목통증, 어깨통증

팔 드는 순간 악!

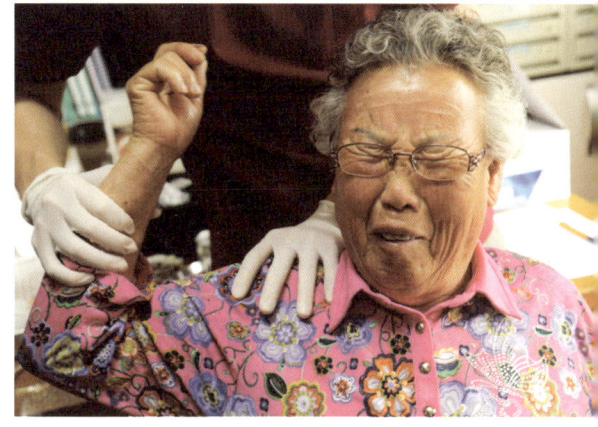

스마트폰이 대중화되면서 목과 어깨에 통증을 호소하는 사람이 많아졌다. 고개 푹 숙이고 스마트폰을 보다 보면 어느새 뻐근한 통증이 올라온다. 아픈 부위가 목인지 어깨인지도 분명치 않다. 병원을 찾아도 명쾌한 답을 듣기 어렵다. 치료를 받아봐야 효과는 그때뿐이다. 전문가들은 "통증 부위와 원인을 정확하게 짚어 내지 않으면 적절한 치료를 하기 어렵다. 다양한 방식으로 통증이 발생한 이유를 분석하고 그에 맞는 치료법을 택해야 한다"고 말한다.

◇ 비명 나오는 목통증, 쉽게 낫지 않는 어깨통증

목과 어깨를 연결하는 부위나 날갯죽지에 나타나는 통증은 대부분 목에서 시작된다. 목통증은 목 주변부를 둘러싼 근육·신경·디스크·뼈·관절 등의 이상으로 발생한다. 시간이 지나면서 없어지면 다행이지만 만성이 되는 경우도 생긴다. 만성통증은 다른 문제를 일으킬 수 있다. 수면장애 · 소화장애 · 이명 · 목이물감 · 눈시림 같은 자율신경계 증상이 대표적이다. 심하면 우울증이나 불안증같은 심리 문제도 초래한다. 만성 목 통증 환자의 자살률이 높다는 통계가 있을 정도다. 목 통증이 만성화되면 밤에 아픈 쪽 어깨를 아래로 하고 눕거나 팔을 들어 올렸을 때 '악' 소리 날 만큼 극심한 통증이 날아든다. 1970년대까지만 해도 의사들은 잘못 형성된 견갑골과 팔이 마찰하면서 어깨통증이 발생한다고 봤다. 따라서 견갑골이 어깨에 닿는 부분을 성형하는 수술을 주로 했지만 별다른 효과를 보지 못하는 경우가 많았다. 오히려 수술 전보다 상태가 악화하는 사례도 적지 않았다.

요즘은 근육 약화로 인해 견갑골 움직임에 변화가 생기면서 어깨통증이 발생한다고 보는 견해가 우세하다. 견갑골 주변 근육이 약해지면 견갑골 움직임이 변형된다.

즉 근육이 견갑골을 단단히 잡아주지 못하기 때문에 어깨를 움직일 때 견갑골이 아래로 처지거나 필요 이상 제자리를 벗어나면서 팔과 마찰돼 통증을 일으킨다는 것이다. 이런 현상을 '시크(sick)견갑골'이라고 한다. 시크견갑골이 오면 어깨의 부자연스러운 움직임이 반복된다. 경추에 디스크 탈출증이나 협착증이 있는 경우 시크견갑골 증상이 더 악화할 수 있다.

◇ 최고 예방법은 운동… MRI와 이학적 검사 병행해야

어깨와 목 질환에 가장 좋은 치료 및 예방법은 운동이다. 필자는 항상 "근육은 쓸수록 강해지지만 쓰지 않으면 퇴화한다. 무리하지 않는 선에서 어깨나 목 근육을 강화하는 운동이나 스트레칭을 틈틈이 해야 한다"고 조언한다. 통증이 심해지면 정확한 원인을 찾기 위해 병원을 찾아야 한다. 그러나 병원에 가더라도 목과 어깨의 통증은 MRI 같은 사진만으로는 명확히 진단하기 어려운 경우가 많다. 때론 손으로 만지는 촉진(觸診)을 포함한 이학적 검사가 더 정확할 수도 있다. 사진상으론 정상처럼 보이지만 실제론 심각한 상황인 경우가 있는가 하면 사진상으론 질환이 심각해 보이지만 실제론 별문제가 없는 경우도 흔하다. 사진과 이학적 검사, 환자 배경에 대한 지식이 어우러져야 비로소 제대로 된 진단이 가능하다.

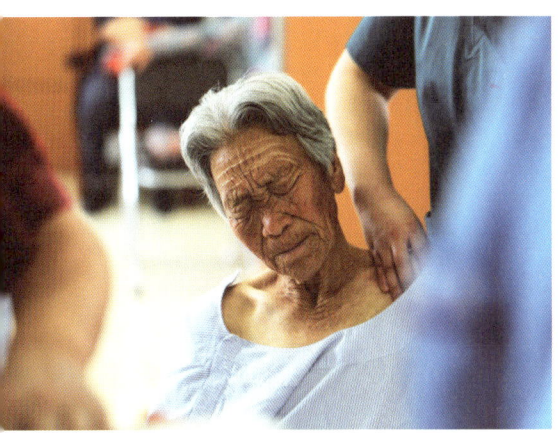

수술이나 스테로이드 주사(뼈주사)에 과도하게 의존하는 방식은 피하는 편이 좋다는 것이 좋다. 정확한 원인 부위를 찾기가 쉽지 않고 장기간 스테로이드 주사를 맞으면 오히려 인대·피부 손상 등 부작용이 생길 수 있다. 특히 통증이 3개월 이상 지속돼 만성이 됐을 경우엔 스테로이드 주사만으로 해결하기가 더 어렵다.

아프고 저린 부위의 근육이 지나치게 단단하거나 피부가 따갑다면 이미 만성통증 단계에 들어선 것일 수 있다. 이럴 때는 바늘치료·마사지·운동 등 적절한 자극을 통해 서로 엉겨 붙은 신경이나 힘줄이 잘 움직이도록 돕고, 아픈 부위에 피가 잘 흐르도록 하는 치료가 더 효과적일 수 있다. 요즘 주목받는 비(非)수술 치료술 FIMS(투시영상하 신경자극술 및 미세유착박리술)가 이 같은 원리를 활용한다. 인체 재생 능력에 의존하는 치료다. 만성통증의 원인이 아픈 곳의 문제가 아닌 경우가 많으므로 아픈 곳이 아닌, 아픈 곳에 반사를 줄 수 있는 정상적인 조직에 자극을 가함을 원칙으로 한다. 하지만 장기적으로 염증이나 손상이 지속되어 조직이 엉겨 붙어 있는 경우에는 바늘을 이용하여 직접적으로 이를 해제시킨다.

통증박사
안강입니다 3

팔·손 통증

1. 팔꿈치나 손목을 움직일 때마다 아파요. 물건을 짚거나 의자를 뒤로 밀 때 아파요.
🔍 *테니스엘보, 경추 신경 손상, 추간공협착증*

 "끈질긴 '테니스 엘보', FIMS요법 추천"

사업가 엄 모 씨(52)는 팔목을 움직일 때마다 느끼는 통증으로 얼마 전 병원을 찾았다. '테니스엘보'로 진단했다. 5년 전부터 아파져 왔는데 2년 전부터는 팔목을 쓰지 못할 정도로 통증이 극심해졌다고 했다. 매일 얼음찜질을 하고 물리치료도 받았지만 아무런 효과가 없었다는 게 엄 씨의 말이다. 흔히 테니스엘보라고 불리는 상과염은 팔목 근육에 과도한 부하가 걸리고 팔목을 무리하게 사용한 경우 발생한다. 근육에 관한 무게가 걸리고 수축하면서 이를 둘러싼 힘줄에 미세한 파열

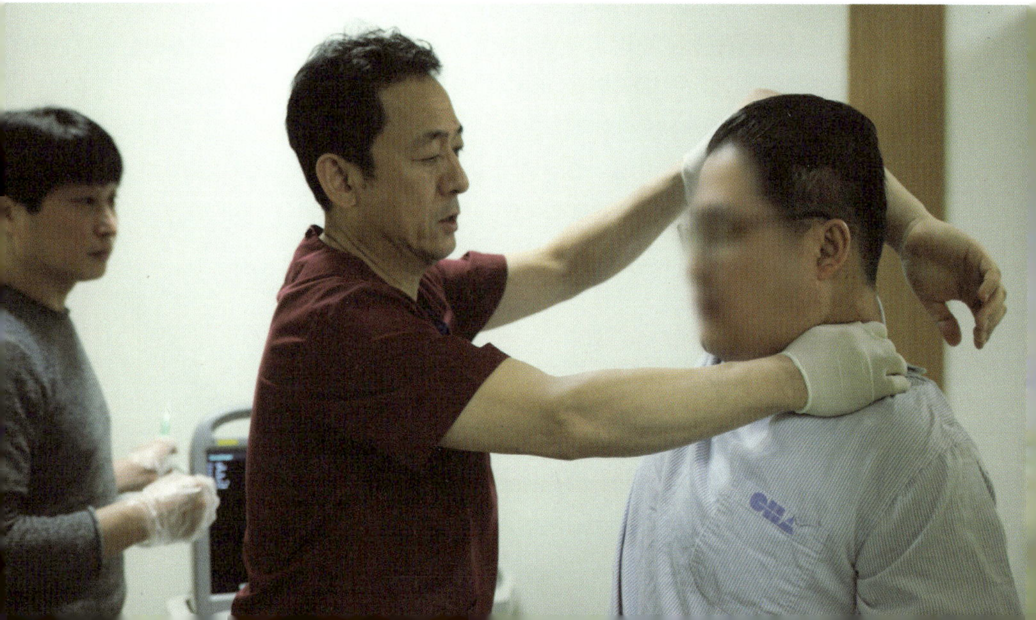

이 일어나는 것이다. 이때 제대로 쉬지 않으면 욱신욱신한 통증이 계속되는 비정상적인 상태가 지속한다. 처음에는 엄 씨를 위해 관절을 조금씩 움직이면서 스테로이드 주사를 통한 염증 치료부터 시작했다. 그리고 바로 테니스엘보 증세에 가장 효과적인 것으로 알려진 'FIMS' 치료를 시작했다. 이 바늘 치료는 통증을 치료하기 위해 컴퓨터 영상장비를 통해 아픈 곳에 반사를 줄 수 있는 정상적인 조직에 자극을 가한다. FIMS 치료에서 가장 중요한 건 바늘이 들어가는 위치다. 목표 부위에서 바늘이 약 1mm만 벗어나도 오히려 정상 부위를 다치게 해 병을 악화시킬 수 있다. 따라서 매우 정밀한 진단을 통해 바늘 꽂을 위치를 판단하고 치료를 진행해야 한다. 결국, 엄 씨는 한 달에 2번씩 FIMS 치료를 맞고 5개월이 지나서 손목을 정상적으로 이용할 수 있었다.

42세 오 모 씨 역시 엄 씨와 비슷한 증상으로 내원했다. 겉으로는 오 씨는 엄 씨보다 관절 부위의 긴장이 심해 팔목 자체를 제대로 쓰지 못했다. 하지만 치료 자체는 엄 씨보다 수월해 두세 번의 FIMS 치료만으로도 회복할 수 있었다. 정확한 기전은 밝혀지지 않았지만, 관절의 긴장도가 높을수록 재생하려는 능력은 더 높아지기 때문으로 추정된다. 아픈 부위의 긴장감이 심하다고 아예 치료를 포기해서는 안 된다는 것이다. 많은 사람이 테니스엘보를 두고 제대로 낫지 않기 때문에 그냥 '포기한다'는 마음으로 내버려뒀다는 말을 많이 한다. 실제로 많은 환자가 수년에 걸친 고통을 참다 참다 병원을 찾거나 단기적인 스테로이드성 치료만 받다가 상태가 더 심해져 방문하기도 한다. 이런 환자들에게 권하고 싶은 것이 바로 FIMS 요법이다. 일반 주사와 달리 끝이 뭉뚝한 FIMS 바늘은 힘줄이나 연골 신경, 혈관을 건드려 손상을 주지 않도록 고안되어 있다. 또 약물 투여가 없어 이로 인한 부작용도 덜 수 있다.

테니스엘보는 팔꿈치에 붙은 힘줄이 망가지면서 손목을 뒤로 세게 움직이거나 세 번째 손가락을 젖힐 때 통증이 오는 증상이다. 일단 테니스엘보가 오면 극심한 통증 때문에 스테로이드 주사에 의존하는 경우가 많은데 힘줄은 스테로이드에 특히 약하므로 삼가는 것이 좋다. 힘줄은 근육을 뼈에 연결해 주는 끈으로 처음에 100가닥 정도 있었다면, 나이가 들면서 한두 가닥씩 줄어든다. 그런데 스테로이드 주사는 단 한 번 주사로 절반 이상의 가닥이 사라질 수 있다. 테니스엘보는 팔꿈치 외측 인대나 연골이 손상되면서 증상이 나타난다. 테니스엘보가 생기면 움직임이 제한되고 웬만한 치료로도 잘 낫지 않는다. 의자를 손으로 밀면서 일어날 때 통증이 있다면 테니스엘보를 의심해 볼 수 있다. 테니스엘보와 유사한 증상을 보이는 것도 많아 감별도 필요하다. 요골터널증후군은 테니스엘보와 증상이 비슷하거나 조금 더 아랫부분이 아픈 경우에 의심해 볼 수 있다.

요골터널증후군은 매우 흔한 병인데도 테니스엘보와 증세가 거의 비슷해 의사들도 흔히 오진하는 질병이다. 목(경추신경)에서 시작되는 디스크 탈출증이나 협착증이 테니스엘보와 같은 증상을 나타내기도 한다. 어떤 때는 테니스엘보 증상과 동시에 발생할 때도 있다. 테니스엘보와 목의 디스크탈출증 등이 동반 발생하는 경우를 이중 손상 병이라고 한다. 테니스엘보는 정확한 진단이 필수적이다. 만일 통증이 만성화됐다면 혹시 의사 진단이 잘못되지는 않았는지 의심해 봐야 한다. 실제로 다양한 증상으로 나타날 수 있어 경험 많은 의사도 오진의 위험이 있다. 테니스엘보를 쉬면 좋아지는 병이라고 생각해서는 안 된다. 안 쓰고 쉬는 것이 오히려 장기적인 문제를 일으킬 수 있음은 많은 논문에서 거론하고 있다. 치료를 위해서는 적극적으로 운동하고 근력을 살려야 한다. 치료법은 적절한 운동, 마사지 등 다양한 방법이 사용되고 있으며 치료 효과도 좋은 편이다. 그러나 관절에 불안정이 심해져 온 통증일 경우 치료가 매우 까다로울 수 있다. 관절을 움직일 때 아귀가 맞지 않아 관절 사이에 힘줄이나 인대, 연골 등이 끼어 통증이 심하게 나타나는 경우도 있다. 하지만 보통의 경우, 팔꿈치 통증은 적절한 운동이 가해졌을 때 더 좋은 결과를 가져온다. 우선 당장은 힘들 수도 있지만, 장기적으로는 치료에 반드시 도움이 된다.

'테니스엘보' 증세 절반은 '유사 테니스엘보'

외측 팔꿈치가 아프면 흔히 테니스엘보라고 생각한다. 하지만 절반은 아니라고 생각해야 한다. 샌더스 등은 2000년과 2014년에 전문 병원을 방문한 결과를 바탕으로 한 논문에서 외측 팔꿈치의 진단과 치료에 어떤 변화가 생겼는지 알아봤다. 그 결과 테니스엘보(외상과건병 혹은 외상과염)의 진단이 절반으로 감소한 것을 발견했다. 이는 외측 팔꿈치 통증의 절반이 과거에는 테니스엘보로 잘못 진단됐을 가능성이 크다는 것이다. 다시 말해서 외측 팔꿈치의 통증은 테니스엘보 이외에도 다양한 병이 있으며 다양한 진단이 필요하다는 것이다. 흔히 테니스엘보로 잘못 진단되는 경우는 신경의 병이거나 연골의 병을 인식하지 못했기 때문이다. 6번 경추 신경은 머리에서 출발해서 목을 거쳐 팔꿈치를 지나 외측 엄지와 검지쪽을 지배한다. 이 신경이 목을 지날 때 눌리거나 마찰해 외측 팔꿈치 근처의 통증을 만들어 낼 수 있다. 이를 경추 신경병증이라 부른다. 혹은 6번 경추 신경 자체는 괜찮은데 팔꿈치 근처에서 신경의 일부가 근육이나 힘줄 사이에 끼면서

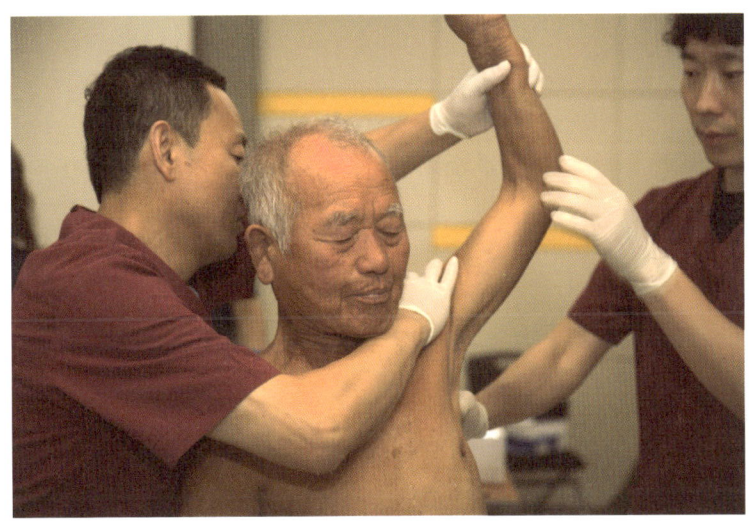

통증이 나타나기도 한다. 이를 요골터널증후군이라 한다. 테니스엘보는 힘줄의 병이다. 그러나 6번 경추 신경병증이나 요골터널증후군은 신경의 병이다. 신경의 병과 힘줄의 병은 구별이 어려울 것 같지만 실제로는 매우 쉽다. 팔꿈치, 그리고 외측 팔꿈치에서 아래로 4~5cm아래, 이 두 군데를 눌러보면 된다. 팔꿈치 자체의 통증이 훨씬 심하면 테니스엘보의 가능성이 크고, 팔꿈치보다 4~5cm 아래를 눌렀을 때가 훨씬 더 아프다면 요골터널증후군이다. 팔꿈치 외측 관절부위의 움직임이 불안정하면 연골들이 부딪치거나 껴서 통증이 올 수 있다. 갑자기 팔을 쭉 펴면 팔꿈치 뒤쪽에서 강한 통증이 온다. 이때도 흔히 테니스엘보로 잘못 진단될 수 있다.

테니스엘보로 진단받았을 때 스테로이드 주사를 맞으면 통증은 감소한다. 하지만 스테로이드 주사가 이 병 자체의 경과를 바꾸는 것은 아니다. 즉 스테로이드 주사로 괜찮아졌다면 저절로 나을 수 있는 것일 뿐이다. 스테로이드 주사로는 힘줄의 심각한 손상을 회복시킬 수 없다. 특히 만성이면 스테로이드 주사는 더욱 해악이다. 힘줄을 손상하는 어떠한 치료도 장기적으로는 손해다. 평소에 작은 통증을 느꼈다면 우선, 고무밴드나 고무공을 쥐어짜는 운동 등을 통해 아픈 부위를 찾는다. 그리고 그 부위에 가벼운 마사지를 하거나 찜질을 해준다. 한두 달이 지나도 호전되지 않고 악화했다면 의사를 찾아 정확한 진단을 받아야 한다. 외상과 통증의 10%는 만성화해 일상생활에 끔찍한 해악을 줄 수 있다. 정확한 진단만 이루어진다면 결코 어려운 병이 아니다.

2. 팔꿈치가 쿡쿡 쑤시는데 목에 문제가 있다고요?

 테니스엘보, 경추 신경 손상, 추간공협착증

"팔꿈치 관절 약해져 생기는 테니스엘보, 테니스와는 관계없어"

한 대학교에서 만성통증 센터장을 할 때의 일이다. 60대 지인이 갑자기 찾아와 "물건을 짚을 때나 골프를 칠 때 팔꿈치가 너무 아프다"고 호소했다. 그는 "이미 스테로이드 주사를 여러 번 맞아봤지만, 증상이 나아지는 건 잠시뿐이었다."라고 했다. 진단을 해보니 그는 '테니스엘보 (tennis elbow)'를 앓고 있었다. 경험상

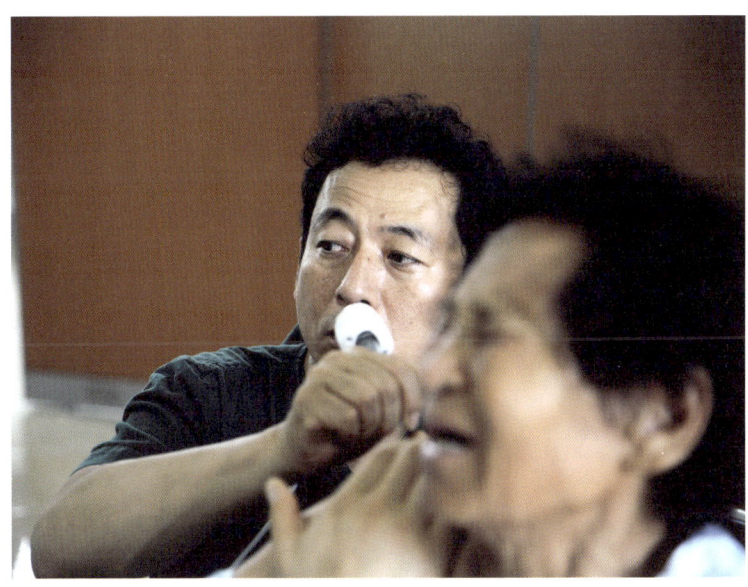

이럴 때 힘줄 주변을 치료하면 증상이 나아지는 경우가 많았다. 그에게도 같은 치료를 진행했다. 이후 "2~3주 아프다가 상태가 나아질 것"이라고 설명해줬다. 상대는 믿는 둥 마는 둥 하는 눈치였지만, 실제로 약 3주 후 증상이 호전됐다. 이처럼 만성화한 테니스엘보로 병원을 찾는 경우가 있다. 특히 급성기 때 스테로이드 주사를 자주 맞거나 팔이 아프다는 이유로 운동하지 않아 근육이 줄거나 힘줄에 약해진 채로 병원을 찾게 되면 문제 해결이 쉽지 않다. 테니스엘보를 제대로 치료하려면 어떻게 해야 할까?

◇만성적인 테니스엘보 방치 시 관절염으로 악화

먼저 환자가 테니스엘보에 대해 정확히 알아야 한다. 테니스엘보는 팔 관절과 손목에 무리한 힘을 줘 팔꿈치 관절 주위에 생기는 통증을 가리킨다. 캐나다직업병협회에서는 '테니스엘보는 테니스와 관련된 것이 아니라 손목과 팔꿈치를 쓰는 작업에 의해 악화하는 병'이라고 규정한다. 따라서 테니스엘보보다는 '외측 엘보(팔꿈치) 통증증후군'이라고 부르는 게 옳다. 만성적인 테니스엘보의 주요 원인은 관절 불안정이다. 나이가 들면서 관절을 잡는 힘이 약해져 일어나는 퇴행성 질환이라는 얘기다. 만성적인 테니스엘보를 내버려두면 관절염으로 악화할 수도 있다. 실제로 이런 이유로 테니스엘보를 앓게 돼 병원을 찾은 외교관이 있었다. 팔꿈치 관절이 움직일 때는 톱니바퀴 돌아가듯 정확히 아귀가 맞아야 한다. 그런데 이 환자는 관절을 잡고 있는 인대나 힘줄이 약해져 불안정해진 탓에 아귀가 맞지 않았다. 이로 인해 관절끼리 부딪치면서 통증을 만든 것이다. 팔꿈치 통증으로 팔을 굽히고 펴기가 쉽지 않아 평소 즐기던 운동도 못 했다. 특히 팔을 갑자기 쭉 펴면 통증이 심해 팔을 펴지 않으려 신경 쓰는 것도 퍽 불편하다고 했다.

◇목 신경도 테니스엘보에 영향 미쳐

테니스엘보를 치료하려면 진단부터 제대로 해야 한다. 환자 가운데 "팔꿈치 바깥쪽이 아프다"고 말하는 경우가 있다. 이 가운데 상당수는 목(경추)에 있는 신경의 문제도 통증을 일으키는 요소가 된다. 목에서 팔로 내려오는 신경이 손상돼 통증을 느끼는 것이다. 이처럼 테니스엘보는 팔뿐 아니라, 목 신경의 문제가 동반되므로 정확한 진단이 필요하다. 또한, 테니스엘보라고 생각하고 병원을 찾았지만, 팔꿈치 근처에서 작은 신경이 꼬여 통증이 일어난 때도 있다. 따라서 검사를 할 때 테니스엘보인지 아닌지 정확히 알아내기 위해 목에서 팔로 내려오는 신경 부위 등을 만져봐야 한다. 이때 진단을 제대로 내리지 못하면, 향후 잘못된 치료만 받게 돼 환자의 고통은 줄어들지 않는다. 환자 개인적으로는 약해진 근육과 불안정한 관절을 강화하는 운동을 평상시에 하는 게 바람직하다. 이러한 노력이 병행돼야 건강한 팔을 유지할 수 있음을 명심해야 한다.

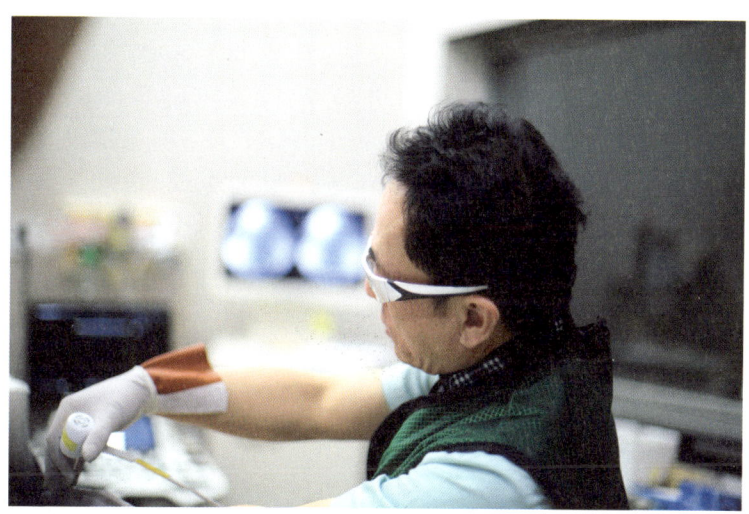

통증박사
안강입니다 3

3. 손이 저리고 화끈거려요.
움직일 때마다 아프고,
물건을 잡을 때 힘이 빠져요.

 수근관 증후군

컴퓨터 작업 때마다 손목 통증이…

손이 저리는데, 특히 저녁에 손가락이 화끈거려 잠을 자기 어렵고, 손목을 움직일 때마다 아프고, 물건을 잡을 때 힘이 빠지거나, 심하면 어깨, 목까지 통증이 올라오는 증상으로 병원을 찾은 50대 미국 여성이 있었다. 컴퓨터 일을 하다가 손에 통증이 심하게 느껴져 자주 손을 가슴에 모았다가 다시 일하곤 할 정도로 심하다고 했다. 한쪽 손목은 수술까지 했지만 별다른 효과가 없었다고 말했다. 또 그녀는 손목을 굽히거나 펼 때 심한 통증이 있었고 아침에 일어나거나, 컴퓨터 작업을

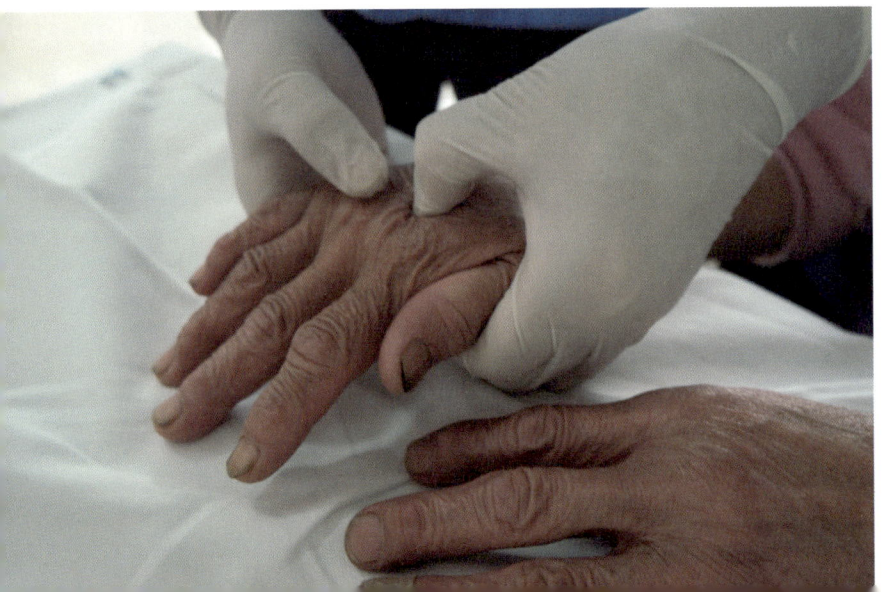

하면 여지없이 손가락이 붓는다고 했다. 이는 전형적인 '수근관증후군' 증상이었다. 수근관증후군은 손목의 신경 부위 이상으로 생기는 질환으로 손목에서 손가락으로 지나는 신경이 붓거나 눌려서 생긴다. 특히 하루 중 대부분 시간을 컴퓨터 앞에서 보내거나 설거지, 걸레질 같은 집안일 등으로 손목을 많이 쓰는 현대인들에게 자주 나타난다.

시원한 성격에 카랑카랑한 목소리로 비즈니스에서도 성공해 항상 자신감이 넘치고 건강해 보이는 미국 여성에게는 큰 문제가 있었다. 바로 고도비만이었다. 비만은 수근관증후군 치료의 또 다른 걸림돌이었다. 필자는 적절한 수기치료와 바늘 시술을 통해 이 여성의 손목의 움직임을 편하게 해주었다. 그는 2주 정도 한국에 머물렀는데, 2, 3일에 한 번 수기치료와 운동치료를 받았다. 필자는 이 여성에게 "단단한 주위조직을 주물러 부드럽게 해서 손목이 움직일 때 아프지 않고, 손목의 운동범위가 잘 나오면 증상은 호전되지만, 식이를 조절하지 않고 적절한 운동을 하지 않으면 분명 다시 아프게 될 것"이라고 말했다. 3개월 뒤 치료를 다시 받기로 하고 이 여성은 다시 미국으로 떠났다. 하지만 한참이 지나도 소식이 없었다. 치료 뒤 정기적으로 전화를 걸어 환자의 상태와 만족도를 조사하는데, 이때 이 여성이 외국에서 반갑게 전화를 받아줬다. 그는 미국에서 채소 위주의 식단과 운동량을 늘린 덕분에 체중을 현저히 감소시켜 평소 숨이 찬 것도 없어진 것은 물론이고 손 저림도 사라졌다고 아주 고마워했다. 그는 치료 전에 비만으로 인해 손과 손을 지배하는 신경(정중신경)에 적절한 피가 가지 않음으로써 순환이 되지 않아 붓고, 그 상태로 움직이다 보니 운동범위가 좁아지는 등 계속 악순환을 겪은 것이다. 물론 컴퓨터를 다루는 직업도 수근관증후군에 상당한 영향을 미쳤을 것이다. 여하튼 그러한 상황인데도 그는 통증 치료만 해달라고 고집한 것이었다. 수근관증후군에서 생긴 통증은 고쳐달라고 하는 하나의 신호이지 그 자체가 병이 아니다. 자칫 병을 놔두고 통증만 조절하려는 어리석음을 우리는 주변에서 너무 많이 경험한다.

4. 손가락이 아파요.
손가락 끝에 물혹이 있어요.
🔍 건선 관절염, 손가락 방아쇠 수지

 손가락 끝에 물혹? 건선 관절염 의심해 보자

쿠웨이트에 있는 지인이 병원에 자신의 동생을 보냈다. 지인의 동생은 심한 손가락 통증을 호소했다. 특히 네 번째 손가락은 움직여도 아프고 심지어 가만히 있어도 통증이 심하다고 했다. 병원을 수소문하며 여기저기 다녀 봤지만, 치료가 잘되지 않고 통증은 점점 더 심해져 우울증 증세까지 보였다. 그는 타 병원에서 손가락을 움직일 때 힘줄이 걸려서 못 움직이는 '방아쇠 수지'로 진단을 받았다고 했다. 수술을 권유받기도 했다. 검사를 하던 나는 그의 손톱에서 작은 구멍들을 발견했다. 앓고 있는 다른 질환이 없는지 물어봤다. '건선'을 앓고 있다고 했다. 건선은 자극이 많은 피부에 은백색의 비늘처럼 표면이 일어나는 만성질환이다. '옳다.' 싶었다. 손톱에 작은 구멍들이 생기는 것은 '건선 관절염'이나 '건선 힘줄염'을 앓고 있다는 증거 중 하나다. 그의 손가락 방아쇠 수지는 건선에 의한 것이었다. 자세히 물어보니 손가락이 심하게 부을 때는 소시지 모양으로 붓고 약을 먹으면 가라앉는다고 했다. 약 복용을 멈추면 다시 붓기를 반복한다고 했다. 전형적인 건선에 의한 방아쇠 수지와 손가락 관절염 증세다. 이는 일반적인 관절염 (골관절염)과는 확연히 다른 증세를 가진다. 이 환자는 2년간 꾸준한 치료를 받고 지금은 증상이 거의 없어졌다.

건선 관절염 외에도 통풍으로 인한 관절염이나 비교적 젊은 나이에 발견되는 유아형 관절염도 의외로 흔하게 일어나는 질환이다. 일반적인 손가락 관절염은 손

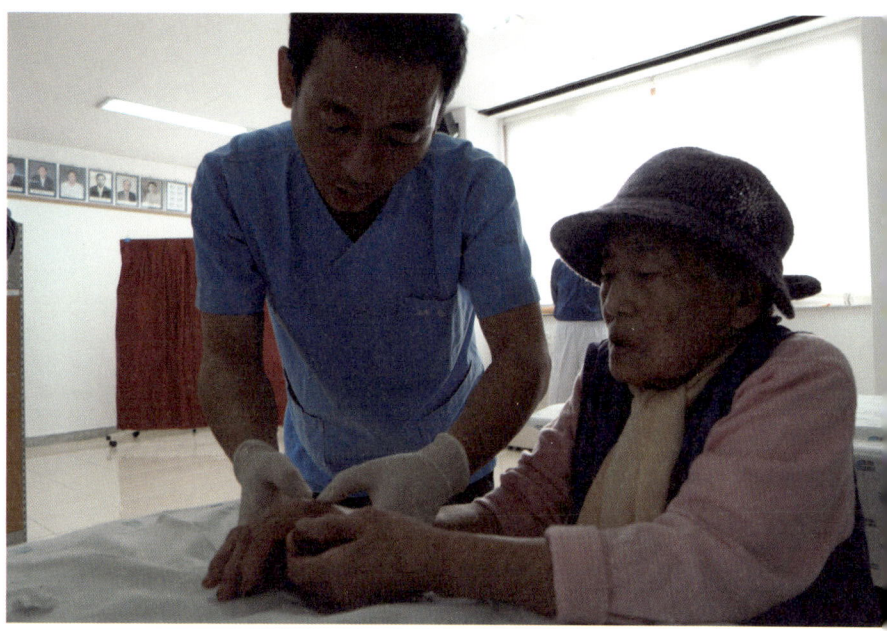

가락 끝의 관절이 붓고 아픈 것이 특징이다. '부차드 결절'(Bouchard's nodes) 이라고 부르고 가운뎃손가락에 많이 발생한다. 많이 사용하지 않고 쉬면 아프지는 않지만 뼈가 심하게 변형된다. 반면 건선 관절염은 손가락 끝에 물혹 같은 것이 생길 수 있다. 일반적인 물혹과 달라 수술이 필요하기도 하다. 관절염이 생기면 지나치게 주사에 의존해서는 안 된다. 오히려 관절을 빠르게 나빠지게 할 수도 있기 때문이다. 스테로이드 주사로 관절염이 치료되는 것은 아니다. 관절 부위를 손으로 가볍게 문지르고 관절을 움직이게 하는 힘줄이나 근육을 마사지해주는 것만 해도 충분한 도움이 된다. 또 피를 잘 돌게 하고 운동범위를 잘 유지하게 시켜주는 것이 중요하다. 시간이 지나면서 저절로 편해지거나 부기가 가라앉는 경우가 많다. 스스로 회복할 수 있도록 도와주는 치료가 진정한 도움이 된다는 것이 평생 근·골격계 통증을 연구해 온 본인의 소감이다.

통증박사
안강입니다 3

허리 통증

1. 허리가 점점 굽어요.
 척추불안정증, 척추관협착증, 척추전방전위증

나이 들어 꼬부랑 허리 되지 않으려면…

섹스와 자전거 타기는 모두 허리를 굽혀서 하는 운동이다. 사실 건강한 뇌를 가진 사람이라면 허리를 펴고 직립(直立)하려고 한다. 허리를 펴고 똑바로 서려는 이유는 얼굴을 보고 말하고 손을 쓰기 위한 목적이 가장 크다.

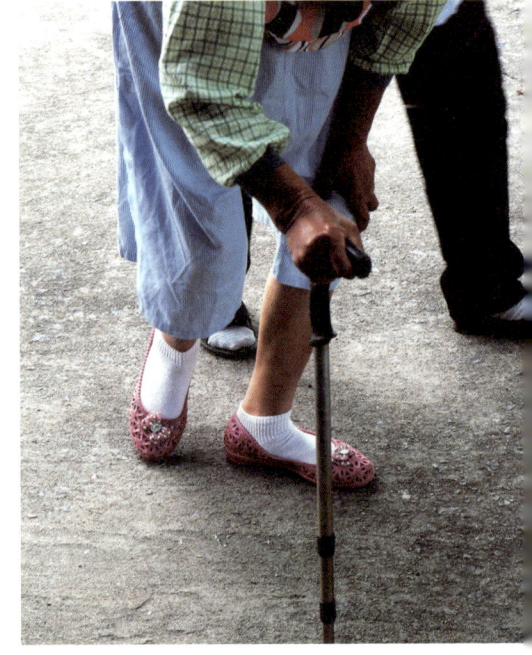

허리가 굽는 원인은 다양하다. 여러 뼈를 가진 뱀이 움직이듯이 척추뼈도 자연스럽게 움직여야 한다. 이런 움직임이 자연스럽지 못하면 척추 관절이나 디스크 척추끼리 잡고 있는 인대 등이 손상을 입는다. 이로 인해 통증이 발생하고 허리를 펴지 못하게 된다. 척추관협착증이나 척추 전방전위증 같은 불안정증이 있는 사람은 통증이 오랫동안 머물다가 허리를 펴지 못하는 상태가 고착화되지 않도록 주의해야 한다. 우리 주변에 보이는 허리가 굽은 노인은 이런 상태를 방치하다가 결국 허리가 굽은 상태를 계속 유지하는 것이다.

척추도 다른 관절과 마찬가지로 나이가 들면 척추끼리 잡고 있는 끈들이 헐렁해져 관절이 불안정해진다. 이런 상황은 나이를 먹을수록 점점 심해진다. 사람들은 이런 퇴행성 변화를 고쳐 달라고 하는데 이 같은 퇴화는 아무도 고칠 수 없다.

예를 들어 수술을 해 고정하면 치료가 된다고 생각할 수 있는데, 3~4년은 더 편할 수 있지만 결국에는 더 힘들어지는 경우가 많다. 매우 극심한 경우가 아니면 수술은 결국 실패한다는 보고서도 많다. 과다한 스테로이드 주사도 결국 이런 문제를 악화시킨다.

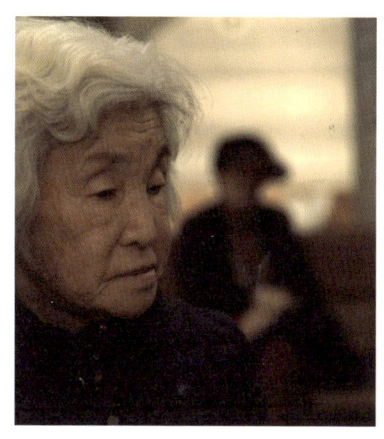

허리가 흔들리면 이를 고정해야 한다는 고정 관념을 버려야 한다. 허리는 흔들리거나 협착이 있어도 덜 흔들리도록 배를 싸고 있는 주위 근육을 강화하고, 관절 주위가 매끄럽게 움직여지고 주위에 부은 조직들이 가라앉으면 아무 증상 없이 살 수 있다.

의학은 인간 수명에 엄청난 변화를 가져왔다. 하지만 의학이 자연을 등한시하고, 너무 부분적이고 좁은 시각에 머물러 사람을 해치는 경우도 많다. 정확한 진단이 가장 중요하다. 꼭 필요한 부분에 대한 치료는 당연하겠지만 스스로 회복하도록 도와주는 게 가장 오래 쓸 수 있도록 도와주는 것임을 다시 한 번 생각해야 한다.

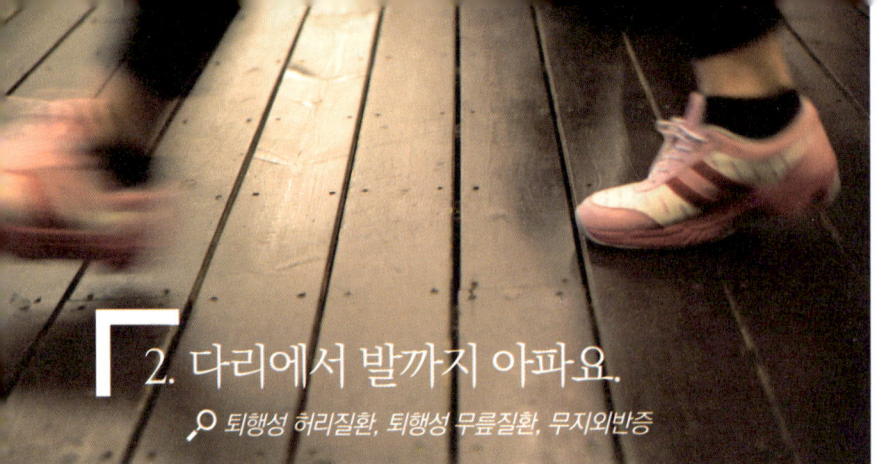

2. 다리에서 발까지 아파요.

🔍 퇴행성 허리질환, 퇴행성 무릎질환, 무지외반증

 다리-발 통증 원인, 허리부터 살펴라

하이힐을 신고 늘씬한 다리를 뽐내면서 걷는 여성들이 남성들의 이목을 사로잡는 경우가 있다. 필자는 여성의 당찬 걸음걸이와 뒤태가 다른 신체 부위에 비해 남성으로 하여금 많은 매력을 느끼게 한다고 생각한다. 여성의 당당한 워킹은 자신감의 상징이다.

반대로 어정쩡하게 허리를 굽히고 무릎을 다 펴지 못한 채 걷는 여성에겐 매력을 느끼기 어렵다. 아마도 자신감이 피력되지 못하기 때문일 거다. 실제로 자세가 바르지 못한 여성은 남보다 먼저 팔자걸음을 걷게 될 가능성이 농후하다. 나이가 들면서 점차 등과 허리가 굽을 가능성이 높다. 어쩌면 이미 병이 생긴 것일 수도 있다.

섹시한 뒤태는 신경이 건강하다는 방증일 수 있다. 무릎을 곧게 펴고 일자로 걸을 수 있다는 것은 중둔근이 제 역할을 잘하고 있다는 것을 의미한다. 중둔근은 엉덩이뼈와 대퇴골 사이에 붙어있는 근육이다. 중둔근은 골반을 안정시키는 데 중요한 역할을 한다.

노인들 중에는 한 발로 서서 중심을 잘 잡지 못하는 경우가 많다. 이는 중둔근이 매우 약해져 있음을 의미한다. 골반이 자유자재로 움직여져야 한 발로 잘 설 수 있는데 골반을 움직이는 엉덩이의 근육이 말을 듣지 않는 것이다.

전문용어로 '트렌델렌버그 테스트 위양성 반응'이라고 한다. 이렇게 되면 걸을 때 발 사이가 벌어지고 보폭이 좁아지며 무릎을 쭉쭉 펴지 못한다. 이런 사람들은 무릎 뒤를 누르면 단단한 느낌이 들고 통증을 호소하기도 한다. 이 같은 증상은 무릎관절이 퇴화되거나 다리 뒤로 가는 신경이 퇴화되고 있을 가능성이 높다. 더구나 요추와 요추 사이가 흔들리면서 신경이 다칠 수 있다.

섹시함도 좋지만, 허리의 퇴화가 이미 시작됐다면 높은 구두를 신지 않는 것이 좋다. 발목을 삐거나 무릎에 무리를 줄 수 있기 때문이다. 퇴화가 시작되면 처음에는 계단을 내려올 때 가장 아프다. 이후에는 평지를 걸어도 아프게 된다. 증상이 악화되면 무릎을 잡고 있는 십자인대도 함께 약해진다. 스키를 타거나 등산 등 운동을 하는데 제약이 생긴다. 젊은 사람들도 과도하게 하이힐을 즐길 경우 엄지 발가락 쪽의 앞발 관절이 변형되는 '무지외반증'이 생길 수 있다.

다리와 발의 건강을 챙기려면 허리 건강부터 챙겨야 한다. 허리는 다리, 발로 이어지는 전깃줄이 지나는 통로이기 때문이다. 허리가 퇴화하면 마치 전선의 피복이 벗겨져서 문제가 발생하는 것과 비슷한 문제가 다리나 발에 생긴다. 그래서 허리에 대한 진단을 하지 않고 다리, 발의 통증만을 치료하는 것은 바람직하지 않다. 전선이 마찰에 의하여 전구에 불이 꺼졌는데, 문제의 원인이 아닌 전구만 교체하는 꼴이 되기 쉽다.

FIMS는 안의 전선이 마찰되는 곳을 찾아 수리하는 시술이다. 허리 안의 신경이 더이상 손상되지 않도록 치료하는 방법이다. FIMS는 특수바늘로 신경이나 혈관이 최대한 다치지 않도록 설계됐다. 몸에 해로운 어떠한 화학물을 사용하지 않아 환자들이 선호하고 있다.

통증박사
안강입니다 3

3. 조금만 걸어도 다리에 힘이 빠져요.
 척추관협착증

보이는 증상보다 '숨어 있는 원인'이 문제

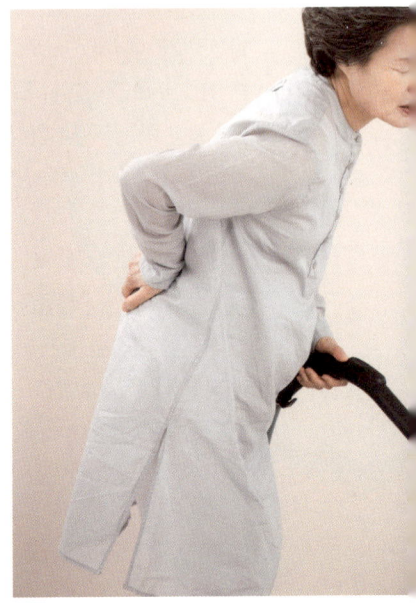

형광등 배선을 설치할 때 전깃줄을 너무 꽉 조여 묶으면 전깃줄 피복이 벗겨지면서 합선돼 형광등이 깜빡인다. 사람들 눈에 보이는 문제는 형광등이 깜빡이는 것이지만 근본적인 문제는 전깃줄에 있다. 척추관협착증도 비슷하다. 척추관협착증은 주로 다리 통증 때문에 문제를 감지한다. 이때 다리 통증이 깜빡이는 형광등이라면 피복이 벗겨진 전깃줄에 해당하는 것이 바로 신경이다. 다리에 문제가 있어서 아픈 것이 아니라 허리를 지나는 신경이 손상돼 다리에 통증이 나타나는 것이다.

사람들은 대부분 나이가 들면서 척추불안정 현상을 겪는다. 척추 하나하나를 묶고 있는 끈들이 느슨해지면서 척추가 미세하게 흔들리는데 이때 허리에 충격이 가해지면 척추 안의 신경이 손상된다. 이 같은 문제가 만성으로 진행돼 디스크의 퇴행성 변화를 초래한다. 섬유륜(디스크를 싸고 있는 섬유 연골과 조직)을 딱딱하고 잘 해지는 구조로 만든다. 이는 관절에 불필요한 뼈를 자라게 만들고 관절 앞의 황색 인대를 두껍게 하여 신경을 손상시킨다. 이런 작은 손상이 반복되면서 통증과 장애가 나타나는 것이 척추관협착증이다.

문제는 척추관협착증 역시 척추전방전위증처럼 검사 결과와 증상이 일치하지 않는다는 데 있다. 척추관이 상당히 좁아졌는데도 증상이 전혀 없는가 하면 별로 좁아지지 않았는데도 극심한 증상이 나타나기도 한다. 척추관이 좁아진 정도와 증상이 비례하지 않는다. 통상적으로 척추관이 좁아진 것도 통증이나 장애와 상관관계가 없다. 이 문제에 관해 상식을 기준점으로 삼아서는 안 된다.

이 수수께끼를 풀려면 신경과 뇌척수액의 비밀을 알아야 한다. 뇌와 척추관 안의 신경에는 뇌척수액이라는 액체가 흐르고 있다. 뇌척수액은 피가 들어와서는 안 되는 부위에 피를 대신해 산소와 영양을 공급하는 역할을 한다. 심장에서 나온 피의 일부가 뇌척수액으로 변해 뇌와 척추를 한 바퀴 돌고 나서 다시 피가 되어 심장으로 들어간다. 또 직접 혈관을 통해 혈액을 공급받기도 한다. 이때 척추관이 좁아지면 뇌척수액 공급이 원활하게 이뤄지지 않는다. 피가 압력이 높은 곳에서 낮은 곳으로 공급되는 것처럼 뇌척수액도 압력 차이에 의해 공급되는데 척추관이 좁아져 압력이 높으면 뇌척수액이 잘 흐르지 못한다. 신경의 기능이 떨어지면 혈관을 통한 피도 잘 흐르지 못한다. 노인들이 조금만 걸어도 다리에 힘이 빠지고 아픈 것도 바로 이 때문이다. 길을 걷는 도중에 걸음을 멈추고 몸을 앞으로 굽히거나 쪼그려 앉는 것은 혈액이나 뇌척수액을 원활하게 공급받기 위한 본능적인 행동이다.

척추관협착증 수술을 가급적 자제해야 하는 이유가 바로 여기에 있다. 수술로 협착된 부위를 넓힌다 해도 실질적으로 신경에 영양을 공급하는 혈액이나 뇌척수액의 흐름이 좋아지지는 않는다. 수술 후에도 뇌척수액의 압력은 전혀 낮아지지 않으며 오히려 올라가는 경우도 있다. 좁아진 부위를 넓히면 해결된다는 상식이 통하지 않는다. 실제로 척추관협착증의 수술 결과는 비수술 요법에 비해 더 낫다고 단언하기 어려울 만큼 변수가 많다. 증상이 매우 심각하다면 분명 수술이 도움이 되지만 수술이 필요한 사례는 극히 드물다.

결론적으로 척추관협착증의 수술 성공률은 낮은 편이다. 환자의 15~40%가 수술이 잘 돼도 전혀 호전되지 않거나 시간이 지나면서 다시 악화된다. 심지어 수술 전보다 더 극심한 통증에 빠질 수 있다. 이를 '실패 수술 증후군'이라고 한다. 실패한 수술 증후군 환자 중에는 통증이 상상을 초월하는 경우도 있어 '최고의 요통은 인간이 만드는 것'이라는 말이 있을 정도다. 70세 이상의 노인에게서는 수술 성공률이 더욱 떨어져 영국에서는 가급적 자제하기를 권고한다.

재수술을 받는 경우 성공률은 더 낮아진다. 성공한다 해도 증상이 눈에 띄게 개선되지 않기 때문에 기대만큼 장기적이고 편한 결과를 가져오지 못한다. 오히려 보존 요법이 잘 이뤄지는 경우 극심한 일부를 제외하고는 수술과 비슷한 효과를 기대할 수 있다. 보존적인 요법은 최소한 실패한 수술 증후군을 만들지 않는다.

과거에는 나이가 들면 수술이 어려우므로 되도록 일찍 수술하는 편이 낫다는 말도 있었다. 하지만 지금은 수술이 오히려 퇴화를 가속화한다고 믿는 사람이 많으므로 수술 시기를 무리하게 앞당길 필요는 없다.

 특수 바늘로 눌린 신경 풀면 통증 '싹~'

식당을 운영하는 권 모 씨(58세)는 스무 걸음만 걸어도 다리가 저려 잠시 앉아서 쉬어야 다시 걸을 수 있었다. 얼마 전부터는 똑바로 서 있기도 힘들어 안강병원을 찾았다. 검사 결과, MRI(자기공명영상) 촬영사진 상에서는 척추관이 좁아져 있지 않았다. 여러 가지를 물어보고 만져본 결과, 척추관 압력이 높아 다리로 가는 신경이 압박을 받으면서 잘 걷지 못하는 척추관협착증으로 진단했다. 권 씨는 바늘로 척추관 안의 압력을 줄이고 눌려있는 신경을 풀어주는 FIMS(투시영상하 신경자극술 및 미세유착박리술) 치료를 받고 증상이 좋아졌다. 권 씨와 반대의 사례도 있다. 주부 이 모 씨(65세)는 얼마 전부터 엉치뼈 통증이 심해 검사를 했다. 그 결과, 척추관이 좁아져 있어 영상검사 상으로는 척추관협착증으로 보였다. 그러나 증상이 달라 허리디스크로 최종 진단했다. 척추관협착증은 단순히 영상 검사만 가지고는 정확한 진단을 내리기 어렵다. 환자의 증상을 듣고 손으로 촉진을 하는 등의 세밀한 검사를 꼭 해야 한다.

◇ 척추관 크기보다 압력이 중요

척추관협착증은 흔히 알려진 바와 달리 척추관의 크기와는 큰 관계가 없고, 척추관 안의 압력이 더 중요하다. 척추관의 압력이 높아지면 혈액이나 뇌척수액이 척추 신경에 잘 가지 않아 신경 이상이 생기면서 요통, 파행(걷다가 쉬기를 반복하는 증상) 등의 증상이 나타난다. 혈액이나 뇌척수액의 흐름이 나쁘면 조금이라도 흐름이 원활해지도록 몸을 굽히게 된다. 계속되면 결국 허리가 굽는다. 혈관 건강에 혈압이 핵심인 것처럼, 척추 건강에도 척추관 압력을 정상화하는 것이 중요하다. 척추관 압력이 정상화되면 혈액과 뇌척수액이 잘 흐르게 되고 신경도 건강해진다. 반대로 신경이 건강하지 않으면 혈액과 뇌척수액의 흐름은 나빠진다.

◇ 스테로이드 없이 바늘로 치료

치료를 위해서는 척추관의 압력을 낮추고 신경 기능을 정상화시켜야 한다. 안강병원은 FIMS치료를 한다. 15cm정도의 굵은 바늘을 아픈 척추 관절 부위에 꽂은 뒤, 바늘을 움직여 꼬이거나 눌려있는 신경을 풀어준다. 필자가 직접 개발해 국내외에 보급한 치료법이다. 스테로이드제 같은 약물은 전혀 주입하지 않는다. FIMS는 시술을 하면 뇌척수액과 혈액의 흐름이 좋아져 통증이 줄어들고 신경의 기능이 정상화된다. FIMS 시술 후에는 신체 자세를 곧게 유지하고, 복근과 척추 근육 운동을 병행해 재발을 막는다. 항염·항산화 작용을 하는 영양소가 풍부하게 들어있는 채소와 과일을 섭취하는 것도 빠르고 효과적인 회복에 도움이 된다. 통증을 조절하는 세로토닌·도파민의 원료가 되는 우유·콩·견과류 등도 충분히 섭취해야 한다.

4. MRI는 정상이라는데 허리가 너무 아파요.

척추불안정증, 척추관협착증, 척추전방전위증

 허리 근육 키우는 게 근본 치료

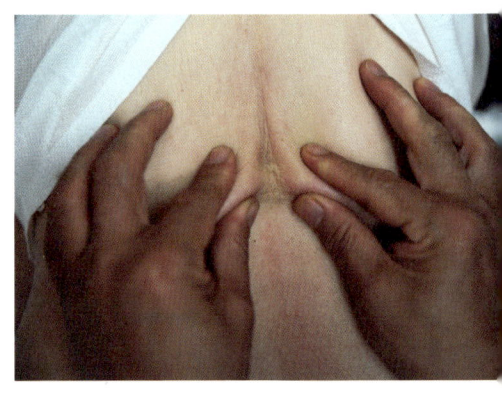

현대 의학은 해부학에 오랜 뿌리를 두고 있다. 16세기부터 본격화한 해부학 연구를 바탕으로, 인체에 생기는 질병을 분석-분류-증명하면서 발전해 왔다. 현재 쓰는 영상진단 장비 역시 이런 해부학적 지식을 기본으로, 환자의 몸속을 들여다보면서 병의 종류와 상태를 확인하는 것이다. 하지만 이런 경로로 발전해 온 현대 의학이 놓치는 부분도 있다. 보이는 것만 옳고, 보이지 않는 것은 인정하지 않는 오류가 생긴 것이다.

허리 통증 분야에서는 영상진단 사진에 나타나는 척추디스크 탈출증이나 척추관협착증이 허리 통증의 대부분을 차지한다고 믿는 것이 대표적이다. 하지만 척추디스크탈출증은 허리 통증의 2% 미만이다. 척추관협착증으로 인한 통증도, 좁아진 척추관의 사이즈가 중요한 것이 아니라 척추관의 압력이 높아져서 혈액이 척추 신경에 적절히 공급되지 않는 것이 원인이다. 척추관이 바늘구멍처럼 좁아졌어도 축구나 마라톤을 문제없이 즐기는 사람도 적지 않으며, 거꾸로 척추관은 정상적으로 보여도 전형적인 척추관협착증 증세를 호소하는 사람도 많다.

척추전방위증처럼 허리가 흔들리는 병은 사진을 찍는 자세에 따라 진단이 되기도 하고 되지 않기도 한다. 촬영 시 허리가 흔들리는 자세를 만들어야 사진으로 진단된다. 무심코 사진을 찍으면 나타나지 않는다. 허리가 흔들리는 것은 허리병의 가장 근원적인 문제인데도 간과된다. 허리가 흔들리면 그 자체도 문제이지만 결국 협착증이 된다.

영상진단술이 발전하지 않은 과거에는 의사가 사람 몸을 만져보고 통증이 어떤지 물어서 많은 병을 진단했다. 그러나 영상진단술이 발전하면서 이런 촉진과 문진은 점점 사라지고 있다. 하지만 허리병으로 인한 통증의 진단과 치료는 영상에만 의존하면 중요한 부분을 놓친다. 의사가 손으로 환부를 만지고, 환자의 움직임을 관찰하고, 어떻게 아픈지 물어봐야 정확히 진단할 수 있다.

허리병은 환자 스스로 노력할 때 치료의 가장 좋은 결과를 얻는다. 척추전방위증이나 척추불안정 등 허리가 흔들리는 병으로 통증이 심할 때, 허리가 움직이지 않도록 복대를 단단히 채우면 당장은 통증이 감소하고 걷기가 쉬워진다. 하지만 오래 지나면 허리를 싸는 근육이 약해져서 허리 흔들림이 더욱 심해진다. 오히려, 허리가 아파도 복대를 풀고 배를 싸고 있는 근육을 살려서 이 근육이 복대 구실을 하도록 해야 한다. 이런 단순한 변화의 효과가 장기적으로 가장 뛰어나다는 사실이 많은 학술자료로 증명돼 있다. 통증을 유발하는 척추질환 치료는 임상경험을 바탕으로 하는 복합적인 접근법이 꼭 필요하며 자연의 회복력을 최대한 이용해야 한다.

5. 허리가 아프고 다리가 땅겨요.
 척추협착증, 디스크탈출증

"허리 아프다고 무작정 쉬면 척추협착증으로 이어져"

허리 아픈 사람 치고 자기공명영상(MRI)을 찍었을 때 '디스크 탈출'이 발견되지 않는 사람은 거의 없다. 그만큼 허리 디스크에 변화가 생기는 건 흔한 일이다. 하지만 반드시 디스크 탈출증이 통증의 직접 원인이 되는 건 아니다. 디스크 탈출증이 있기는 하지만, 통증 원인은 따로 있는 경우가 적지 않다.

디스크 탈출증은 다양한 원인과 양상으로 발현된다. 얼마 전 병원을 찾은 아랍 형제의 사례로 디스크 탈출증의 여러 증상을 설명하고자 한다.

디스크 탈출증 원인, '퇴행성 변화'와 '갑작스러운 압력'

얼마 전 아랍 출신의 나이 든 형과 젊은 동생이 허리가 아프고 다리가 당긴다는 이유로 내원했다. 형은 70대, 동생은 40대 초반이었다. 둘 다 디스크 탈출증 진단을 받았지만 양상은 전혀 달랐다. 형은 20년 전부터, 동생은 불과 3개월 전부터 통증이 시작됐다. 형은 불편하지만, 일상생활이 가능한 정도였고, 동생은 걷는 것은 물론 움직이는 것조차 힘든 상태였다. 형은 어떻게 통증이 시작됐는지조차 기억나지 않는다고 했다. 동생은 운동 중 무거운 것을 들고 나서부터 갑자기 아프기 시작했다고 설명했다.

디스크 탈출증에는 두 가지 원인이 있다. 하나는 '퇴행성 변화'다. 타이어가 마모되듯, 디스크를 감싸는 관절 등 주변 구조물이 낡아가면서 증상이 나타난다. 다른 하나는 '갑작스러운 압력'에 의한 것이다. 타이어가 돌에 찢겨 공기가 새듯, 디스크에 견디기 어려운 압력이 가해지면서 주변부가 갑자기 찢어지는 것이다. 전자가 형, 후자가 동생의 경우다. 척추가 퇴화하면서 두 원인이 혼재하기도 한다. 동생의 MRI 사진에서는 뼈와 디스크, 관절 등에서 퇴행성 변화도 관찰됐다.

형은 발가락과 발목의 움직임에는 이상이 없었다. 하지만 그동안 아프다는 이유로 잘 걷지 않았다. 오래 걸으면 다리에 힘이 빠져 쉬어야 했다. 이로 인해 전체 근육량이 비슷한 나이의 일반인보다 적었다. 척추 앞뒤의 근육도 감소한 상태였다. 이는 척추 협착증 환자에게서 흔히 나타나는 현상이다. 오랫동안 척추의 퇴행성 변화가 진행되면서 결국 척추협착증으로 이어진 것이다.

동생은 엄지발가락을 위로 치켜세우는 힘이 약해진 상태였다. 다리를 들어 올리

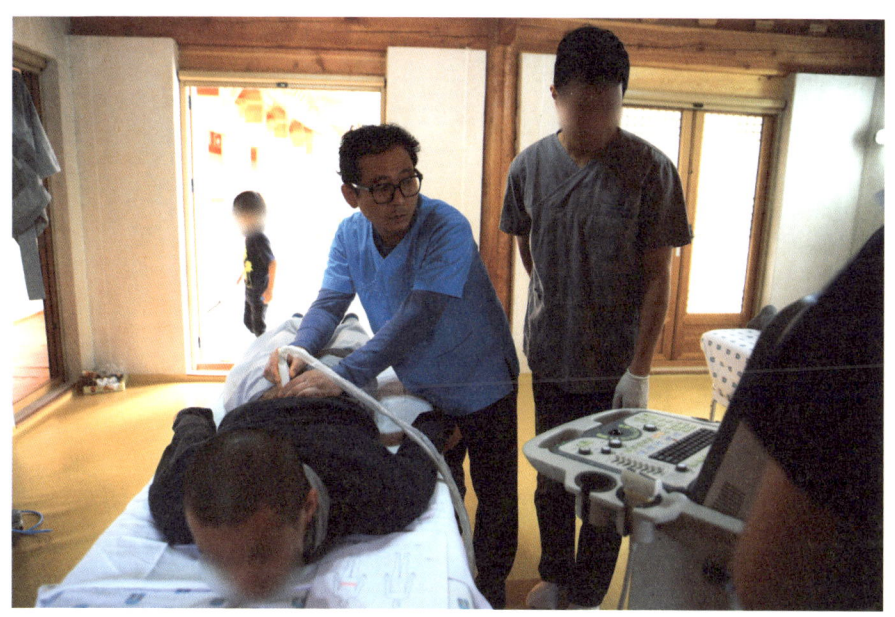

통증박사
안강입니다 3

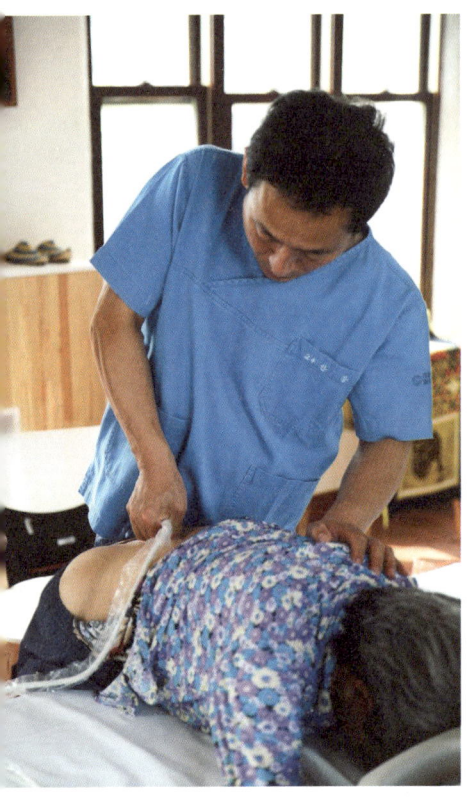

는 데도 제한이 있었다. 동생은 "허리를 움직이기 어렵고, 기침을 하면 허리가 울린다"고 했다. 터져 나온 디스크가 신경뿐 아니라 신경 주변까지 영향을 미치고 있다는 걸 의미했다. 튀어나온 디스크가 주변에 손상을 줘 염증이 일어난 것이다.

두 사람의 치료 목표는 서로 다르다. 형과 같은 사례에는 '통증 감소'를 목표로 잡는다. 통증을 50%이상 줄이는 것이 목표다. 동생의 경우 '완치'가 목적이다. 완치가 안 되더라도 80%이상 통증을 없애도록 한다.

환자마다 예후가 다른 이유

형과 동생의 예후(豫後)가 다른 데는 세 가지 이유가 있다.

첫째, 형 증상의 주된 원인은 퇴행성 변화다. 허리 주위 근육이 감소했다는 것은 여러 퇴행성 변화가 있었다는 뜻이다. 디스크탈출증뿐 아니라 전방전위증, 척추관절염 등 척추의 움직임이 불안정해서 나타나는 증상이 함께 발병한 것이다. 이 같은 증세가 모여 결국 척추협착증이 진행된다. 형에게는 고혈압, 당뇨처럼 꾸준한 척추 관리가 필요하다. 퇴화를 부추기는 치료는 삼간다.

둘째, 형은 통증이 생긴 지 20년이 됐다. 통증이 3개월 이상 지속하면 척추 문제가 뇌 문제로 서서히 바뀐다. 뇌세포간 연결고리가 변해 아픈 부위를 더 아프게 변화시킨다. 때로는 아픔의 원인이 제거된 뒤에도 통증이 남는 경우도 있다. 이에 반해 동생은 통증이 시작된 지 얼마 되지 않아, 적절한 치료를 받으면 완치될 가능성이 컸다.

셋째, 형은 아프다는 이유로 적절한 운동을 하지 않았다. 움직이지 않는 것은 치료에 도움이 되지 않는다. 무작정 쉬기보다는, 주기적인 운동을 했다면 도움이 됐을 것이다. 하루 30~45 동안 시속 6㎞ 이상으로 빠르게 걷거나, 하루 2시간 이상 보통 속도로 걸으면 좋다. 동생의 경우엔 만성적인 퇴행성 변화를 막기 위해 일주일에 4회 정도 빠르게 걸어야 한다. 실제로 동생은 통증이 줄면서부터 빠른 걷기를 시작해 상태가 호전됐다.

매일 꾸준한 운동이 중요해

치료의 기본은 몸의 각 부위가 스스로 재생할 수 있도록 하는 것이다. 척추 주변 긴장을 줄이고 움직임의 제한을 풀기 위해서는 'FIMS 치료'가 도움될 수 있다. 특수 고안된 FIMS 전용 바늘로 문제 부위에 살짝 자극을 주면, 뇌에 '지금 이곳에 문제가 있으니 치료가 시급하다'는 신호가 전달된다. 그때부터 환자는 적극적인 운동을 시작해야 한다.

FIMS 치료를 진행한 결과, 둘의 상태는 현저히 호전됐다. 형은 팔순(八旬) 넘은 나이에도 건강을 유지하고 있다. 치료를 진행하면서 신뢰가 쌓여 형제와 깊은 우정도 나누게 됐다. 나는 환자에게 늘 똑같은 말을 한다. "지금 아픈 것도 문제지만, 더 큰 문제는 이 척추를 100세까지 써야 한다는 것"이라고. 또 "몸에 해(害)가 되는 치료는 피하고 꾸준히 관리하는 것이 중요하다. 그래야 아프더라도 상태가 좋아질 가능성이 크다"고 강조한다. 결국, 건강을 지키기 위해서는 몸을 꾸준히 가꾸고 관리해야 한다는 것이다.

젊어선 디스크, 나이 들면 협착증 흔해… 평소 척추 관리 잘해야

카타르는 2018년 기준 국민 1인당 국민총소득(GNI)이 12만 8,000달러(약 1억 5360만 원)로 세계 1위다. 국민이 가장 잘 사는 나라라는 뜻이다. 석유 부국인 여러 중동 국가 중에서도 카타르가 이토록 성장한 배경에는 정열적인 지도자들이 있다. 카타르 지도부는 "국민이 잘살도록 하는 것이 모든 정책의 최우선"이라는 신념을 대외적으로 밝히며 국가를 이끌어왔다.

아무리 잘 사는 나라라도 아픈 이들은 있기 마련이다. 안강병원은 최근 중동의 부국(富國) 카타르에 문을 열었다. 카타르 안강병원에는 척추 관련 문제로 고통받는 환자가 많이 찾는다. 오래 앉아 일하는 젊은이들은 '디스크 탈출증'이라는 진단을 받는 경우가 많다. 일흔 넘은 고령층에서는 걸을 때 다리가 저리고 힘이 잘 빠지는 '척추협착증'이 흔하다. 고령 환자는 통증이 심해지면 수술을 고려한다. 수술만 받으면 금방 나을 것이란 착각을 해서 말이다. 하지만 통증이 어디서, 왜 시작됐는지 제대로 원인을 밝히지 않고 무턱대고 수술을 했다가는 낭패를 볼 수 있다.

인간의 척추는 생각보다 유연하다. 척추의 움직임을 가능하게 하는 것이 바로 척추뼈 사이에 있는 디스크다. 디스크는 나이가 들면서 점차 수분이 빠져나가 바깥으로 밀려나온다. 디스크 탄력성이 조금씩 줄어들면서 척추의 유연성도 같이 떨어진다. 주위 뼈나 인대, 혈관 등도 서서히 퇴화한다. 이 같은 과정이 사춘기 이후부터 만 50세까지 지속적으로 진행된다.

디스크는 탄력성이 줄면서 척추 밖으로 빠져나오기도 하고 터지기도 한다. 자기공명 영상장치(MRI)와 같은 모습이 무시무시하게 보인다. 하지만 우리 몸은 여러 상황에서도 충분히 적응한다. 실제 탈출 된 디스크는 전체 허리나 다리 통증 원인의 1% 미만이다. 허리나 다리가 아픈 것이 흔히 디스크라는 질환명으로 부르는 추간판탈출증 때문이 아니라 다른 원인이 있을 수 있다는 이야기다.

과거에는 인공 디스크를 만들어 척추뼈 사이에 넣으면 퇴화가 멈출 것이라 착각하기도 했다. 하지만 살아 있는 인간의 몸은 끊임없이 손상되고 재생되는 과정을 거친다. 여러 의학 실험에 따르면, 인공 디스크가 삽입된 부위는 오히려 퇴화가 심화했다. 다 닳아 없어진 디스크만도 못하다는 결론이 나온 셈이다.

나이가 들면 자연스레 척추와 주변부에서 퇴화가 진행된다. 그중 디스크 퇴화가 가장 잘 보일 뿐이다. 그리고 대다수 일시적인 디스크 탈출은 저절로 낫는다. 이때 의사가 할 일은 환자의 망가진 허리 부분이 잘 적응하고, 앞으로 덜 퇴화하도록 훈련하는 일이다. 만성으로 아픈 사람들이 이러한 훈련을 받지 못한 채 과도한 시술을 받으면 오히려 척추 퇴화를 앞당길 수 있다.

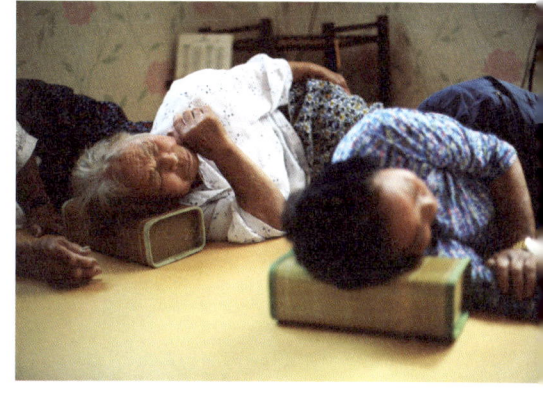

100세(歲) 시대다. 평소 척추 관리를 잘하지 않으면 인생 후반부 50년 내내 '척추협착증'에 시달릴 수도 있다. 척추가 유연한 동작을 못하게 되고 디스크가 줄어들면, 뼈와 뼈 사이 마찰이 늘어난다. 뼈들이 마찰하면서 손상된 부분에 상처가 나고, 그 상처가 나으면서 흉터가 생긴다. 흉터는 크면 부풀어 오른다. 이렇게 반복적으로 부풀어 오르는 흉은 팔다리로 가는 신경과 혈관을 누른다. 이때 극심한 통증이 발생한다. 신경과 혈관이 제 기능을 하지 못하게 되면 쉽게 팔다리 힘이 빠진다. 팔다리가 심하게 저리기도 한다. 이러한 현상을 척추 협착증이라 한다. 인생의 처음 50년 동안 척추를 잘 관리해야 한다. 최대한 퇴화가 덜 된 상태여야 인생 후반부 50년에 통증 없이 잘 살 수 있다. 몸에 해(害)가 되는 치료는 피하는 것이 가장 중요하다.

척추협착증은 척추 안으로 흐르는 혈액이나 뇌척수액이 잘 순환되지 않는 증상이다. 관 자체가 좁아진 것은 아닐 수 있다. 척추관을 수술로 넓힐 수는 있다. 하지만 수술을 하면 척추관 안의 신경이나 피의 흐름을 촉진하고 보호하는 부분이 사라진다. 또 척추관이 넓어진다 해도 반드시 피가 잘 흐르고 신경 기능이 좋아지는 결과로 이어지는 것은 아니다. 실제로 척추관 넓이는 척추협착증의 정도와 상관관계가 적다.

척추관을 넓히는 수술이 잘될 경우 신경이 눌리는 것을 잠시 방지해 처음 5년간은 편할 수 있다. 하지만 80세가 넘어가면 결국 수술 부위가 더욱 퇴화한다는 사실이 선진국 연구를 통해 밝혀졌다. 수술만이 정답은 아니라는 것이다.

우리 몸은 끊임없이 손상된다. 하지만 동시에 회복하는 능력도 갖췄다. 건강을 지키는 근본적인 방법은 이 같은 몸의 능력을 살리는, 몸에 해가 없는 치료다. 척추는 우리 몸을 지탱해 주는 기반이다. 지금 당장 허리가 아프다는 이유로 "어떻게든 해 달라"며 아무 병원에나 맡겨 버리기엔 너무나 중요한 부위다. 우리 몸이 가진 회복력을 최대한 활용하려는 자세가 필요하다.

6. 수면 시에도 오는 허리통증 때문에 잠들지 못해요.

 척추협착증, 추간판탈출증, 척추전방전위증, 압박골절, 급성신경압박

"허리가 아파서 자다 깨요." 암이나 염증 질환일 수도

"허리가 아파 잠에서 깨십니까?" 요통 환자에게 가장 먼저 해야 하는 질문이다. 대부분 허리 통증은 크게 문제 될 것 없지만, 나머지 5%는 심각한 상황일 수 있다. 또한, 이 5% 환자 중 상당수가 단순한 허리 통증이 아닌 '전반적인 건강 문제'를 가지고 있을 확률이 높다. 여기서 전반적인 건강 문제란 전신성 염증 질환, 감

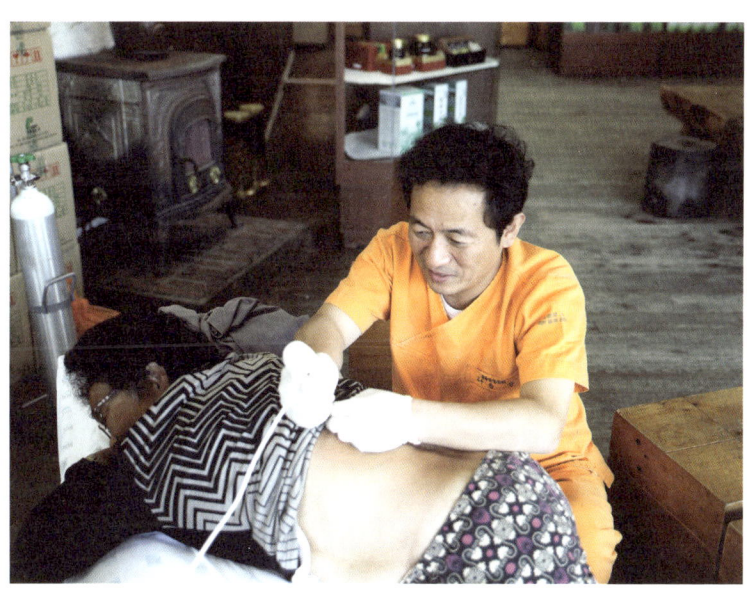

염, 암(癌) 전이, 압박골절, 급성신경압박증상 등이다.

아래의 경우일 때는 반드시 전문가 진단을 받고 정확한 원인을 밝혀야 한다.

1. 50세 이상 환자가 6주 이상 통증을 느끼며 체중도 감소하는 경우
2. 스테로이드 주사를 2회 이상 맞았거나 몇 주 이상 약으로 먹은 경우
3. 아침이면 몸이 뻣뻣하고 잘 풀어지지 않는 경우
4. 소변이 잘 나오지 않거나 항문에 힘이 들어가지 않는 경우
5. 치료에 잘 반응하지 않고 증세가 더욱 심해지는 경우

사례를 하나 소개하겠다. 아랍에서 진료한 어느 VIP 여성이 있었다. 60대 초반의 이 환자는 사진으로 확인한 결과 척추관협착증이 심하고 추간판탈출증(허리디스크)이 있었다. 이는 척추전방전위증이라는 증상이다. 허리를 굽히면 편하지만 허리를 펴면 걷기가 매우 힘들고 한쪽 다리로 가는 신경이 눌려 통증이 극심하다. 환자는 "이런 상태가 5~6개월 동안 지속됐고, 최근 한두 달 사이 급격히 악화돼 고통이 이루 말할 수 없다"고 호소했다. 병원에 방문할 때도 휠체어를 타고 왔으며 두세 걸음도 혼자 걷지 못했다. 허리가 아파 잠도 이루기 어려울 정도라니, 다른 위험 질환이 있는지 감별하는 것이 최우선이었다. 살펴보니 다행히 척추 질환 이외에 심각한 이상은 없었다.

이런 경우 일반적으로 수술을 권한다. 하지만 워낙 지체가 높은 분이라 그러기 어려웠다. 단순히 척추 안의 좁아진 구멍을 넓히기만 하는 것이 아니라, 척추 세 개를 고정하는 수술을 같이 해야 하는 상황이었기 때문이다. 장기적으로 후유증이 만만치 않을 터였고, 여러모로 뒷감당을 하기도 쉽지 않을 것으로 보였다.

다행히도 사진상으로 척추협착증이 심하긴 하지만 비교적 건강한 상태였다. 신경이 손상된 흔적이 없었다. 척추 앞을 지나는 근육(장요근)이 건강한 것으로 보아

수술 없이도 충분히 좋아질 수 있다는 생각이 들었다. 척추에 혈액 순환만 원활하도록 처치해도 좋아질 것으로 판단했다. 나는 "수술 없이 좋아질 가능성이 매우 크다. 다만 2~3개월 이상 힘든 시간을 감내하셔야 한다"고 말했다.

이 환자에게는 'FIMS'라는 시술을 했다. 신경이나 힘줄이 잘 움직이도록 도와주는 치료법이다. 아랫배와 긴장된 엉덩이 근육이 이완되도록 도수치료도 했다. 같이 온 전담 물리치료사에게 도수치료 방법을 상세히 안내했다. 이 물리치료사는 영국에서 박사학위를 취득한 뛰어난 사람이었다. 내가 안내한 치료법을 금방 이해하고 매일 도수치료를 시행했다고 한다.

첫 치료 후 3주가 지나 만난 환자는 "이제 혼자 걸을 수 있고, 숙면을 취할 수 있다"고 했다. 처음에는 내 진료가 미심쩍은 듯 마음을 열지 않았던 것 같지만, 이때

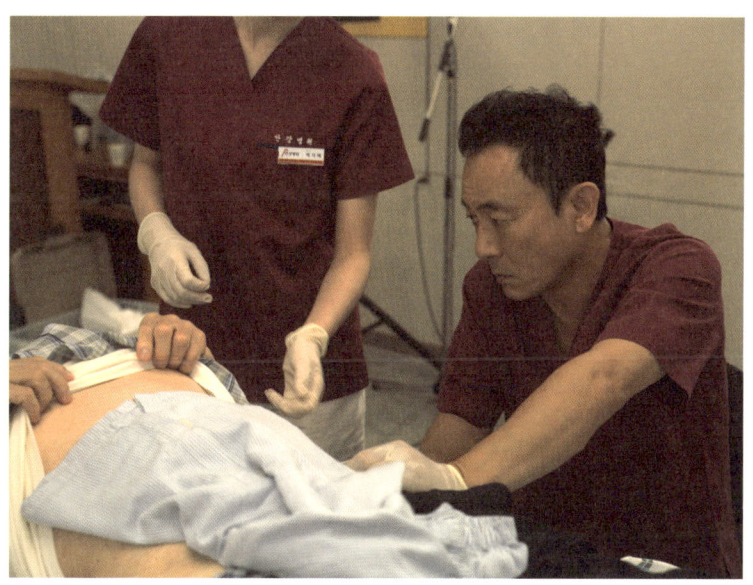

는 매우 즐거운 표정을 지었다. 나는 "이제야 신뢰를 얻었구나" 한숨 돌렸다. 환자가 신뢰를 보내면 나 또한 치료에 더욱 적극적으로 임하게 된다. 이럴 땐 환자도 의욕적으로 아픔을 이기며 열심히 걷고 마음도 편해지기 때문에 이때부터 병세가 더욱 호전된다. 아니나 다를까 6주가 지나고 환자는 "80% 이상 증상이 나아졌다"고 말했다. 같이 온 물리치료사도 놀라워했다.

추간판탈출증이나 척추관협착증 환자에 대해 '사진상에서 정도가 심하니 당장 수술해야 한다'고 설명하는 교과서는 본 적이 없다. 장애가 올 정도가 아니라면 최소 2~3개월은 보전적 치료를 하며 기다려야 한다. 심한 통증이 발생한다는 것은 분명히 심각한 문제다. 하지만 이는 신경이 스스로 재생하기 위해 노력하는 과정이기도 하다. 실제로 신경은 손상되면 회복을 위해 스스로 전기를 발생시키는데, 약을 주사하면 아픔은 사라질지 몰라도 그 결과, 손상된 신경은 회복을 멈춘다는 사실이 잘 알려졌다. 아프다는 것은 '치료해 달라.' 또는 '치료하고 있다'는 신호이지 그 자체가 병은 아니다.

척추 부위가 아파 잠을 설친다면 심각한 문제일 가능성이 크다. 이때는 반드시 전문가에게 정확한 진단을 받되, 스스로 병을 이해하려고 노력도 해야 한다. 환자들이 흔히 하는 실수 중 하나가 '나는 의사가 아니니 병을 몰라도 된다'고 생각하는 것이다. 그러나 자기 병을 이해하지 않으면 경과가 좋아지기 어렵다. 나중에 발을 동동 굴러도 이미 엎질러진 물이다. 의사에게 "몸을 맡길 테니 알아서 해 주세요"라고 하지 말고, 자신의 병에 대해 알아보고 또 알아보려는 노력이 치료의 시작임을 꼭 기억해야 한다.

7. 오래 걸으면 엉덩이, 다리나 발목이 저려요.

 척추협착증

척추협착증 치료의 핵심은 신경 살리기 – 예방은 빠르게 걷기

노화가 시작되면 많은 사람에게 찾아올 수 있는 병이 '척추협착증'이다. 척추협착증은 척추관이 좁아져 요통과 같은 신경 증상을 일으키는 질환이다. 척추협착증은 증상의 경중과 환자가 느끼는 통증이 비례하지 않는다는 특징이 있다. 엑스레이와 자기공명영상(MRI) 등을 촬영하면 병의 진행 정도가 매우 심하지만 큰 통증 없이 일상에 지장을 못 느끼는 사람들이 있다. 반면 협착 증상이 별로 심하지 않은데도 큰 통증을 호소하는 이도 많다.

척추협착증은 척추가 전반적으로 퇴화하는 현상이다. 자연스러운 노화 과정이다. 척추 안에서는 퇴행성 디스크탈출, 퇴행성관절염이 진행되는 것은 물론, 척추 주변 인대가 두꺼워지거나 주위 근육도 약화한다. 척추 안에서 피나 뇌척수액이 지나가는 관들이 막히거나 꼬이기도 한다. 그 과정에서 척추 안에 고혈압이 생겨 피나 뇌척수액이 충분히 전달되지 못한다. 이러한 퇴행으로 인해 오래 걸으면 엉덩이, 다리나 발목이 저리기 시작한다. 점점 심해지면 다리를 들어 올리는 힘이 점점 줄면서 허리가 굽어지는 현상까지 이르게 된다.

이처럼 척추협착증을 고혈압이나 당뇨와 같은 퇴행성 질환으로 생각하면 이해하기가 쉽다. 대부분 퇴행성 질환에서는 염증이 자주 발생한다. 그 염증이 통증을 유발하는 것이다. 하지만 염증은 망가진 부분을 내 몸이 스스로 치유하려고 하는 우리 몸의 자연적인 현상이다. 그렇기 때문에 인위적인 약물을 사용해 과다하게 염증을 없애면 퇴화가 더 빨리 진행된다. 염증을 없애겠다고 과도한 스테로이드 치료하는 것은 스스로 치유하려는 몸의 기능을 일부러 떨어뜨리는 것과 같다. 물론 척추협착증이 심각한 상태라면 수술을 고려할 수도 있다. 그러나 대체로 수술의 효과는 그다지 오래가지 못한다. 처음 2년 정도는 편하지만, 시간이 지날수록 효과가 점차 떨어지는 경우가 많다. 또한, 수술은 이후 척추의 퇴화를 일으키는 직접적인 원인이 될 수 있다.

척추협착증 치료의 핵심은 신경의 기능을 호전시키는 데 있다. 신경의 기능이 떨어지면 피가 덜 흐르게 되고, 피의 공급이 줄어들면 신경의 기능은 더 떨어진다. 그래서 신경의 기능을 호전시키고 피가 잘 흐르도록 하는 것이 중요하다.

척추협착증을 단순히 척추의 문제로만 보면 안 된다. 다른 퇴행성 질환도 마찬가지이지만 척추협착증을 예방하려면 건강한 뇌 신경과 심혈관을 유지하는 것이 매우 중요하다. 척추를 다스리는 것 또한 뇌이기 때문이다. 다시 말하지만, 척추협착증이란 고혈압, 당뇨, 파킨슨씨병, 치매 등과 같은 전반적인 퇴화의 한 부분으로 이해해야 한다. 단순히 염증을 강제로 없애거나 척추관을 넓혀서 해결될 문제가 아니다.

척추협착증을 예방하는 가장 좋은 방법은 빠르게 걷는 것이다. 처음 서너 달은 매우 힘들 수 있다. 하지만 서너 달 후면 걷기에 필요한 근육이 커져 다리에 힘이 붙는다. 또 차츰 걸을 수 있는 거리가 늘어나면서 뇌에서 척추에 피를 보내는 기능도 높아진다.

100세 시대. 80세 넘게 건강하게 살기 위해서는 지금까지와는 전혀 다른 접근 방식이 필요하다. 핵심은 자연(몸)을 해치지 않고 우리 몸의 재생에 꼭 필요한 염증을 잘 관리해야 한다는 데 있다. 몸에 해(害)가 되는 치료를 하지 않고 제대로 걷는 습관을 들이는 것이 그 첫걸음이다.

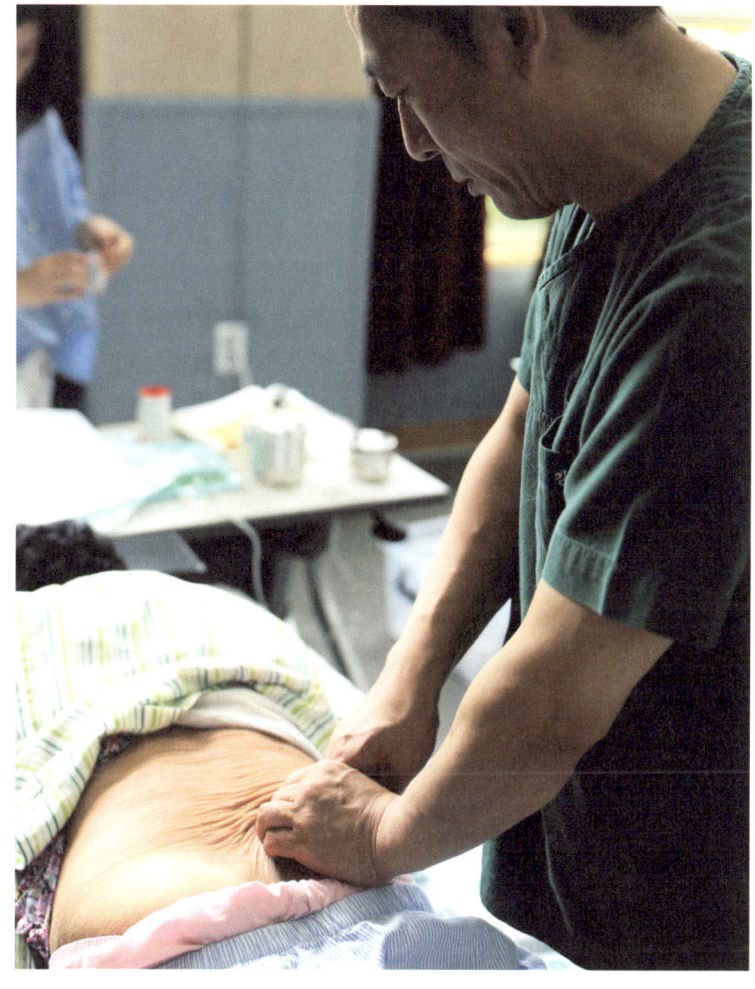

8. 조그만 걸어도 엉덩이 앞뒤가 아파요.
🔍 엉덩이-허리 증후군, 고관절 관절염, 척추협착증

 엉덩이 · 허리 · 무릎의 통증 한 곳만 검사해서는 안 돼

'엉덩이-허리 증후군'이란 엉덩이의 관절염과 허리의 협착증이 같이 오는 경우를 말한다. 엉덩이의 문제와 허리의 문제가 동시에 발생할 때는 수술을 하더라도 결과가 좋지 않다. 수술 후에도 증세가 개선되지 않거나 오히려 악화하기도 한다. 문제는 엉덩이-허리 증후군의 증상이 허리와 엉덩이에 각각 현저하게 드러나 진단하기 쉬운 경우도 있지만, 그렇지 않아서 허리나 고관절 중 하나만의 원인으로 잘못 진단되는 경우가 더 많다는 점이다.

얼마 전, 중동 국가 카타르 주요 인사의 어머니 A는 휠체어를 타고 안강병원을 찾았다. 그는 제대로 걷지 못했다. 일어서서 걷는 것 자체도 불편하지만, 조금만 걸어도 엉덩이 앞뒤가 아파 아예 휠체어에 의존하다 보니 마치 중증 환자처럼 보였다. 수년 전에 이미 척추관 협착증이라는 진단을 받았고, 여러 번 수술 권유를 받았으나 참고 지내다가 상태가 나빠졌다고 했다. 살펴보니 이분의 허리와 다리는 마비된 것도 아니고 근력이 그리 약한 편도 아니었다. 하지만 바닥에 배를 대고 누운 상태에서 무릎을 굽히면 고관절에 심한 통증이 나타났다. 고관절을 좌우로 돌리기도 쉽지 않았다. 앉은 상태에서 양 무릎을 벌리기도 힘들어했다. MRI(자기공명영상) 상으로 척추관협착증은 심하지 않고, 고관절의 퇴화가 약간 나타날 뿐이었다. 이분은 나이도 많지 않아 이제 겨우 60대 초반이었다.

검사를 마친 뒤 이분께 "고관절의 운동 범위가 많이 줄어들었다"며 설혹 척추관협착증 증세가 호전되더라도 고관절의 운동 범위가 좋아지지 않으면 허리를 펼 수 없고 통증도 계속될 것"이라고 설명 드렸다.

개인적 경험으로 보건대 이분을 치료하는 것은 어렵지 않다고 확신했다. 이런 경우엔 고관절의 운동 범위를 늘리고 천장관절(엉덩이 관절) 부위의 통증을 같이 관리하면 된다. 실제로 이렇게 한 달쯤 비(非)수술 치료법인 FIMS와 운동을 병행했더니 A는 쇼핑을 즐길 정도가 됐고 빠르게 걷는 것이 가능해졌다. 이같이 엉덩이-허리 증후군은 척추와 엉덩이를 같이 치료해야 제대로 효과를 볼 수 있다.

A가 치료받던 시기에 비슷한 나이의 또 다른 아랍 VIP 부인 B가 무릎 통증으로

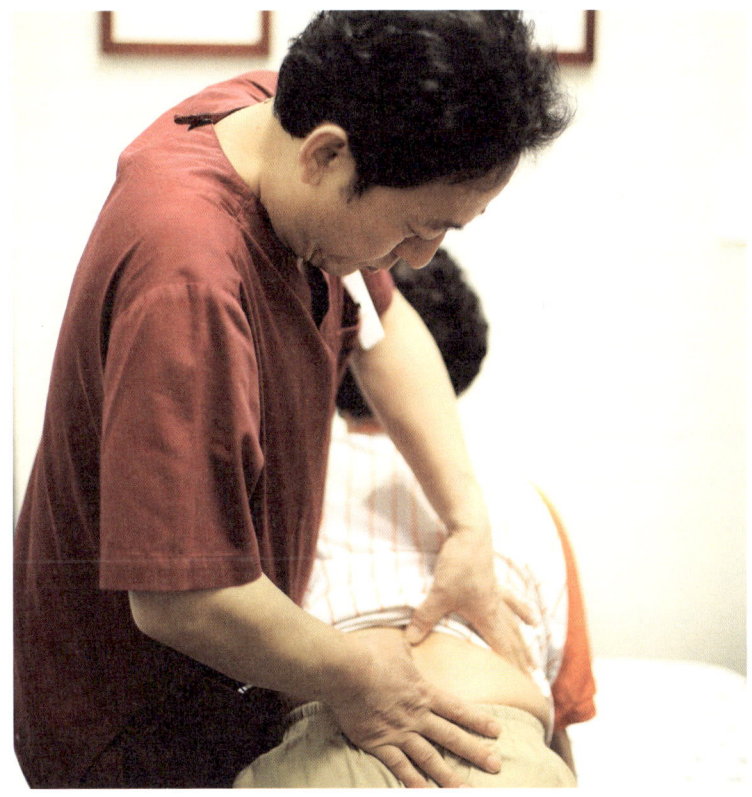

내원했다. B는 무릎 증상만을 호소했지만, 그의 걸음에서 다른 문제를 발견했다. 엉덩이를 뒤로 빼고 허리마저 구부정하게 걷는 것이었다. 검사 결과, 척추관협착증과 전방전위증 진단이 나왔고 고관절에는 가벼운 관절염과 운동 범위 제한이 나타났다. 또 무릎을 완전히 굽히는 것을 상당히 어려워했고 의자에 앉았다 일어날 때 무릎과 엉덩이 부위의 통증이 있었다. 하지만 무릎 부위의 퇴행성 변화는 통증을 일으킬 만큼 심하지 않은 상태였다. 매우 긍정적이고 활달한 분으로, 계기만 있으면 열심히 운동하고 관리하실 수 있겠다는 생각이 들었다.

B에게 "무릎 통증으로 오셨지만, 허리와 엉덩이만 치료하면 된다"고 말씀드렸다. 의아해하는 환자에게 무릎으로 가는 중요한 근육이나 힘줄이 고관절에서 출발한다는 것을 설명하고, 허리의 협착과 엉덩이의 불편함 때문에 무릎이 굽고 불편한 것이라고 알려드렸다.
이 경우는 '엉덩이-허리-무릎 증후군'이라는 진단이 적합할 것이다. 무릎 통증이

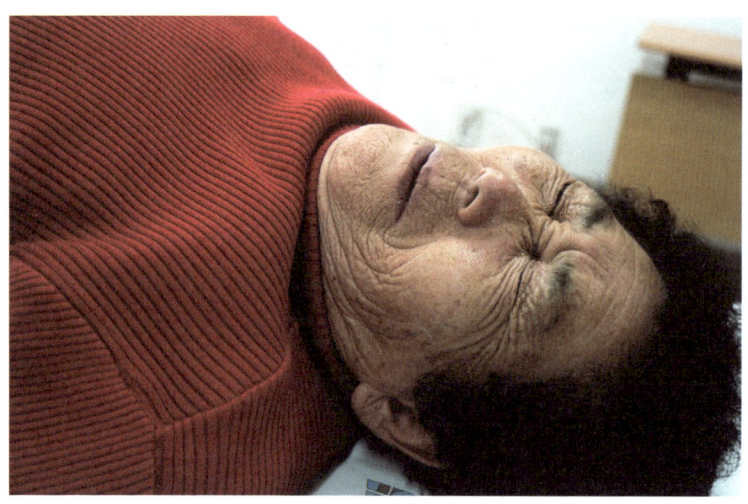

있고 골반이 굽고 허리 커브가 정상보다 줄어든다. 이럴 땐 치료 결과가 다른 사례보다 더 극적이고 효율적이다. 휠체어에 앉은 사람들이 치료 후에 벌떡 일어나는 것이 극적으로 보이지만, 사실 그 치료 과정은 생각보다 단순한 경우가 많다.

엉덩이-허리 증후군의 경우 원인이 분명한 경우도 있지만, 반대로 명확한 원인이나 진단이 없이 환자의 느낌이나 통증 정도에만 의존하거나 이학적 검사(손으로 만지는 검사)에 따라 진단해야 하는 사례도 많다. 그러다가 눈에 보이지 않는 병변을 놓치는 경우엔 허리나 무릎을 열심히 치료해도 별다른 효과가 나타나지 않는다. 원인이 정확하게 드러나지 않은 상태에서 자칫 수술을 진행할 경우 결과적으로 원하는 효과를 얻을 수가 없다. 예를 들어 섣부르게 무릎 인공관절 치환(置換)술을 진행한 뒤 엉덩이를 빼고 걷는 자세가 심해지는 경우가 대표적이며, 최근에는 무릎 치료로 엉덩이와 허리의 불편함이 호전된다는 논문이 나오기도 했다.

종합하면 이렇다. 여러 경우에 허리-고관절-무릎 문제는 함께 진단돼야 하고, 만일 복합적 문제가 발견된다면 다 같이 치료하는 방법을 고려해야 한다. 허리 문제가 엉덩이 문제로 오인되는 경우는 흔하다. 엉덩이 문제를 허리 문제로 오해하는 경우 역시 만만찮게 많다. 여기에는 무릎이라는 변수도 숨어 있을 수 있다는 것을 간과하면 안 된다. 부적절한 치료가 되거나 병이 간과되면 지금보다 불행한 결과가 초래될 수도 있다.

9. 허리 아픈데 다리도 저려요.

 척추협착증, 디스크탈출증

허리 통증 원인이 구구단 외우는 원리와 같다니!

친구가 어머니의 척추협착증을 치료해 달라고 전화한 적이 있다. 허리가 20년 전부터 아팠는데 최근에는 다리까지 저려 병원을 찾았고, "협착이 심하니 수술을 해야한다"는 진단을 받았다. 하루 이틀 아팠던 것도 아닌데 갑자기 협착이 일어났을 리는 없다. 허리는 20년동안 계속 긴장된 상태로 아팠다 안 아팠다를 반복했을 것이다. 척추협착증, 디스크탈출증 같은 진단은 결과일 뿐 원인은 아니다. 근본적인 원인은 신경회로 변화에 의한 척추 주위의 긴장이다.

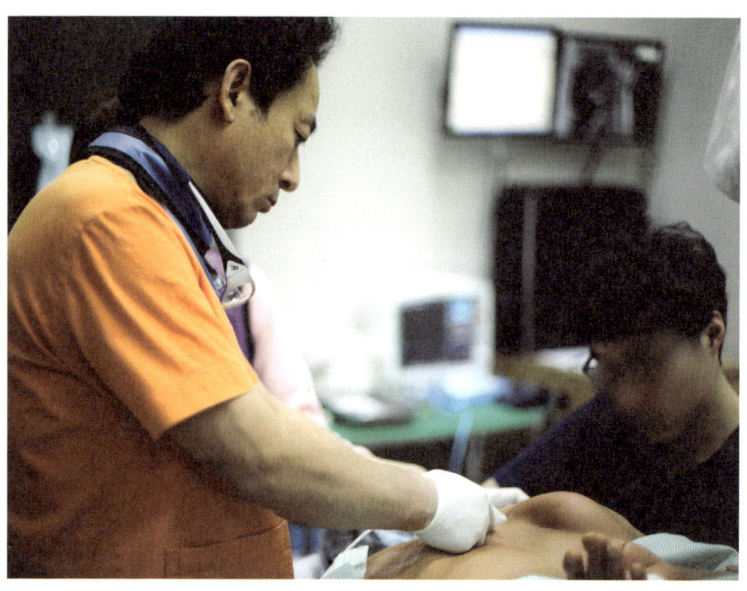

간단하게 생각해보자. 구구단을 어떻게 외웠는가? 구구단을 외우고 또 외우는 이유는 반복적인 자극으로 뇌의 학습 능력을 키우기 위해서다. 반복하면 반복할수록 전보다 훨씬 더 강하게 학습할 수 있다. 구구단을 자꾸 외우다 보면 구구단뿐 아니라 숫자에 대한 이해가 명확하고 빨라지는 이유이기도 하다.

3개월 이상 허리가 긴장되고 아프면 만성통증이 됐을 가능성이 크다. 구구단을 외우는 것과 원리는 같다. 자꾸 반복되던 통증이 강하게 신경회로에 남는다. 뇌를 포함한 신경회로에 새로운 세포(시냅스)가 형성돼 점점 더 강한 신경회로가 된다. 이렇게 뇌에 자극이 반복적으로 가해지면 그 자극에 대한 반응이나 반사를 강화하는 변화가 신경회로에 생긴다. 이를 '신경 가소성'이라고 한다.

신경회로가 강하면 강할수록 허리는 긴장되고 통증은 심해진다. 너무 오랜 기간 긴장 상태가 지속하면 허리의 뼈와 뼈 사이가 흔들리게 된다. 이것이 '척추전방전위증'이다. 통증은 늘었다 줄었다 하지만 아픈 범위는 점점 넓어진다. 그러다가 20년쯤 지난 뒤 협착증이니 퇴행성 디스크질환이니 하는 진단을 받게 되는 것이다.

이 진단은 결과이지 원인이 아니다. 당장 임시방편으로 치료를 받더라도 긴장이나 불안정성을 일으키는 원인이 없어진 것이 아니므로 결국 다시 아프게 된다. 친구는 "어머니가 허리 때문에 고생한 20년 내내 협착증이 있었던 것도 아닌데, 지금 상태의 MRI만 보고 수술해야 한다고 하니 이해할 수 없다"며 내 생각을 물었다.

친구 의견이 정확하다. 역시 내 친구지만 똑똑한 녀석이다. 사진에서는 협착이 심하지만 신경은 그 좁은 구멍 안에서도 잘 적응하고 있었다. 당장은 피가 잘 돌지 않아 신경이 약간 부었지만 가라앉으면 곧 좋아질 것이라고 설명했다. 그리고 피가 원활히 순환할 수 있게 하는 적절한 자극 치료와 운동법을 알려줬다. 친구 어머니는 이때부터 사람을 만날 때마다 내 자랑을 하고 다니신다고 한다.

1920년대 척추측만증을 앓던 쉬로스라는 시골 소녀는 몸통을 동여맨 단단한 보조기를 처방받았다. 허리가 휘어있는 것이 너무나 싫었던 쉬로스는 숨쉬기도 힘들 정도로 갑갑한 보조기를 열심히 착용했으나 아무런 효과가 없었다.

크게 실망한 쉬로스는 스스로 헛간에 거울 두 개를 몸 앞뒤로 놓고 어떤 자세에서 허리가 더 좋아 보이거나 나빠 보이는지 실험을 했다. 보기 좋은 자세를 보다 잘 유지하려고 운동을 시작했다. 허리를 펴지게 하려고 계속 특정 자세를 반복하다 보니 휘었던 허리가 곧아지기 시작했다.

이 일이 소문 나자 측만증을 가진 사람들이 모여들기 시작했다. 쉬로스는 2~3개월 동안 머물며 치료를 받을 수 있는 연구소가 필요하다고 주장했고, 마침내 정부의 도움을 받아 연구소가 설립됐다.

쉬로스가 척추측만증을 치료하기 위해 선택한 방법은 척추를 움직이지 못하게 하는 갑옷 같은 보조기가 아니라, 척추를 더 움직임으로써 반사를 일으켜 신경회로의 변화를 이끌어내는 것이었다. 지금은 표준화된 치료법이지만 당시 의사들의 반대는 극심했다.

FIMS(투시영상하 신경자극술 및 미세유착박리술)은 아픈 곳을 치료하는 방법이 아니다. 문제가 된 신경회로에 손상 없이 강하고 장기적인 반사를 일으켜 새로운 신경가소성을 발생시키기 위한 방법이다.

10. 허리 디스크라고 하는데 수술해야 하나요?

추간판탈출증, 허리수술

 척추 수술 후 우리 몸은 어떻게 달라지는가?

흔히 디스크라고 하는 '추간판탈출증'으로 진단받으면 의사도 환자도 수술부터 하려 든다. 너도나도 튀어나온 디스크를 물리적으로 긁어내는 것만이 능사라고 생각한다. 하지만 이때 척추 수술 이후 우리 몸은 상상 이상의 큰 변화를 겪는다는 사실을 간과해서는 안 된다. 이를 '척추 디스크 수술 사후 증후군' 또는 '실패한

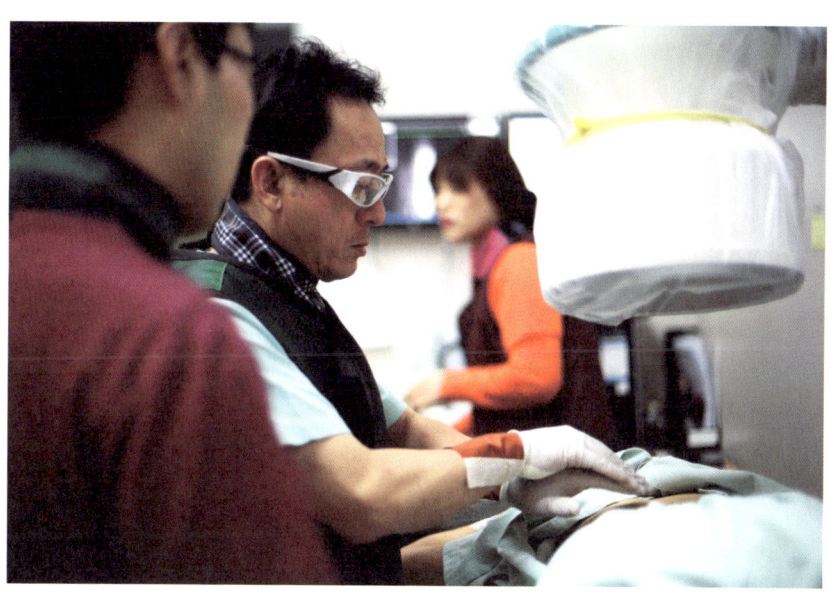

척추 수술 증후군'이라고 부르는데, CT 기술이 발달하기 전까지만 해도 이 병은 미스터리로 여겨질 만큼 일반에 알려지지 않았다. 게다가 1980년대까지만 해도 수술에 따른 부작용이나 후유증을 지금처럼 심각하게 받아들이지 않았다. 하지만 CT 기술이 발달하면서 수술 후에 생기는 병리 현상에 대한 정보가 하나둘 쌓였고, 수술에 대한 경각심 역시 높아지고 있다.

◇ 디스크는 수술한 부위에서 다시 탈출한다

디스크는 평소 튼튼한 섬유륜 막으로 둘러싸여 있다. 물론 디스크가 탈출했다는 것은 이 막에 균열이 생겼음을 의미한다. 하지만 심각한 파열이 아닌 이상, 이 막은 일정 강도를 유지하는 경우가 대부분이고 디스크가 저절로 흡수되어 원상회복하는 경우 다시 본래 위치와 강도를 되찾는다. 반면 수술로 섬유륜 막에 구멍을 뚫고 디스크를 긁어낸 경우, 2~3년 안에 해당 부위에서 추간판탈출증이 재발하는 일이 많다.

◇ 수술 후 척추 협착이 눈에 띄게 증가한다

척추 수술을 하면 척추의 불안정은 더욱 가중된다. 그런 까닭에 10년쯤 지나면 60% 내외에서 척추협착이 나타난다. 그중 25%는 극심한 협착으로 분류된다. 이는 수술을 하지 않은 사람들과 비교할 때 분명히 높은 수치이며, 문제가 있는 관절을 기구로 고정한 경우, 그 관절 위아래에서도 척추협착이 더 증가한다.

◇ 감염 때문에 재수술할 수 있다

모든 수술은 감염의 여지를 안고 있다. 문헌마다 다소 차이는 있지만, 평균적으로 3~5%가 수술 뒤에 감염이 나타나 장기적인 약물치료를 받아야 하고, 재수술을 받아야 할 만큼 심각한 경우도 1%가 넘는 것으로 알려졌다. 수술 후 감염은 수술한 뒤 바로 나타나는 경우보다 수술 후 6개월에서 1년 정도 경과한 뒤에 나타나는 경우가 더 큰 문제이다. 이처럼 나중에 나타나는 감염은 좀 더 오랜 기간의 치료가 필요하고, 치료 효과도 낮아 재수술을 해야 하는 경우가 많다.

◇ 수술 중 신경 손상이 발생할 수 있다

단순한 디스크 탈출 수술 뒤에도 60% 이상에서 신경을 싸고 있는 막들의 경막외 유착과 지주막하 유착이 나타나며, 이 때문에 신경에 대한 뇌척수액 공급이 저하된다. 또한, 상처가 신경을 손상시키면서 극심한 요통과 다리 저림을 유발할 수 있다. 드물게는 수술 중에 신경 손상이 발생하기도 한다. 단순한 손상은 저절로 회복되지만 심각하면 회복하기 힘든 장애나 극심한 통증을 남기기도 한다. 극심한 통증을 호소하는 실패한 수술 증후군 환자는 어떤 경로건 신경 손상이 발생했다고 볼 수 있는데, 이는 대부분 수술 후에 발생한 상처와 유착 때문이다.

◇ 척추 불안정성이 발생할 수 있다

척추 수술 이후 가장 많이 발생하는 문제가 척추 불안정성이 생기는 것이다. 특히 기구를 이용한 척추고정술을 시행한 경우, 척추불안정성이 발생하는 것은 시간문제이다. 일반적으로 수술 후 3~5년 사이에 대부분의 수술 환자가 척추 불안정성으로 고생한다. 특히 농사를 짓는 사람들은 허리를 굽히고 일하는 경우가 많기 때문에 척추 불안정성을 피해 가기 어렵다. 기구를 넣지 않는 일반적인 척추 수술도 큰 차이는 없다. 수술 과정에서 불가피하게 허리 뒤쪽 근육이나 뼈 등의 지지조직 일부가 손상되기 때문에 척추 불안정성 유발은 기정사실이라고 봐야 한다. 다행히 최근에는 내시경이나 최소 침습 복강경수술 등의 발달로 이 같은 부작용이 크게 줄어들었다.

통증박사
안강입니다 3

 수술 전 반드시 확인해야 할 7가지

아무리 간단한 수술도, 아무리 잘된 수술도 우리 몸을 수술 전과 똑같은 상태로 되돌려 놓을 수는 없다. 특히 척추는 인체를 떠받치는 기둥인 만큼 수술을 결정하기 전에 신중에 신중을 기해야 한다. 모든 환자는 자신의 상태를 정확히 알고, 수술하거나 하지 않았을 때 자기 몸에 어떤 변화가 일어날지 분명히 확인해야 한다. 수술을 고려한다면 자신과 의료진에게 반드시 다음의 7가지 질문을 던져보자. 이 질문에 대한 답을 듣고도 수술을 해야 하는 경우는 매우 드물다.

① **어떤 형태의 수술을 받아야 하는가?**
어떤 형태의 수술을, 얼마나 많은 부분에 해야 하는지, 왜 그런 수술이 필요한지 확인하라. 의사 입장에서는 결과가 좀 더 완벽하기를 바라기 때문에 수술 범위가 필요 이상으로 커질 수 있다.

② **통증의 원인이 분명한가?**
통증의 원인과 자신의 증세가 정확히 부합하는지 확인하라. 가능성이 크다는 이유만으로 수술해서는 안 된다. 예를 들어 디스크 팽윤이나 가벼운 디스크 탈출 정도는 꼭 수술이 필요한 것은 아니다.

③ **수술하지 않으면 어떤 상황이 벌어질까?**
통증이 더 심해질지, 증상 범위가 넓어질지, 의료적 근거에 의해 명확히 확인하라. 시급한 수술이 아니라면 시간을 더 갖고 신중하게 생각하는 쪽이 좋다.

④ **수술한 다음 발생할 수 있는 문제는 없을까?**
발생할 수 있는 부작용을 정확히 확인하라. 수술이 잘 되었다는 것과 증상이 완치

되었다는 말을 서로 다르다. 수술이 잘 되었는데도 증상이 악화되거나 전에 없던 증상이 나타나기도 한다. 간단한 수술이라며 의사가 설명해주지 않는다면 그는 당신의 병보다 다른 것에 더 관심이 있는 것인지도 모른다.

⑤ 나의 상태가 꼭 수술해야 할 정도인가?
수술의 숫자는 의사의 주관에 의하여 나라마다 20배 이상 차이가 난다. 수술을 하느냐, 하지 않느냐가 한 사람의 일생을 좌우할 수 있으므로 거듭 신중하여야 한다

⑥ 다른 의사들의 생각은 어떠한가?
되도록 많은 의사의 의견을 들어라. 전문의를 만나는 것이 어렵다면 공신력 있는 의료 사이트라도 이용해라. 단편적인 예로, 인맥과 돈이 많은 환자는 같은 병이라도 수술을 하는 비율이 낮고, 시골에서 올라온 노인 환자는 의사가 하자는 대로 수술하는 경우가 많다.

⑦ 수술 외의 다른 치료 방법은 없을까?
통증과 불편의 정도를 스스로 가늠해 보고, 장기적으로 일상에 지장을 초래할 정도인지 잘 생각하라. 경험 많은 치료자에게 받는 충분한 비수술적 치료가 더 효과적일 수도 있다. 수술은 필요한 사람에겐 최고의 치료이지만 잘못하면 의사와 환자 모두 원치 않는 결과를 불러온다. 환자를 나쁘게 하려는 의사는 없지만, 의사가 원치 않는 결과는 언제든지 생길 수 있다. 수술은 답이 아니다. 수술은 모든 치료법을 시행하고 난 뒤에 선택하는 최후의 방법이다!

11. 허리 통증이 오래되었는데 괜찮은 건가요?

🔍 만성통증, 척추협착증, 척추전방전위증, 추간판탈출증

**뇌까지 변화시키는 허리 통증
적절한 치료로 뿌리 뽑을 수 있어**

허리가 아픈 환자가 병원에 왔을 때 허리 주변만 들여다보다간 문제를 제대로 해결하기 어렵다. 현재 대부분 병원은 일반적으로 허리 통증 환자가 있으면 허리 부근에만 자기공명영상(MRI)을 찍는다. 이런 접근 방식으로는 안타깝게도 통증을 깨끗이 없애기 어렵다. 허리 통증을 일으키는 문제 자체는 이미 사라졌음에도, 장기적인 통증이 뇌를 변화시키는 바람에 환자는 '나는 아프다'라고 여기는 경우가 있기 때문이다. 10~20년이 지나면 허리 통증 환자가 내원하면 허리와 뇌의 MRI를 같이 찍는 것이 의료계에 보편화할 것이다.

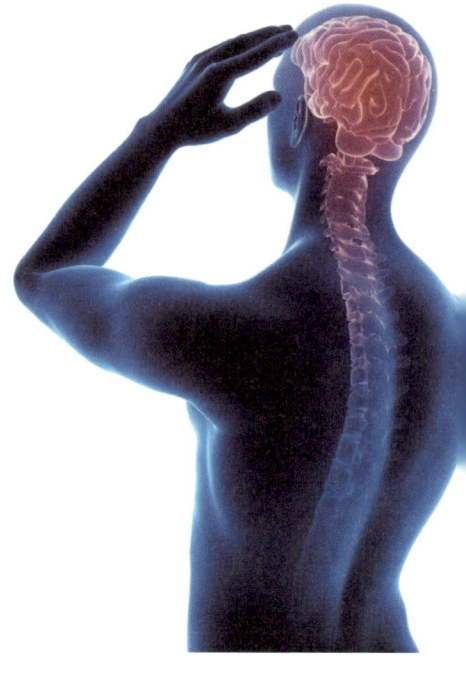

나의 아랍에미리트 환자인 칼리드는 의리를 중시하는 '남자 중의 남자'다. 그는 극심한 목 통증으로 현지 의료진에게 수술 권유를 받았는데, 친구 소개로 나를 찾아와 비(非)수술 치료를 받고 나았다. 그는 완치된 후 그의 아버지, 삼촌 등 가족

뿐 아니라 터키에 사는 친구 아들까지 내게 치료를 받게 했다. 그의 아버지, 삼촌, 친구 아들의 병명은 똑같이 척추관협착증이었지만 주원인은 서로 달랐다.

고령인 칼리드 아버지는 오래 걸으면 허리가 아프고 다리가 저리다고 했다. MRI 사진을 보니 협착증이 심각한 수준은 아니었다. 통증이 오래되면서 발생한 뇌와 신경의 변화가 더 문제라고 나는 판단했다. 칼리드 아버지는 내게 비수술 치료를 받고 증상이 호전됐다. 최근에는 이처럼 만성통증을 오래 앓은 환자에게서 뇌의 특정 부위가 얇아지는 이상을 발견하는 사례가 종종 보고된다. 이 경우 척추 자체가 원인이 아니므로 수술 시 원하는 효과를 얻지 못할 확률이 높다. 수술을 통해 고정쇠로 척추 움직임을 줄이면 얼마간은 덜 아프겠지만, 시간이 흐르면서 오히려 증상이 더 나빠질 수도 있다.

칼리드의 터키 친구 아들은 척추 전방 전위증과 심각한 추간판(디스크)탈출증 진단을 받고 2년간 고생하다가 척추 고정 수술을 앞뒀다. 서른도 안 된 아들이 대수술을 받는다는 말에 아버지는 기가 찰 노릇이었다. 칼리드는 친구 아들에게 "내가 모든 병원비와 숙박비를 지불할 테니 즉시 한국 안강병원으로 가라"고 말했다. 그리고는 내게 연락해 친구 아들의 치료를 부탁했다.

칼리드 친구의 아들인 오마를 처음 진단하고 나는 이렇게 말했다. "만일 치료 도중 심각한 마비가 진행되면 그 즉시 수술을 할 수도 있습니다." 디스크 탈출 증상이 더 심해지거나 혈액 순환이 막히는 등 이상이 생겨 갑자기 상황이 나빠질 수도 있기 때문이다. 이어 설명했다. "이 통증이 몇 개월 전에 생긴 것이라면 몇 가지 치료만으로 통증을 없앨 수 있을 겁니다. 그러나 1년 넘은 통증이므로 칼리드 아버지처럼 뇌나 척추 신경의 특정 부위에 변화가 생겼을 가능성이 있습니다. 그 변화가 계속되면 디스크 탈출 문제가 해결되더라도 통증은 이어질 수 있습니다." 또한 "척추 손상이 오래 진행됐기 때문에 척추관에 피를 공급하는 기능에 문제가 있을 가능성도 있다"고도 했다. 아픈 부위는 같지만, 그 기전은 전혀 다르며 어느 문제가 중한지에 따라 치료 방향도 달라진다는 것을 인지하도록 했다. 심한 비만이던 그는 이후 내게 비수술 치료를 받으면서 빠른 걷기와 식이요법을 병행했고 3개월 후 터키로 돌아가 별 탈 없이 지내고 있다.

이처럼 진료를 하다 보면 척추관협착증을 앓는 만성통증 환자 대부분에게서 복합적 원인이나 증상이 발견된다. 허리가 아플 때 척추 신경이 눌리는 것만이 문제라면 수술이 좋은 치료법이 될 수 있지만, 그렇지 않다면 수술은 장기적으로 손해가 될 수도 있다.

불과 10년 전만 해도 '만성통증은 치료할 수 없다'고 단정 짓는 학자가 많았다. 하지만 적절한 치료와 운동을 한다면 만성통증에 의해 얇아졌던 뇌의 특정 부위가 다시 두꺼워진다. 뇌 특정 부분이 얇아진다는 것은 뇌 신경을 보호하고 활동하게 돕는 주위 세포들이 손상되는 것이다. 이러한 세포들은 우리 노력으로 다시 만들어질 수 있다. 척추 신경 역시 웬만한 어려움을 이기고 회복할 수 있는 강인한 구조로 되어있다. 또 척추에 혈류 장애가 생긴 경우라도 신경 기능이 회복되면 어느 정도 혈류량도 증가한다. 만성통증은 호전될 여지가 있으며 완치 불가능한 것도 아니라는 뜻이다.

고혈압이나 당뇨는 평생 관리해야 하는 병으로 알려졌다. 만성통증도 그에 못지않게 집중적으로 관리해야 한다. 아플 때마다 주사 한 방에 위기를 넘기면서 버티겠다고 생각하다간 일을 키울 수 있다. 때에 따라서는 고혈압이나 당뇨보다 빨리 신체 노화를 유발하기도 한다.

만성통증은 가능하면 고쳐야 한다. 만일 완치될 수 없더라도, 집중적이고 엄격한 관리를 하면 훨씬 나아질 수 있다. 단, 퇴화를 부추기는 치료는 안 된다. 과도한 약물이나 수술은 심각한 문제를 일으킬 수 있다. 얇아진 뇌를 정상으로 되돌리는 좋은 방법은 '빠르게 걷기'다.

고관절 · 골반 · 엉치 · 천장관절 통증

1. 엉덩이 옆이 아파요. 앉아있을 때, 누워서 잘 때도 아파요.

 천장관절 통증, 척추전방전위증

천장관절 · 엉덩이 통증… 아픈 부위 대신 근본 원인을 찾아라

환자의 진단이 모호한 경우에는 의사도 오진(誤診)할 수 있다. 천장관절 통증과 엉덩이 통증이 대표적이다. 엉덩이와 척추 사이를 만지면 두 개의 뼈가 볼록 나온 부위가 존재하는데 이를 '천장관절'이라고 한다. 이 부위에선 통증이 매우 흔하게 발생한다. 문제는 이 통증이 척추 신경의 문제인지 관절의 문제인지 명확하지 않다는 점이다.

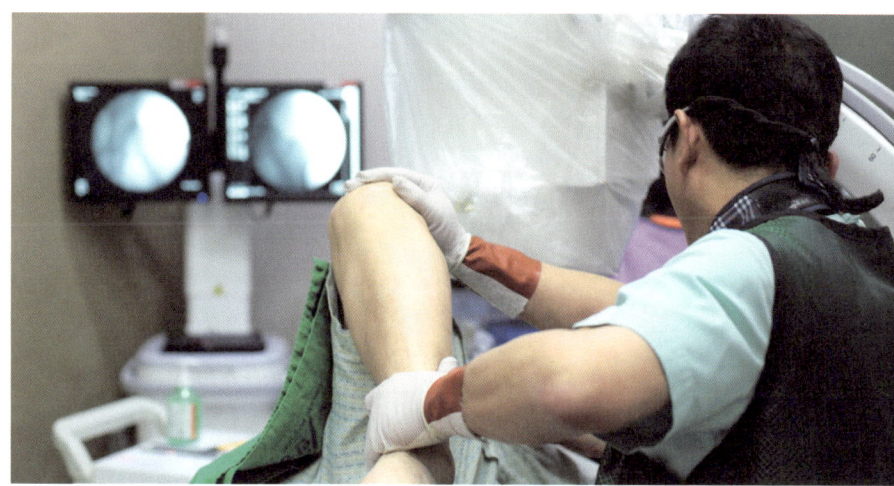

이 관절은 요추 5번 신경과 천추 1, 2번 신경의 지배를 주로 받는다. 척추관협착증을 앓는 환자의 경우 흔히 이곳에서 통증을 느낀다. 꼭 척추협착증이 아니어도 이 신경에선 문제가 흔히 일어난다. 이 때문에 천장관절 부위에서 통증이 느껴진다면 그 원인이 허리일 때도 있다. 또 통증이 천장관절 자체에서 발생하거나, 허리에서 내려오는 신경 다발의 문제로도 발생할 수 있다. 통증은 하난데 발생 원인은 다양하다는 이야기다. 자기공명영상(MRI)이나 엑스레이에서는 천장관절에서 통증이 느껴짐에도 이상이 잘 발견되지 않기도 한다.

천장관절질환을 의심하는 이학적 검사는 세 가지가 있다. 하나는 환자가 천장관절의 아픈 부위를 손가락으로 정확히 표현하는 것이다. 또 다른 하나는 의사가 천장관절을 움직였을 때 통증이 느껴지는지 확인하는 방법이다. 마지막으로 천장관절에 국소마취제를 주사했을 때 통증이 없어지는지 검사하는 방법이 있다. 이 세 가지 검사를 모두 마쳐도 천장관절질환이 있다는 확답을 내리기는 쉽지 않다.

앞서 말했듯, 허리에 문제가 있어도 천장관절에 통증이 생긴다. 천장관절 자체에서 통증이 발생할 수도 있다. 세계통증학회가 천장관절 통증으로 의심되는 환자에게 천장관절 내 국소마취를 한 결과, 20% 내외 환자에게서 순간적으로 통증이 없어짐을 확인했다. 연구팀은 이를 근거로 "천장관절 통증의 20% 내외는 천장관절 자체의 문제일 가능성이 크다"고 발표했다.

하지만 여전히 의문점이 남는 것은 천장관절을 지배하는 요추에서 내려온 신경들이다. 신경도 마취됐을 테니, 이것이 천장관절 고유의 질병임을 밝히긴 어렵다. 어쨌든 천장관절의 마취는 장기적으로 치료에 도움이 되지는 않는다.

천장관절의 문제이든 요추의 문제이든, 천장관절에 있는 통증을 전달하는 '센서'엔 분명히 과부하가 걸렸다. 이는 천장관절 자체의 문제가 아니다. 척추나 뇌에서 신경회로가 만들어졌기 때문이다. 천장관절의 센서들이 관절이 과민해진 결과로 움직임이 제한되고, 통증이 더 쉽게 느껴질 수 있다. 중요한 건 천장관절을 지배하는 신경회로가 과민해졌다는 점이다. 이를 의학용어로 '신경의 가소성'이라 부른다.

만성통증(慢性痛症)은 단순한 병이 아니다. 한 번 아픈 곳은 갈수록 더 아프고, 덩달아 아픈 곳 주위도 긴장하며 통증이 느껴지는 복잡한 질병이다. 우리 몸의 신경회로가 그렇게 설정돼 있기 때문이다. 즉 통증이 발생하는 원인을 정확히 안다면 치료는 그리 어렵지 않다. 전구가 깜빡이면 전구만 바꾸려 하지 말고 스위치의 문제인지, 배선의 문제인지 '원인'을 찾는 게 우선이다. 통증의 원인을 정확히 찾아내고, 이에 딱 맞는 치료법을 적용해야 한다. 원인을 정확히 알지 않으면 잘못된 치료와 오진을 낳는다.

오진 많은 천장관절통증, 정확한 진단으로 치료 가능

천장관절은 엉치뼈 바로 바깥에 있는 뼈다. 쉽게 이해되지 않으면 말이나 개의 엉덩이에서 바로 옆에 위치하는 관절이 천장관절임을 이해하면 편할 것이다.

천장관절에 문제가 있는 사람들은 앉아 있는 것이 특히 힘들다. 앉아 있을 때 의자에 닿는 부분이 아프기 때문이다. 심한 경우엔 옆으로 누워서 잠을 잘 때도 통증이 나타난다.

아랍에서는 앉아서 담소를 나누면서 의견을 조율하고 화합하는 문화가 있다. 어느 집에 가나 커다란 응접실에 여러 명이 앉을 소파가 가지런히 놓여있다. 때에 따라서는 식사를 하는 동안에도 물담배를 피우며 손님과 대화를 나눈다. 그들의 대화는 서로를 존중하며 배려하는 것이 역력하다. 그들의 대화 기술은 때론 매우 뛰어나 개인적으로는 배울 점이 많다고 생각한다. 아랍인들에게 집에 찾아오는 손님이 많은 것은 집안의 자랑거리이고 찾아온 손님에게 최선을 다하는 것이 예의다. 사람과의 관계를 더없이 중요하게 여기는 그들의 문화는 우리나라와 비슷한 부분이 많다.

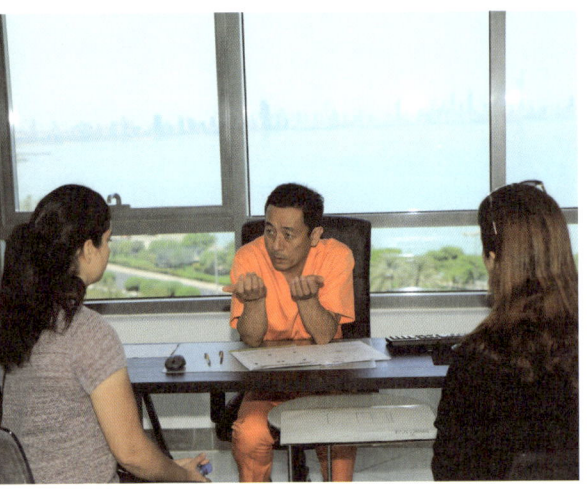

이렇게 아랍인들은 앉아 있는 시간이 많다 보니 허리나 고관절에 문제가 생겨 병원을 찾는 경우가 종종 있다. 심하면 좌골점액낭염처럼 의자에 닿는 엉덩이 부분에 염증이 생기는 경우도 있다. 천장관절 부위의 통증은 매우 흔하다. 천장관절 환자의 40%는 천장관절 부위의 통증을 호소한다. 고관절의 관절염도 앉아 있을 때 통증을 호소하므로 잘 구별해야 한다. 50대 후반의 한 여성이 앉아 있기만 하면 나타나는 통증 때문에 내원한 적이 있다. 의자에 닿는 좌골 부위의 통증을 호소했고 그동안 여러 진단을 받고 치료했지만, 호전이 없었다고 했다. 현재는 좌골점액낭염 진단을 받았다고 했다. 하지만 좌골점액낭염이 생길만한 곳을 아무리 만져도 압통이 있는 부분이 없어 좌골점액낭염은 아니었다. 실제로 촉진을 해보니 천장관절 아랫부분에 극심한 통증이 있었다. 환자는 천장관절의 병으로 진단받고 좋은 치료 결과를 얻었다.

천장관절 부위의 통증은 매우 흔하다. 하지만 실제로 천장관절의 병은 흔하지 않다. 게다가 환자가 통증을 느끼는 부위가 모호해 오진을 내리기에 십상이다. 그러다 보니 천장관절의 병은 보는 관점에 따라 진단이 너무 과다하게 많이 있을 수도 있고 적절한 진단이 안 돼 고생하는 경우도 적지 않다. 하지만 천장관절은 정확한 진단만 된다면 치료가 어려운 병은 아니다.

골반, 엉치 통증은 쉽고 안전한 'FIMS' 치료로

골반과 엉치, 혹은 고관절(엉덩관절) 부위의 통증을 명확하게 구분해야 할 필요가 있다. 골반 통증이란 보통 배꼽 아랫부분의 통증을, 엉치 통증이란 허리 아랫부분의 통증을 말한다. 많은 사람들은 외측(바깥쪽) 고관절 부위를 골반 혹은 엉치라고 말한다. 정확한 위치를 나타내기 위해서는 외측 다리 윗부분, 혹은 외측 고관절 부위라고 해야 한다. 골반 통증은 자궁, 난소, 요로, 성기 등 내장의 통증에 의한 것도 있지만, 산부인과나 비뇨기과 문제가 아닌 신경이나 근육, 힘줄의 문제로 생기기도 한다.

환자 박 모 씨는 10년 전부터 쪼그려 앉거나 양반다리를 하면 앞쪽 골반 부위가 땅기고 순간적인 통증을 느꼈다. 엑스레이 검사를 했지만, 이상이 없다는 결과가 나와 방치했다. 최근에 등산을 하고 온 날이면 골반 부 위에 심한 통증이 몇 시간이 지나도 사라지지 않았다. 알고 보니 고관절 부위가 심하게 망가진 골관절염이었다. 만약 박 씨가 10년 전에 병원을 찾았더라면 '고관절 포획증후군'이라는 비교적 가벼운 진단을 받았을 것이다. 하지만 이미 돌이킬 수 없는 변화가 온 상태였다.

골반 통증은 여러 원인에서 비롯된다. 의사가 진단할 때는 서둘러 각종 촬영을 하기보다는 손으로 만지고 환자의 말을 경청하는 것이 중요하다. 이때 허리, 내장, 고관절, 근육 등 여러 부위의 문제를 고려해야 정확한 진단을 할 수 있다.

우선 고관절이 움직이는 범위를 체크하면 문제가 있는지를 알 수 있다. 사타구니

쪽을 지나는 근육을 통해서는 힘줄이나 근육이 손상됐는지를 알 수 있다. 허리를 만져보면 척추의 병을 알 수 있고, 하복부를 만져보면 내장에 문제가 있는지를 알아볼 수 있다.

엑스레이나 자기공명영상(MRI)에서 정보를 얻는 것도 중요하지만, 어떤 검사를 해야 정확할지는 손으로 직접 만지는 검사로 대부분 판별된다. 직장인 유 모 씨(50)는 일어나 걸으려 할 때마다 엉치에 극심한 통증이 나타났다. 처음엔 걸을 만했지만 100m만 걸으면 엉치가 아파서 허리가 저절로 구부려졌다. 허리를 펴려고 하면 "악" 소리가 났다. 허리 문제로 나타나는 전형적인 엉치 통증이었다. 엉치 통증이 지속되면 허리가 굽고 팔자 걸음걸이가 된다.

엉치에 나타나는 통증은 대부분 허리에 관련된 신경의 문제이므로, 허리 문제를 우선적으로 생각해야 한다. 허리를 지나서 엉치로 가는 신경은 흔히 마찰이 심해 문제를 많이 일으킨다. 허리를 지나는 신경은 주로 다리를 향하지만, 일부 신경은 엉치나 고관절 부위를 지배한다. 이 때문에 검사를 통해 어느 신경의 문제인지 확인해야 정확히 진단할 수 있다.

골반이나 엉치의 통증은 진단이 정확하면 치료는 어렵지 않다. 'FIMS' 라는 치료법은 신경이나 혈관이 다치지 않도록 고안된 특수바늘을 이용하는 방법이다. 스테로이드와 같은 약물을 사용하지 않고, 신경이 마찰되는 부위에 들어가 신경이 마찰되지 않도록 주위 조직과의 유착을 막아주고 두꺼워진 신경을 정상화해 마찰되지 않도록 해준다.

 ## 엉덩이 가운데 '천장관절' 통증 근본 원인은 허리 · 엉치일 수도

천장관절 통증, 엉치 통증, 엉덩이 통증, 궁둥이 통증, 골반 통증.

이렇게 통증이 일어나는 다섯 부위는 분명히 위치가 서로 구분된다. 그럼에도 환자들은 각 부분을 항상 헷갈린다. '엉치'는 척추와 꼬리뼈 사이에 있는 손바닥 하나 크기의 이등변 삼각형 모양 뼈. 엉덩이 가운데에 손바닥을 갖다 대면 닿는 바로 거기다. 그 바깥쪽으로 만져지는 관절이 '천장관절'이다.

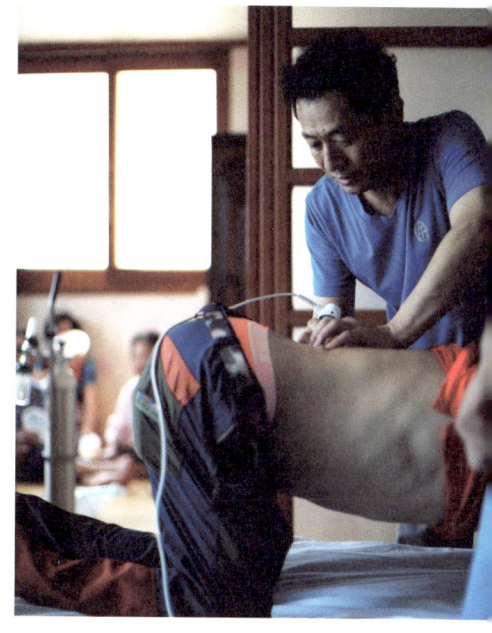

천장관절의 통증은 천장관절 자체보다는 허리 문제에 기인한 것이 많다. 천장관절에 충격을 줘 극심한 고통이 생기고 천장관절에 부분 마취를 했을 때 아픔이 없어진다면 천장관절만의 문제라고 주장하는 사람도 있지만, 그 역시 사실은 허리에서 발생한 문제일 가능성을 배제할 수 없다.

천장관절 통증은 근본 원인을 알아내는 것이 치료의 향방과 가능성을 결정짓는다. 논문마다 차이가 크지만, 천장관절 통증을 호소하는 환자 가운데 천장관절 자체 문제로 아픔을 느끼는 경우는 10~15%로 추정된다. 설사 천장관절의 문제라도 천장관절을 지배하는 신경들은 허리나 엉치와 연결되므로, 허리나 엉치 치료를 하는 것이 통증 완화에 도움이 될 수 있다.

실제 환자 사례를 하나 보자. 몇 년 전, 키가 크고 잘생긴 주한 외교관 한 분이 10년째 계속된 천장관절 통증으로 내원했다. 점잖은 체면의 상당히 지체 높은 집안 아들인데, 중요한 자리에서도 오래 앉지 못하고 안절부절못하니 교양 없는 사람으로 찍힐까 봐 스트레스가 이만저만이 아니라고 했다. 환자는 천장관절 부위 통증이라고 주장하는데, 실제로 천장관절을 눌러 보거나 충격을 줘도 통증을 느끼지 못했다. 척주(여러 척추뼈가 연결돼 기둥을 이룬 부위) 사진도 깨끗했다. 이리저리 고민하다 이분에게 척추뼈가 하나 더 있음을 감지하고는 머리에 스치는 것이 있었다. 천장 관절과 다리 뒷부분의 통증은 엉치신경의 문제일 수 있다는 생각이 든 것이다. 이 판단에 따라 엉치 신경 치료를 했고, 다행히 환자는 통증이 많이 호전돼 본국으로 돌아갔다. 그는 지금도 친한 친구로 지내며, 내가 외국에 있을 때 많은 도움을 줬다. 이처럼 천장관절 통증은 그 자체보다는 허리나 엉치신경 등에 문제가 잠재돼 있기 일쑤다.

천장관절 바로 바깥쪽에 힘을 주면 봉긋 솟은 곳이 '엉덩이'다. 바로 그 바깥 아래에 힘을 주면 움푹 들어가는 부위가 '궁둥이'다. '볼기'라는 것은 아마도 엉덩이나 궁둥이 쪽을 포괄적으로 나타내는 말이라 생각한다. 볼기 통증은 주로 허리에서 내려온다.

'골반 통증'이라는 말도 의료 현장에서 많이 쓴다. 일반적으로 골반 내부의 문제 또는 배꼽에서 사타구니 부위에서 나타나는 아픔을 가리킨다. 여성 생식기나 비뇨기에 생기는 세균성 골반염이나 비(非)세균성 만성 골반통 등이 대표적이다. 비세균성 골반통은 남녀 모두 빈뇨(頻尿), 따가움 등으로 표현되는 대표적인 만성 통증이다.

의료 소비자들은 스스로 똑똑해져야 한다. 천장관절을 포함한 다양한 부위 명칭을 제대로 알고, 특히 천장관절 통증이 다른 부위에서 기인한 문제일 수 있다는 점을 기억하자. 그래야 때로는 의료진에게 해당 부위를 세심하게 살펴달라고 주장할 수 있다.

2. 골반·엉치에 날카로운 통증이 있어요. 소변을 볼 때, 성관계를 할 때 아파요.

 골반통 증후군

흔하지만 잘 알려지지 않아 정확한 진단·치료 어려워

골반통 증후군은 흔하면서도 잘 알려지지 않은 병이다. 크게 세 가지로 나뉜다. 하나는 골반을 싸고 있는 근육이나 인대들에 의해 발생하는 통증이다. 또 다른 하

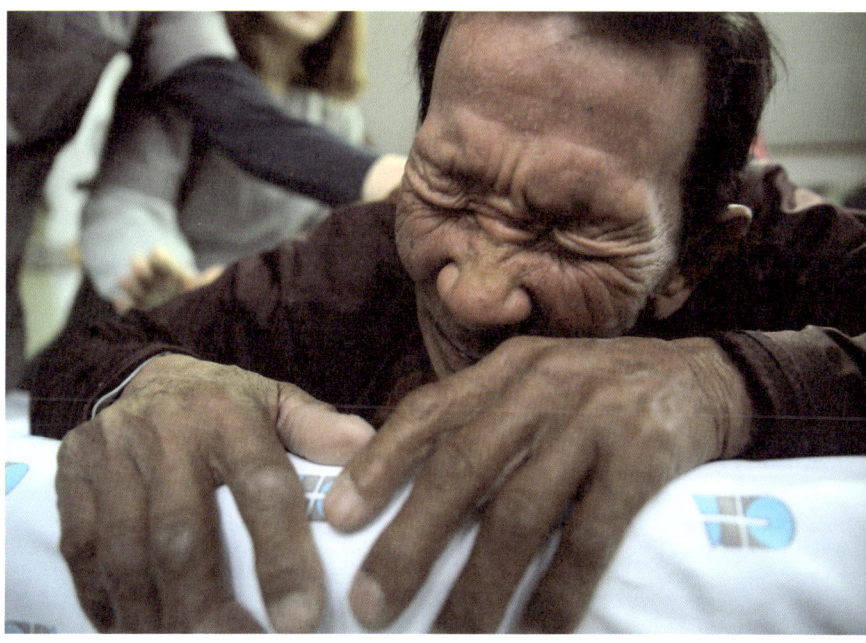

통증박사
안강입니다 3

나는 남성은 전립샘, 여성은 산부인과나 비뇨기과 등 장기와 관련된 통증이다. 마지막 하나는 어떤 행위 중 찌르는 듯한 날카로운 통증이 짧게는 몇 분에서 길게는 수십 분 이어지는 것을 특징으로 하는 신경병으로 항문거근증후군, 꼬리뼈통증 증후군, 성기의 통증 등이 이에 해당한다.

병원에는 골반 중에서도 엉치뼈와 엉덩뼈 사이에 있는 '천장관절'이 아프다며 오는 환자가 많은데, 사실 천장관절 자체에 문제가 생기면 걷기 힘들 정도로 아플 뿐 아니라 걷는 형태조차 달라지므로 금방 진단할 수 있다. 이런 경우 △허리 △골반 안팎의 인대 근육 △고관절 등 세 군데를 검사하면 원인까지 신속히 파악할 수 있다. 장기와 관련된 통증도 종종 보게 된다.

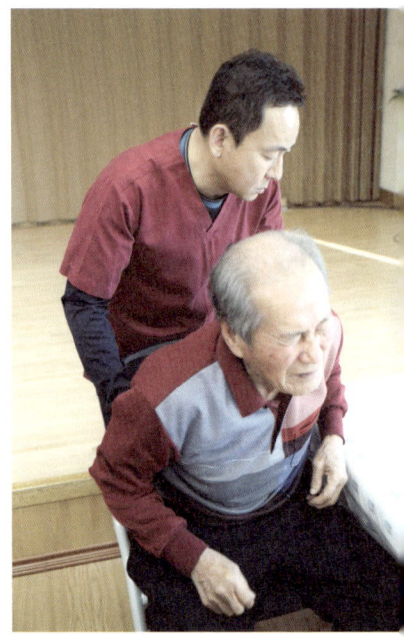

남성은 소변을 볼 때 배꼽 아래에서부터 사타구니뿐 아니라 안쪽 다리까지 통증이 나타난다. 이 경우 전립샘의 문제가 많은데 전립샘의 문제는 염증성과 비염증성으로 나눈다. 염증성은 전립샘에 세균이 존재한다는 의미인데, 잠재적 균에 의해 전립샘암으로 악화될 수 있고 증상도 겉으로 나타나지 않는 때도 있다. 여성은 남성보다 다양한 증상을 호소한다. 자궁내막염, 유착, 방광염 등이 흔하지만, 허리나 골반의 신경, 근육 인대 등에 문제가 있는 경우도 많다. 이 때문에 비뇨기과나 산부인과적인 검사를 모두 하고 나서도 원인을 못 찾는 경우가 종종 있다.

40대 남성에게서 흔히 나타나는 항문거근증후군은 대변을 볼 때 항문을 끌어올리는 근육에서 찢어지는 듯한 통증이 길게는 수십 분까지 느껴지는 것을 말한다. 여성은 성관계 도중 날카로운 통증이 발생하거나, 심지어 옷깃만 스쳐도 아픈 때도 있다. 이러한 다양한 골반 통증 증후군의 문제는 치료뿐 아니라 제대로 된 진단을 받기도 쉽지 않다는 것이다. 다른 사람의 아픔을 이해하는 것은 얼핏 생각하는 것만큼 쉽지 않다. 특히 골반과 관련된 통증은 그 정도가 심하고 통증이 느껴지는 부위가 남에게 쉽게 털어놓고 말하기가 어려운 곳이라 더욱 그렇다.

진료했던 환자 중에 골반 통증에 심하게 시달렸던 부인이 있었다. 극심한 통증 탓에 수년간 성관계를 하지 못했고, 우울증과 불안증이 겹쳐 극단적인 생각을 하게 된 사례다. 하지만 그 환자에겐 다행히 아내의 증상을 참고 견뎌 주는 남편이 있었다. 증상에서 헤어나오기 위한 치료와 운동은 절대 쉽지 않았지만, 그 남편은 묵묵히 참아줬다. 치료가 교착 상태에 빠질 땐 부인의 기운을 북돋워 주고 의사인 내게도 격려를 아끼지 않았다. 그 환자의 증상이 호전됐을 때 부부가 함께 고맙다는 말과 함께 행복한 웃음을 지을 때 가슴이 뭉클했고 의사로서 행복했다. 아직도 그 남편을 생각하면 내 인격이 많이 모자람을 느낀다.

3. 사타구니 안쪽과 부위가 전체적으로 아파요.

 골반통, 척추전방전위증

케켈 운동 · 기마 자세 꾸준히 하면 사라져

사타구니 안쪽과 천장관절(엉치뼈와 엉덩이뼈가 만나는 부위)의 통증을 호소하는 46세 여성이 얼마 전 나를 찾아왔다. 이 여성은 "골반 부위가 전체적으로 아파서 산부인과에 갔다가 자궁근종 진단이 나왔고, 이후 자궁적출 수술을 받았는데 통증은 더 심해졌다"고 말했다. 이는 자궁근종이 통증의 원인이 아니라는 뜻이었다. 통증 부위를 손으로 눌러보는 촉진, 통증의 양상을 물어보는 문진을 한 결과, 요추 2~3번을 따라 내려오는 통증과 요추 4~5번의 전방전위증을 함께 갖고 있었다. 이 여성은 성기와 사타구니 안쪽을 관장하는 폐쇄신경 자극술과 요추 FIMS (투시영상하 신경자극술 및 미세유착박리술) 치료를 받고, 이후 골반바닥근 운동을 꾸준히 해서 통증을 잡았다.

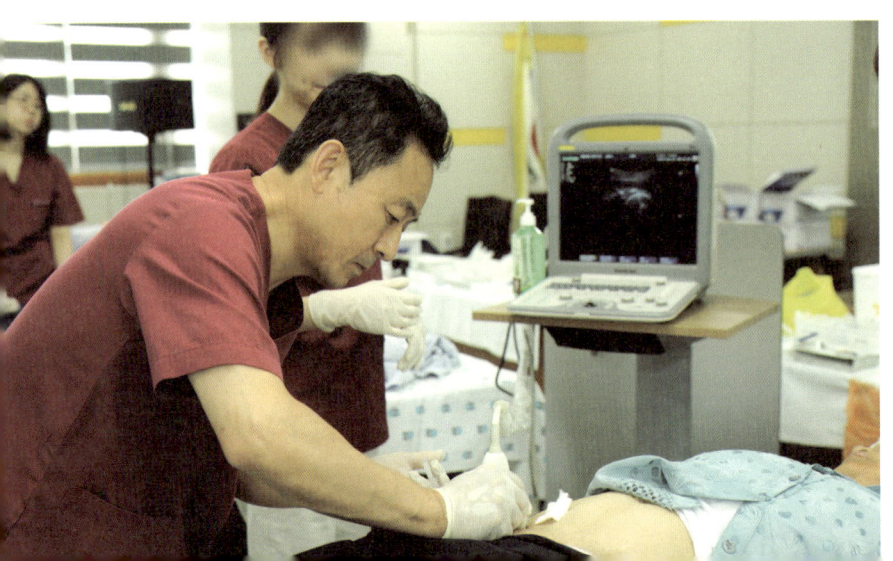

골반통은 아주 흔한 증상이다. 여자에게 많다고 생각하지만, 남자에게도 흔하다. 골반통의 원인은 크게 근골격계의 문제, 자궁 및 자궁부속기의 문제, 방광·전립선·요로의 문제로 나뉜다. 그중에 골반바닥근이 약화하면서 나타나는 근골격계 문제가 가장 흔하다. 골반바닥근은 질이나 요도의 입구를 둘러싸고 있으며, 방광·자궁·대장을 받쳐준다. 나이가 들거나 출산을 하면 이 근육이 늘어진다. 그러면 아랫배가 나오면서 골반·천장관절·사타구니·고관절 통증, 허리통증, 성관계 시 성기 주위 통증, 배변 시 통증과 불쾌감, 여성의 경우 배란기 통증과 불임 등이 나타난다. 최근 나온 문헌에 따르면, 골반바닥근이 두꺼운 사람은 요통이나 골반통이 적게 나타난다.

골반통은 진단이 매우 까다롭다. 그래서 각 분야 전문의가 협력해서 원인을 찾아야 한다. 산부인과 또는 비뇨기과적인 문제가 없으면 근골격계 문제를 고려해야 한다. 반대로, 근골격계 문제가 아니면 산부인과나 비뇨기과 의사가 원인을 찾아봐야 한다. 골반이나 회음부의 근골격계는 구조와 기능이 매우 복잡하므로, MRI나 초음파 같은 영상검사만으로 통증의 원인을 정확히 알아내기 쉽지 않다. 의사가 환자의 증상을 들으면서 몸을 직접 만지며 하는 검사(이학적 검사)가 가장 효과적이다. 근골격계에서 비롯된 골반통의 치료에는 골반바닥근을 강화하는 것이 가장 중요하다. 우선, 회음부를 의식적으로 조였다가 놓았다가 하는 케겔 운동을 꾸준히 해야 한다. 기마 자세를 유지하는 방법도 효과가 있다. 골반통은 정확한 원인을 찾아내면 완치할 수 있다. 미심쩍은 이유로 섣불리 엉뚱한 수술을 하면 통증이 더 악화하므로 세심한 진단이 중요하다.

통증박사
안강입니다 3

무릎 통증

1. 잘 낫지 않는 무릎 통증 때문에 뛰거나 무릎을 굽히기 어려워요.

🔍 *관절염, 신경의 가소성*

 잘 낫지 않는 관절 통증, 관절 아니라 신경의 문제

무릎이 아프다고 찾아온 젊은 아랍인 환자가 있었다. 걸을 수는 있었지만 뛰거나 무릎을 굽히기 어려워했다. 무릎 주위 근육은 말라 있었다. 통증은 2년 전부터 심해졌다고 했다.

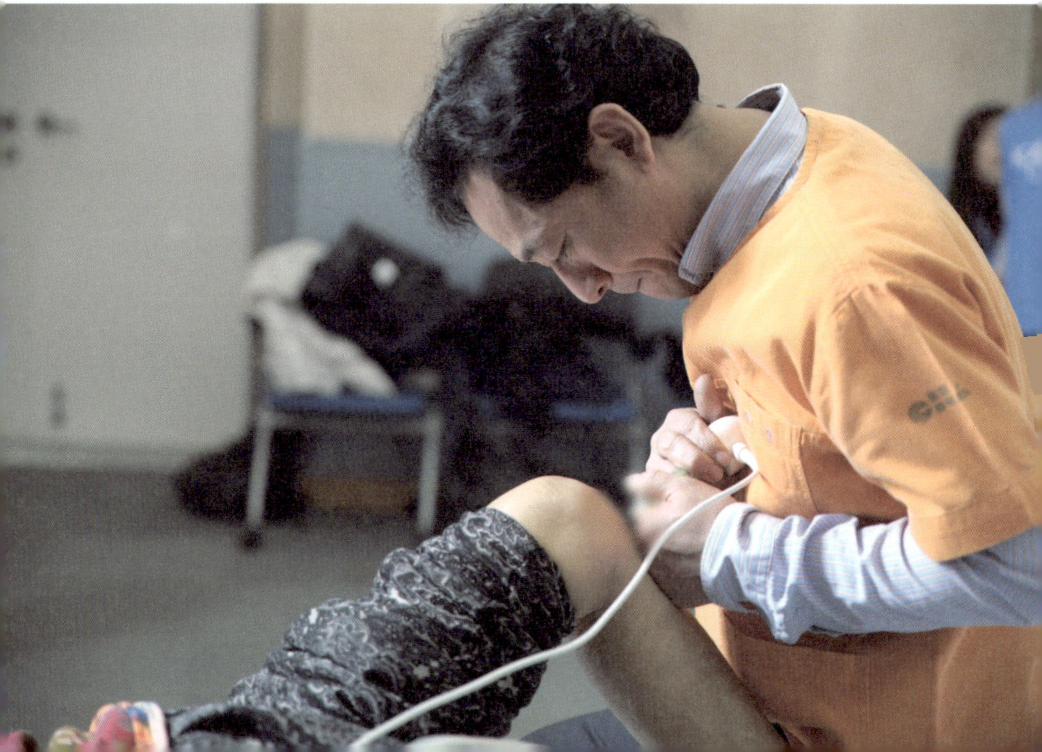

MRI로 들여다보니 무릎 주위에 염증이 있기는 했지만 심각하지는 않았다. 이 환자는 영국에서 호파씨병(무릎 앞 지방조직의 염증으로 인해 통증이 오고 운동 범위가 줄어드는 증상이 나타나는 병)을 진단받았다고 했다. 이후 수많은 의사를 만났지만, 각각 다른 진단을 내려서 환자의 혼란이 가중된 상태였다. 진료 후 "지금 당장은 무릎이 아프지만, 이 증상은 뇌의 변화 때문에 발생한 것"이라고 설명하자 그는 깜짝 놀랐다.

사람 몸은 손상이 가해지면 몇 주 안에 회복할 수 있도록 설계됐다. 아무리 길어도 수개월 이상 통증이 지속해서는 안 된다. 상처가 다 나았는데도 계속 아프다면 이는 '만성통증(慢性痛症)'이다. 만성통증을 해결하기 위해서는 '왜 더 아파졌는가'를 생각해야 한다.

인간의 뇌에 반복적인 자극이 가해지면 그 자극에 대한 반응이나 반사를 강화하는 변화가 신경회로에 생긴다. 이런 변화를 '신경의 가소성'이라고 한다. 자극의 강도가 강할수록, 오랜 시간 지속할수록 더 많이 변한다.

이 현상을 이해하는 데는 한석봉의 사례가 도움된다. 불을 꺼놓고 한석봉은 글을 쓰고 그의 어머니는 떡을 썰었다. 한석봉의 글은 삐뚤었지만, 어머니가 썬 떡은 가지런했다. 한석봉 어머니의 신경 가소성 변화가 한석봉보다 더 많이 일어난 것이다.

이러한 신경의 가소성이 만성통증의 주범이라는 것에 대해 과학계에서는 별다른 이견을 달지 않는다. 무릎을 반복적으로 다쳤다면, 다치고 나서 상당 시간이 지났는데도 계속 아프다면 이미 신경 가소성이 발생했다고 볼 수 있다. 한석봉 어머니는 떡을 더 잘 썰게 됐지만, 똑같은 기전에 따라 환자는 더욱 아파진 것이다. 이 경우 문제는 무릎이 아니라 무릎에 해당하는 신경회로다.

통증박사
안강입니다 3

어깨가 아픈 원인은 서로 자꾸 부딪히는 뼈의 문제라는 인식 때문에 수십 년간 뼈를 갈아내는 수술이 진행됐다. 하지만 이제는 대부분은 이 수술이 의미 없다는 주장이 많다. 신경회로 변화 때문에 어깨뼈가 부딪히도록 설정이 된 것이 더 큰 문제일 수 있다.

최근 스포츠의학에서도 비슷한 연구가 주목받고 있다. 손상 후 신경회로 변화를 그대로 둔 상태에서 재활 치료를 하면 문제가 더 심각해진다는 것이다. 때로는 증상을 악화시켜 결국 선수의 수명을 짧게 만들 수 있다. 다시 말하면 아픈 부위에만 신경 쓸 것이 아니라 아프게 하는 신경회로 문제를 해결해야 한다.

내 경험상 이런 환자는 무릎 등 다친 부위 치료부터 진행하면 통증이 악화할 수밖에 없었다. 아픈 부위에 영향을 미치는 원인을 찾아 해결하는 것이 급선무였다. 이때, 운동처방도 같이해야 한다.

어느 부위든지 병이 낫지 않는다면 아픈 곳의 문제가 아니거나, 아픈 곳만의 문제가 아님을 반드시 고려해야 한다. 이 현상은 젊은 사람뿐 아니라 모든 연령층에서 나타날 수 있다. 통증 부위에 주사 치료를 하는 것은 무의미하거나 해가 될 수 있다. 세심한 진단을 통해 신경회로 문제를 반드시 가려내야 좋은 치료 결과가 따라온다.

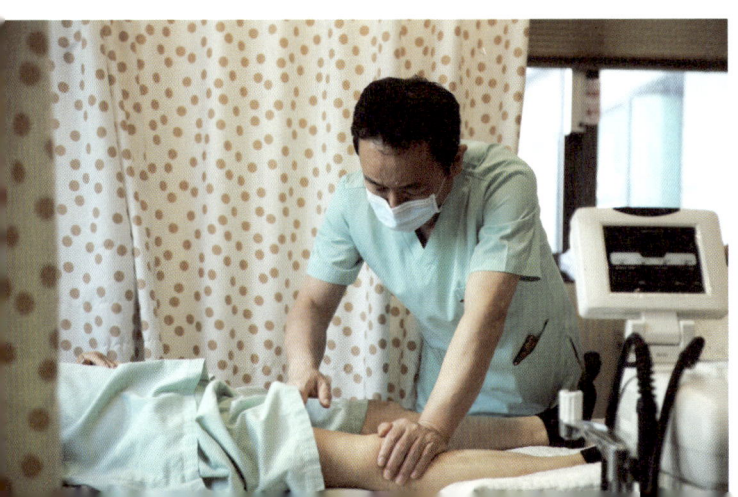

2. 나이 들고 무릎이 너무 아파서 걷기 힘들어요.

 퇴행성관절염

무릎 위 근육단련엔 평지 걷기가 최고

최근 황당한 일을 겪었다. 70대 노모를 모시고 한 남자가 병원을 찾아왔다. 노모는 퇴행성 관절염으로 우리 병원을 찾은 환자였다. 간단한 치료와 더불어 운동요법을 알려드리면서 "많이 걸어야 한다"고 당부했다. 그 환자의 보호자는 대뜸 화부터 냈다. 퇴행성관절염을 앓고 있는 노모에게 왜 걷기를 시키느냐는 항의였다.

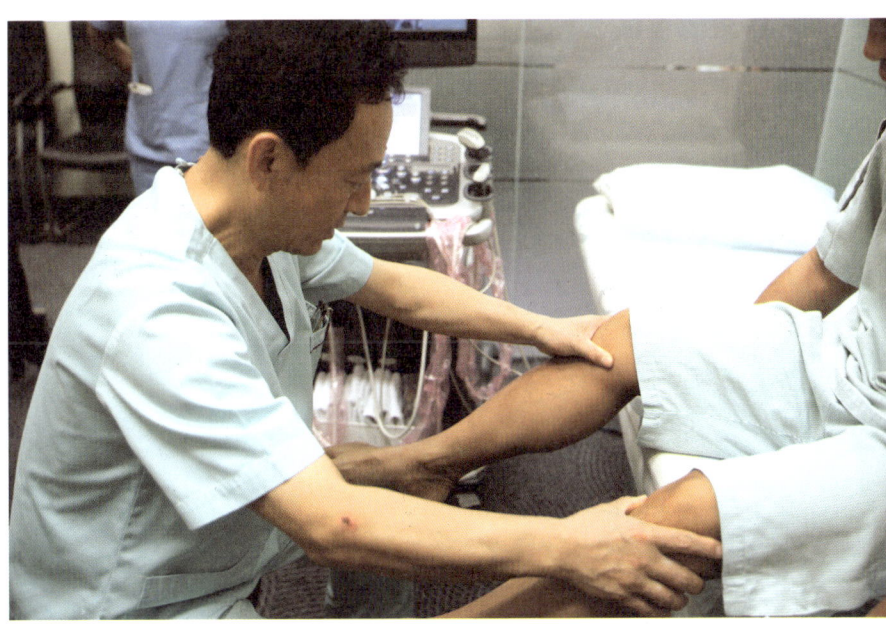

다리를 많이 써서 생긴 병인데, 안 써야 하는 것 아니냐고 따져 물었다. 아무리 친절하게 걷기의 중요성에 관해 설명을 해도 보호자는 의심을 쉽게 풀지 않았다.

하지만 학계에서는 퇴행성관절염 환자가 무릎 운동을 해야 한다는 게 정설이다. 퇴행성관절염은 대부분 무릎을 잡고 있는 힘줄, 근육, 인대 등이 약해져서 오는 질환이다. 그 때문에 무릎 주변 힘줄, 근육, 인대를 강화시키는 운동은 매우 중요하다고 할 수 있다. 예를 들어 무릎 주변 근육을 보면 그 사람의 무릎 상태를 알 수 있다. 가령 축구선수가 부상을 당하지 않으려면, 무릎 주변 근육이 튼실해야 한다. 퇴행성관절염을 진단할 때도 마찬가지다. 무릎이 닳은 것보다는, 무릎 위의 근육 상태가 전체 다리의 상태를 진단하는 데 더 도움이 된다. 진단을 내릴 때 무릎 위의 근육이 튼튼한지 그 두께가 얼마나 되는지를 반드시 측정하는 것도 이 때문이다. 무릎 위 근육을 단련시키는 가장 좋은 방법은 역시 걷기다. 특히 등산, 계단보다는 평지를 걷는 것이 좋다. 배꼽 아래에 힘을 주고 보폭을 크게 하면 허리가 굽는 것을 방지할 수 있다.

퇴행성관절염 환자는 걷지 말고 최대한 무릎을 쓰지 말라는 건 편견이다. 물론 심할 경우 인공관절 수술을 하는 일도 있지만, 수술을 피하려고 걷지 않는 건 더 큰

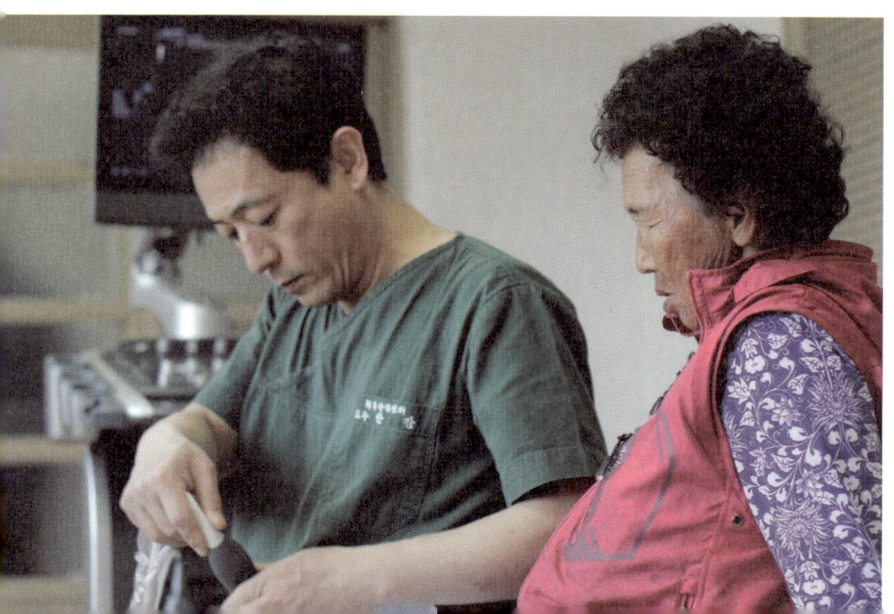

문제가 될 수 있다. 퇴행성관절염이 심해 걷기가 어려운 정도라면 다른 운동법을 시도할 수 있다. 누운 자세에서 앞무릎에 힘을 주는 것이다. 앞무릎에 약 10초 동안 힘을 줬다 쉬기를 30회 정도 반복하면 된다. 이 동작이 숙달되면, 무릎 아래에 베개를 받치고 같은 방식으로 힘을 줬다 뺐다 하면 된다. 이후에는 의자에 앉아서 무릎을 폈다가 접었다가 반복하고, 이후에는 신발에 1kg 아령을 달고 같은 동작을 계속하면 좋다. 무엇보다 자기 무릎 상태가 어떤지에 대한 정확한 진단을 받고, 맞춤형 운동 방법을 배우는 것이 중요하다. '무릎이 아프면 걷지 말라'는 편견에 갇혀 평생 사용해야 할 무릎 건강을 악화시키지 말자.

 ## 전신에 나타나는 골관절염

우리는 흔히 한두 가지 관절의 통증을 종종 느낀다. 하지만 아프다고 해서 꼭 관절이 망가져 가는 것도 아니고, 아프지 않다고 해서 관절이 멀쩡한 것도 아니다. 우선 골관절염(퇴행성관절염)에서 사람들이 잘못 생각하는 몇 가지가 있다.

첫 번째, 무릎 관절의 연골이 닳으면 아플 것이라고 대부분 사람이 생각한다. 하지만 무릎 연골에는 통증을 전달하는 통증 수용체라는 것이 존재하지 않는다. 무릎의 연골이 닳아 통증을 만들어낸다는 근거는 없다. 그러므로 '연골이 닳으면 무조건 아프다'는 공식은 틀린 것이다. 다시 말해서 사진상 연골이 어느 정도 닳았어도 절대 겁먹을 필요가 없다. 연골이 닳는 정도가 통증과 비례하는 것은 아니다. 어떤 사람들은 무릎 관절이 매우 닳았어도 멀쩡하고, 어떤 사람은 조금만 닳아도 아플 수 있다. 이런 이유는 연골 자체가 통증의 원인이 아니라, 연골 주위의 변화가 통증을 만들어내기 때문이다. 물론 무릎의 충격을 완화하고, 유연한 움직임을 만드는 데 연골은 매우 중요하므로 잘 관리하여야 한다.

연골에는 두 가지가 있다. 하나는 섬유성 연골(fibrous cartilage)이며 이는 아주 쉽게 재생된다. 하지만 말이 연골이지 연골의 역할을 잘하지 못한다. 다른 하나는 초자성 연골인데 이것이 진짜 연골이다. 이 초자성 연골(hyaline cartilage)은 여러 연구 결과에 따르면 스스로 재생될 수 있는 능력이 있다고 생각되지만, 아직 인공적으로 그러한 재생을 얼마나 촉진할 수 있는지는 미지수이다. 골관절염이란 이러한 연골, 특히 초자성 연골의 절대적인 감소가 나타난다.

두 번째, '중력에 의하여 무릎이 아프고 연골이 망가진다'는 말이 있다. 하지만 최근에는 무릎 관절의 불안정성(흔들리는 것)이 주원인이라 보고 있다. 그렇다면 무릎이 아프면 쉬라는 말은 근본적으로 틀린 것이다. 무릎의 불안정은 무릎을 싸고 있는 근육, 힘줄, 인대의 약화에 의하여 초래되므로 무릎이 아프면 주위의 근육이나 인대, 힘줄을 강화하여야 한다. 병원을 찾는 환자 중에는 무릎에 물이 차고, 한참 아픈 뒤 주위 근육이 아주 약해진 상태로 오는 경우도 흔하다. 이는 무릎을 지지하는 힘이 약해져 앞으로 아주 빠르게 무릎이 망가질 것을 의미한다. 뼈 주사는 이런 현상을 매우 가속화한다.

세 번째, 관절염은 나이가 들면 당연히 오는 것으로 생각되지만, 유전자의 결함이 중요한 유발인자라는 견해가 지배적이다. 특히 무릎을 포함한 적어도 세 가지 이상의 여러 관절에 일찌감치 관절염이 함께 오는 경우(전신성 골 관절염) 유전자의 결함에 의한 것일 가능성이 한층 크다는 것이다. 그러므로 부모님의 골관절염이 일찌감치 여러 관절에 나타났다면 미리 주의하여 적절한 운동과 관리가 필요하다.

관절염이 생기면 흔히 쉬는 병이라고 잘못 생각하고 있다. 관절염은 관절을 잡고 있는 연부조직(근육, 힘줄, 인대)의 약화에 의하여 발생한다. 따라서 너무 움직이지 않으면 주위 연부조직은 아주 빨리 약해질 것이다. 이는 장기적으로 관절염을 악화시킨다. 관절염이 발생하면 적절한 운동으로 관절주위의 조직들을 강하게 만들어 주어야 한다. 또한, 관절 부위의 힘줄이나 인대가 단단해진 부위를 찾아 반복적으로 가볍게 자극하여 주는 것도 큰 도움이 된다.

3. 계단 오르내릴 때 아프거나 쪼그려 앉기 힘들어요.

 무릎 앞 관절염, 슬개대퇴관절염

계단 오르내릴 때 아프거나 쪼그려 앉기 힘들면 '무릎 앞 관절염 가능성'

4년 전 중동의 한 VIP 고객이 안강병원을 찾았다. 이 여성 환자는 움직일 때마다 무릎통증이 심해 제대로 거동을 하지 못했다. 그 사이 체중이 급격히 불어났다. 매사 의욕적이던 성격도 소극적으로 변했다. 환자는 전 세계를 돌며 유명한 병원을 찾아다녔지만, 소용이 없었다고 하소연했다. 사연을 들으며 짚이는 데가 있었다. 환자의 슬개골 부위를 살짝 밀어 올리자 곧바로 극심한 통증을 호소했다. 자

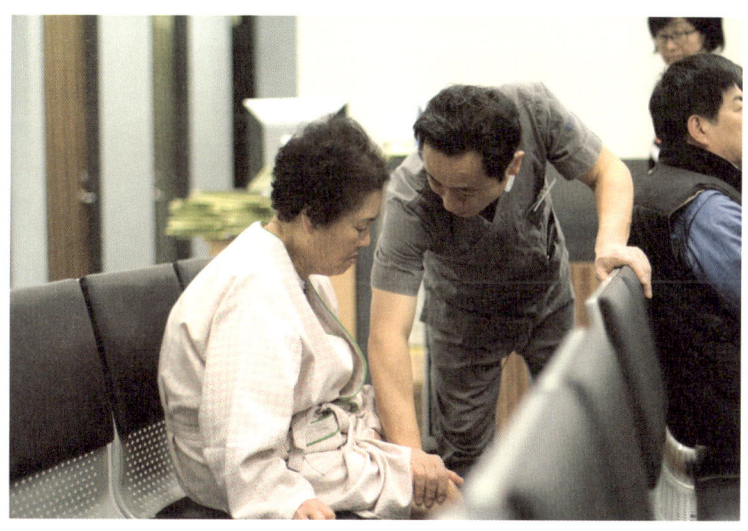

기공명영상(MRI) 사진상 보이는 슬개골 손상 부위와 정확히 일치했다. 전형적인 '무릎 앞 관절염(슬개대퇴관절염)'이었다.

무릎 관절 사이에 염증이 생겨 통증을 유발한다고 알려진 '일반적인 무릎 관절염'. 무릎통증을 호소하는 환자들은 대부분 일반적인 무릎 관절염을 의심한다. 자신의 무릎 관절 사이 연골이 닳아 없어졌기 때문이라고 생각하는 것이다. 그러나 실제 환자를 진단하다 보면 무릎 앞에 있는 작고 둥그런 뼈인 슬개골 관절(슬개대퇴관절)에 생기는 관절염, 일명 '무릎 앞 관절염'을 앓는 경우가 상당하다. 따라서 무릎통증이 느껴진다면 일반적인 무릎 관절염과 무릎 앞 관절염을 함께 의심해봐야 한다.

사실 무릎 관절 사이 연골에는 통증을 전달하는 시스템이 없다. 그러므로 연골이 닳거나 손상된다고 해도 직접적인 통증이 느껴지는 것은 아니다. 이와 달리 무릎 앞 관절은 통증을 전달하는 신경이 많이 발달해 있다. 조금만 손상돼도 극심한 통증이 느껴진다. 영국 류머티스학회지 보고에 따르면, 무릎이 아픈 사람의 MRI 사진을 비교한 결과 100명 중 40명은 무릎 앞 관절염과 일반적인 무릎관절염 소견을 동시에 보였다. 24명은 무릎 앞 관절염의 소견을, 100명 중 4명만이 일반적인 무릎 관절염 소견을 보였다. 무릎 관절 사이 연골이 닳아 발생하는 일반적인 관절염은 무릎통증에 미치는 정도가 매우 작다는 뜻이다.

앞서 소개한 중동 환자도 무릎 앞 관절염을 앓고 있었지만, 일반적인 무릎 관절염 치료를 받아왔다. 잘못된 치료를 받는 바람에 증상이 호전되지 않았다. 쿠웨이트 안강병원에는 카타르, 아랍 에미리트 등 중동 출신의 VIP 환자들이 많이 방문한다. 이들이 호소하는 주된 무릎 통증의 원인이 바로 무릎 앞 관절염이다. 쪼그려 앉아 기도를 많이 하는 중동 문화의 특성이 반영된 결과이기도 하다. 이들이 무릎을 굽힐 때 느끼는 통증은 단순한 통증 수준을 넘어선다. 매일 기도를 해야 하는 이들에게는 여간 고역이 아닐 수 없다. 좌식 생활을 하는 한국인도 무릎 앞 관절염의 위험에서 자유롭지 못하다. 계단을 오르내릴 때 아프거나 쪼그려 앉기 어렵다면 무릎 앞 관절염을 의심해보라. 특히 슬개골 안쪽을 천천히 누르면서 무릎을 움직였을 때 통증이 생긴다면 무릎 앞 관절염일 가능성이 크다. 이러한 무릎통증을 줄이려면 무릎 앞 관절에 맞는 치료를 받아야 한다.

무릎 앞 관절은 주변 신경이 많이 발달해 예로부터 '신경학적 관절'이라고 불렸다. 이 무릎 앞 관절은 적절한 자극만 준다면 스스로 회복하고 통증을 조절할 수 있다. 4년 전 우리 병원에 온 중동 환자의 경우 'FIMS' 치료를 받고 상태가 호전됐다. FIMS는 특수 제작한 바늘로 관절 주위의 힘줄이나 근육을 풀어줘 관절의 움직임을 좋게 하는 시술이다. 관절이 부딪힐 때 발생하는 마찰을 줄여 계속 움직여도 무리가 없도록 돕는다. 이처럼 무릎 앞 관절염 치료의 핵심은 슬개골이 주위와 마찰 없이 잘 움직이게 도와주는 데 있다. MRI 사진상으로 무릎 사이 연골이 닳은 상태의 심한 골관절염으로 보일 수는 있다. 하지만 그것이 무릎 통증의 직접적인 원인이 될 가능성이 작다는 사실을 기억해야 한다. 반드시 다른 통증의 원인을 찾아야 한다.

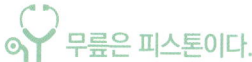

무릎은 피스톤이다.

무릎 운동을 자동차 실린더 안의 피스톤 운동이라 생각해보자. 자동차의 실린더는 안의 피스톤이 움직이지만, 사람의 다리에서는 바깥의 근육이 움직여 피스톤이 움직이는 것과 같은 효과를 낸다. 엔진이 오래되면 쉴 새 없이 위아래로 움직이는 피스톤의 가장자리와 마찰 부위는 균열이 생기기 시작한다. 공기는 새고 엔진은 점점 힘이 빠진다.

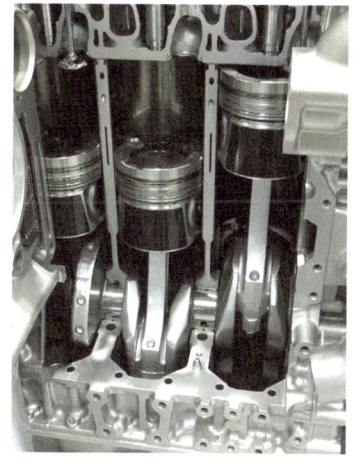

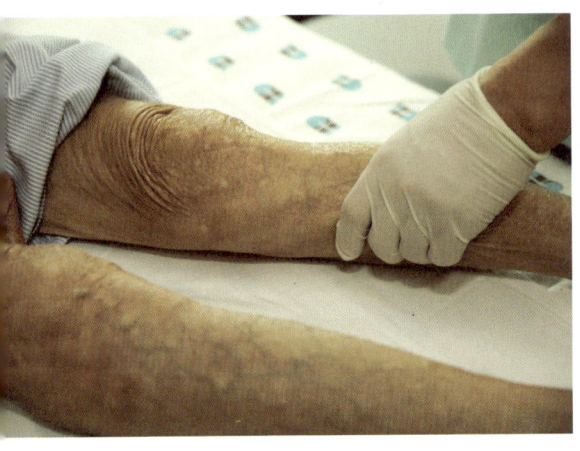

무릎도 마찬가지다. 무릎 운동을 피스톤 운동이라 가정하고 무릎이 피스톤이며 무릎을 싸고 있는 인대, 근육, 힘줄이 피스톤 벽이라고 가정해보자. 오랜 시간 같은 동작을 반복하고, 근육이 약해지고, 안의 관절이 불안정해짐에 따라 자꾸 균열이 생기고 마모되며 점점 힘이 빠지게 된다. 피스톤과 피스톤을 싸고 있는 벽의 마찰에 의한 문제가 무릎의 가장 현실적인 통증의 원인이다. 그 대표적인 병의 예로 '슬개대퇴증후군'이 있다.

무릎을 움직이면 관절 앞에 있는 슬개골도 같이 움직인다. 그런데 슬개골을 움직이게 하는 근육이 약해지면 무릎 관절이 자꾸 부딪히게 되고 이는 통증을 유발한다. 통증은 주로 계단을 오르내릴 때 심해지는데 특히 슬개골 아래, 무릎 아래 안쪽에 찌릿한 느낌과 함께 격렬한 아픔을 호소한다.

무릎을 곧게 펴고 슬개골 위를 손가락으로 눌러보자. 슬개골이 고관절쪽으로 올라오는 것을 방해하는 느낌이 드는지, 혹은 대퇴부근육에 힘을 주거나 슬개골을 좌우로 움직일 때 통증이 온다면 슬개골대퇴증후군일 확률이 높다. 관절 안의 연골이 닳은 경우에도 슬개골 움직임에 통증이 동반될 수 있다. 이렇게 슬개골이 매끄럽게 움직이지 못하면 무릎의 피스톤 운동은 약화한다. 무릎 근처의 근육, 힘줄 등이 긴장되고 약해지기 때문이다. 이런 증세가 오래 지속되면 무릎 주위 조직들은 더욱 약화하고 점점 불안정을 초래한다. 결국엔 무릎 사이, 무릎과 슬개골 사이의 연골은 닳아 없어지게 되고 움직일 때마다 고통스러워진다.

이렇게 발생하는 무릎 퇴행성 관절염. 사실 퇴행성 관절염을 명확히 설명하기란 쉽지 않다. 하지만 생각하는 것처럼 단지 무릎 위아래의 관절 사이 연골이 닳아 관절염이 생기는 것이 아니다. 연골에는 통증을 느끼는 수용체가 존재하지 않는다. 많은 무릎 통증의 원인은 근육 마름증으로 피스톤 운동이 원활하지 않아 생긴다고 봐야 한다. 이로 인해 관절의 불안정이 발생하고 이는 상황을 더욱 악화시킨다.

결국, 우리는 통증을 피하고자 최대한 무릎을 사용하지 않는 방법을 택한다. 하지만 이는 결과적으로 근육을 약화하는 또 다른 원인이 된다.

무릎 퇴행성 관절염이 심한 대다수 환자에게 나의 첫 처방은 제대로 걷는 법을 알려주는 것이다. 아프고 힘들더라도 바른 자세로 걸으면 시간이 지나 통증이 가라앉을 때 무릎이 더욱 강한 힘을 가지게 된다. 강해진 근육은 더 이상의 무릎 손상을 멈추게 하거나 줄여준다.

통증의 원천이 관절 불안정 때문이면 그것부터 치료해야 한다. 근육을 훈련하고 힘줄과 연골을 보존하도록 애써야 한다. 염증 치료를 한다고 과한 스테로이드와 같은 항염증제를 쓰는 것은 장기적이고 광범위한 손상을 만드는 것임을 절대 잊어서는 안 된다.

통증박사
안강입니다 3

4. 수술했는데도 계속 무릎이 아파요.
무릎이 아픈데 무릎에는 문제가 없대요.

 만성통증, 뇌 가소성 변화

수술 후에도 계속되는 통증 뇌의 착각일 수 있다

어느 책에서 무릎통증이 심한 환자에 대한 흥미로운 이야기를 읽었다. 이 환자는 한쪽 무릎 손상이 심해 무릎 주변 근육이 마르고 관절도 불안정해 수술 여부를 결정해야 할 상황이었다. 그는 망설였다. 수술해서 손상 부위가 완벽하게 복원된다면 당연히 수술하겠지만, 수술에 성공하더라도 문제 부위가 뻣뻣하거나 힘이 들어가지 않는 부작용이 뒤따르는 경우가 많기 때문이었다. 상담을 마친 환자는 결국 수술을 포기했다. 그날 환자는 병원에서 나와 집으로 돌아가는 길에 크게 넘어지는 바람에, 나머지 건강한 무릎마저 다쳐 버렸다. 그런데 이상한 일이 일어났다. 수술을 고민했던 손상된 무릎에 힘이 솟고, 움직이기가 훨씬 수월해진 것이

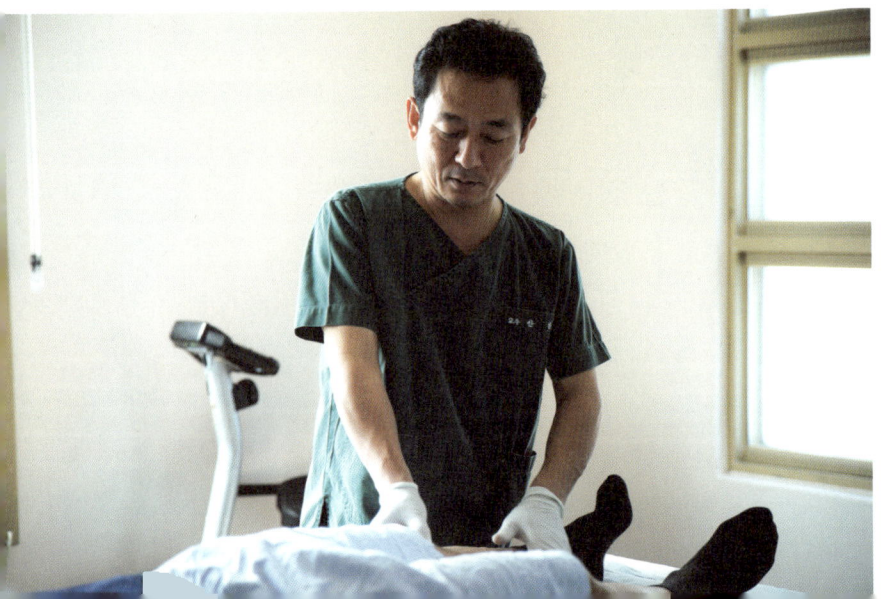

다. 이처럼 뇌에 매우 강한 자극이 가해지면, 아팠던 곳이 놀랄 만큼 좋아지는 경우가 실제로 있다. 어떻게 된 일일까?

우리 몸과 뇌(腦)는 건강상태를 서로 다르게 인식하는 경우가 흔하다. 일반적으로 급성통증일 때 우리 뇌는 심한 아픔을 덜 느끼도록 작동한다. 실제로 전쟁터에서 다리가 부러져도 긴박한 순간엔 아픔을 느끼지 못하다가 후송되고서야 통증을 느끼는 경우도 허다하다. 하지만 만성통증은 다르다. 아픔이 반복되면서 두뇌는 통증의 강도를 증폭시키는 경향이 있다. 심지어 염증이 거의 나타나지 않는 상황이 된 이후에도 더 아프다고 느끼도록 만든다. 손상이 회복되고 염증이 가라앉았는데도 유령처럼 남아 있을 때가 많다. 그럴 때는 뇌에 통증의 기억이 남았거나, 병변과 뇌 모두에 문제가 남은 것이다. 일부 수술의 경우 특별히 외과 의사의 기술적 잘못이 없음에도 수술 뒤 지속적인 통증이 남는 것도 이런 이유라고 본다. 병이 오래되면서 뇌와 아픈 곳을 연결하는 신경(척수신경)과 뇌세포에 변화가 이뤄졌기 때문에 통증을 계속 느끼게 되는 셈이다. 이런 이유로 때때로 당연히 기술적으로는 성공한 수술이 환자 입장에서는 실패로 느껴질 수도 있고, 수술이 필요 없는데도(뇌가 느끼는 통증 때문에) 수술을 택하는 경우도 생긴다.

만성통증이 발생하면 뇌세포는 점점 더 큰 아픔을 인지한다. 그러면 사람은 몸을 덜 움직이게 된다. 이에 따라 통증은 더 심해지고, 그대로 몇 년이 지나면 통증은 평생 없어지지 않는 상태로 남을 수 있다. 여기서 악화하면 우울증 같은 심리적 어려움으로 번질 수 있다. 무릎 통증도 마찬가지다. 무릎이 아픈 이유는 엉덩이·발목·허리 등 여러 곳에 원인이 있을 수 있지만, 각종 문제를 통증으로 인식할 것이냐 아니냐를 최종적으로 결정하는 것은 뇌다. 무릎통증이 고관절 문제에 의해 나타나는 경우는 매우 흔한데, 여러 이유로 두뇌가 고관절보다 무릎 통증을 더 강하게 느끼는 경우가 있다. 발목이 충격을 흡수하지 못해 무릎이 아플 수도 있으며, 척추협착증과 같은 허리 문제가 무릎 통증을 일으킬 수도 있다.

내가 쿠웨이트에서 귀한 분의 무릎 진료를 했던 경험을 보자. 이분은 과거 다양한 치료를 받았지만, 무릎 통증의 원인을 잡아내지 못하고 스테로이드 주사만 맞고 있던 상황이었다. 하지만 나는 환자를 살핀 뒤 "무릎에는 문제가 없다"고 진단했다. 사람들이 일제히 놀란 표정으로 나를 쳐다봤다. 그 순간 등에서 식은땀이 흘렀지만, 이어 설명했다. "걸음걸이로 미뤄보니 고관절에 이상이 있는 듯하고 운동 범위가 좁아진 것이 확인된다"고 말이다. 곧바로 해당 부위에 엑스레이를 찍어 보니 심한 관절염 상태가 발견됐다. 이전에 그분을 치료했던 다른 의사들에게서 '뒷말'이 나올 것에 대비해 고관절 이상에 의해 무릎 통증이 발생하는 이유를 설명한 논문을 여럿 인쇄해 제공했다. 이 같은 여러 만성통증에서 벗어나려면 어떻게 해야 할까?

만성통증 치료법은 몸에 해(害)가 되지 않는 것이어야 한다. 일반적으로 약물은 시간이 지날수록 내성이 생겨 점점 많은 양을 취하게 되지만, 결국 고통을 피할 수 없다. 설사 고통을 없앨 수 있더라도 그 약을 20~30년간 다량 복용했을 때 치매 같은 질환 발생을 앞당긴다면 정말 무서운 일이다. 스테로이드 제제는 뇌의 해마나 편도의 퇴화를 불러올 수 있으며 교세포에 심각한 영향을 줄 수도 있다. 아픈 부위가 시간이 지나도 잘 낫지 않을 때에는 고혈압이나 당뇨 같은 전반적 건강 관리가 필요하다. 매일 햇빛을 보고, 하루 1만 보 이상 걸으면 도움이 된다. 신선한 채소를 충분히 섭취하고, 즐거운 음악과 페퍼민트·라벤더 향을 즐기는 것도 좋다. 뇌는 우리가 아는 것보다 많은 일을 할 수 있으며 스스로 복구할 능력을 갖추고 있다. 슬기롭게 대처한다면 대부분 통증도 관리할 수 있다. 뇌세포에 변화를 줘(뇌 가소성 변화) 병을 호전시키려면 일반적으로 3~5개월이 필요할 것으로 본다. 이 기간에 무엇보다 중요한 것은 어떤 어려움도 이겨낼 수 있다는 사실을 믿는 것이다.

5. 저는 무릎이 아픈데, 허리와 고관절에도 문제가 있다고요?
 척추관절 - 고관절 - 무릎관절 증후군

허리를 수술했는데 이번엔 고관절을 수술하자고?

중동에도 우수한 의사가 많지만, 아직 우리나라 의료 수준과 비교하기에는 격차가 있는 것이 사실이다. 대다수 의사가 꼼꼼하게 진료하는 국내에서는 이런 사례가 드문 반면, 중동에서는 생각보다 흔하게 일어난다. 고관절 부위가 허리와 같은 신경의 지배를 받아서다. 이 때문에 허리에 문제가 있어도 엉덩이나 고관절 부위에 통증이 나타날 수 있다. 척추가 퇴행성 변화를 일으킬 때 천장관절이나 고관절

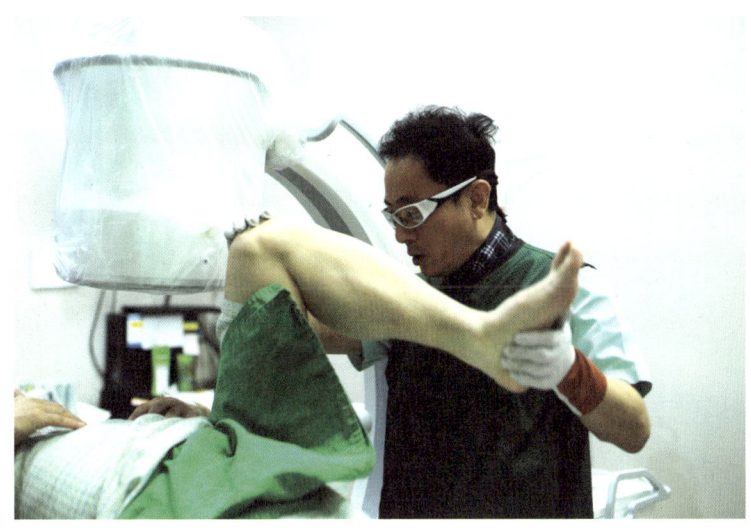

의 퇴행이 같이 발생하는 경우도 있다. 고관절 손상이 심하면 걸을 때마다 뒤뚱거리게 되고, 천장관절이나 허리 움직임도 제한돼 협착증은 더욱 악화된다. 정반대인 일도 일어난다. "엉덩이가 아파 병원을 찾았습니다. 퇴행성 고관절염이라고 하더군요. 한두 번 주사를 맞았더니 상태가 좋아지는 듯하다가 금세 다시 아프더라고요. 조금 이른 감은 있었지만, 통증을 참을 수 없어 고관절을 인공 관절로 바꿨습니다. 그런데 아픈 건 여전했어요. 의사가 이번에는 허리를 수술해 보자고 했어요." 이 경우에도 단순히 환자 말만 들었을 때는 의사가 완전히 실수를 저지른 것으로 보인다.

사실 일부 연구에 따르면 오랫동안 요통을 겪는 환자의 20~40%는 이미 고관절에도 문제가 있는 것으로 나타났다. 우리 뇌는 처음부터 아픈 곳을 모두 표현하지 않는다. 가장 중요하다고 판단하는 곳의 통증을 먼저 전달하고 그렇지 않다고 생각하는 부위는 감추는 일이 많다. 예를 들어 척추관협착증 환자의 왼쪽 다리 저림 증상이 호전되면 오른쪽 다리에 통증이 시작되는 경우가 흔히 있다.

무릎 통증의 원인은 고관절에 있었다. 고관절의 퇴행성 변화가 무릎 관절 통증을 유발한다는 것은 잘 알려진 사실이다. 호주 멜버른대 재활의학과에서 조사한

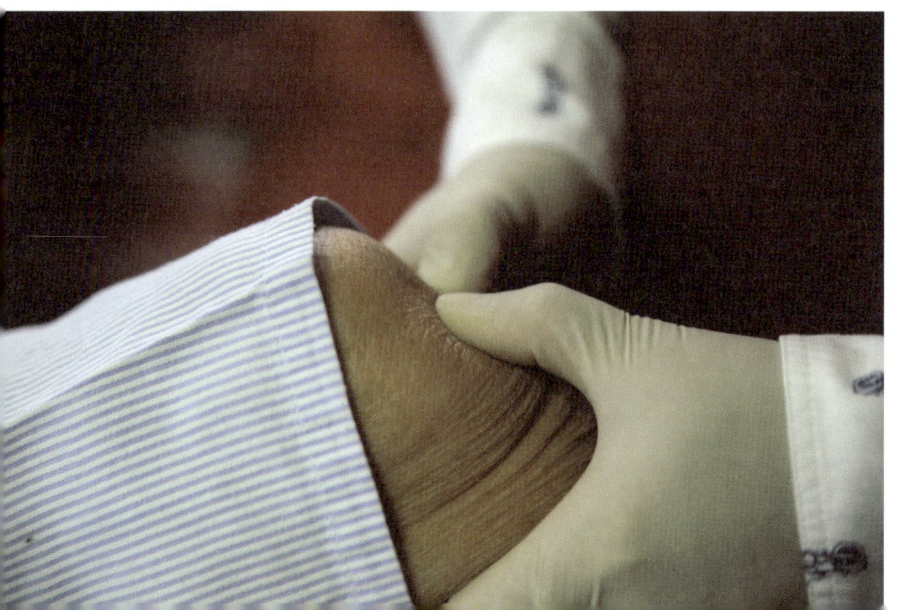

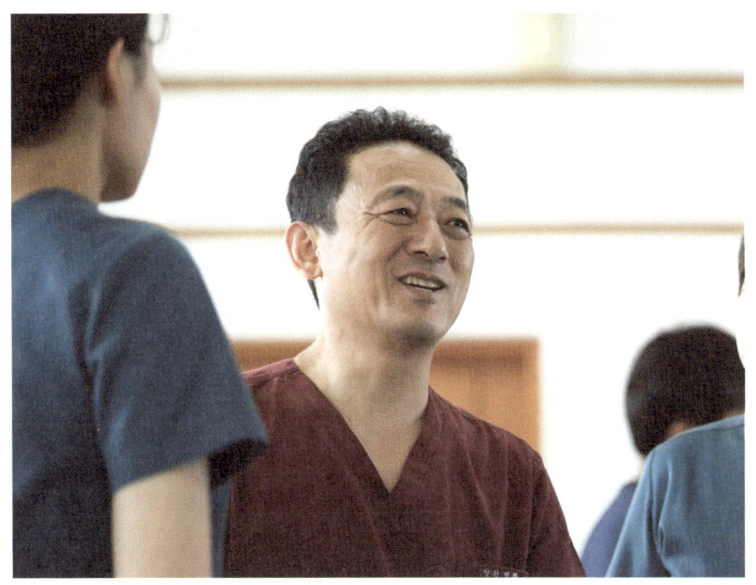

결과 고관절 치환술을 받은 환자의 69%는 수술 전 무릎 앞쪽이 아팠다고 했고, 47%는 통증이 무릎 아래까지 내려왔다고 응답했다. 무릎 관절에 발생한 관절염은 흔히 고관절 부위의 염증을 동반한다. 따라서 허리가 굽거나 비만이 심해 무릎이 아프다면 고관절 통증이 원인은 아닌지 반드시 확인해 봐야 한다. 특히 나이 들면서 나타나는 비만은 관절 염증을 악화하고 만성 통증과 퇴행성 관절염을 부른다.

요즘 '척추 관절-고관절-무릎 관절 증후군'이라는 말이 있다. 우리 몸에 있는 관절은 서로 큰 영향을 주고받는다. 신체 각 기관이 전부 연결돼 함께 움직이므로 불편한 부분이 있다면 정확하게 확인하고 다른 부위에 미치는 영향도 파악해야 한다는 이야기다. 노인이나 비만 환자라면 더더욱 그래야만 좋은 치료 결과를 기대할 수 있다.

통증박사
안강입니다 3

발목 · 발 · 발바닥 통증

1. 발목이 아파요.

발목 관절염, 족관절 충돌증후군, 아킬레스건염, 무지외반증, 족저근막염, 선진국형 병

 발목 통증, 간단한 바늘치료로 해결… 건강한 치료 되찾자

발목은 건강한 생활에 매우 중요하다. 올바른 자세를 유지하고 일상생활을 하는 데는 물론이고 운동을 할 때도 많은 운동량을 소화해 주는 곳이 발목이기 때문이다. 발목에 문제가 생기면 직접적 운동 불가능을 넘어서 활동 부족이 불러오는 다양한 추가 질병으로 이어지기에 십상이다. 흔히 발목 질환을 선진국형 병이라 부른다. 후진국에서는 고관절의 문제가 많은 것에 비해 선진국으로 가면 발목이나 발의 문제가 더 흔해지기 때문이다.

발목의 문제는 앞 발목의 문제, 뒤 발목의 문제, 내측 발목의 문제, 외측 발목의 문제 등 네 가지로 나눈다. 앞 발목의 문제는 발목을 굽힐 때 힘줄이나 뼈가 앞쪽 관절에 끼이면서 나타나는 증

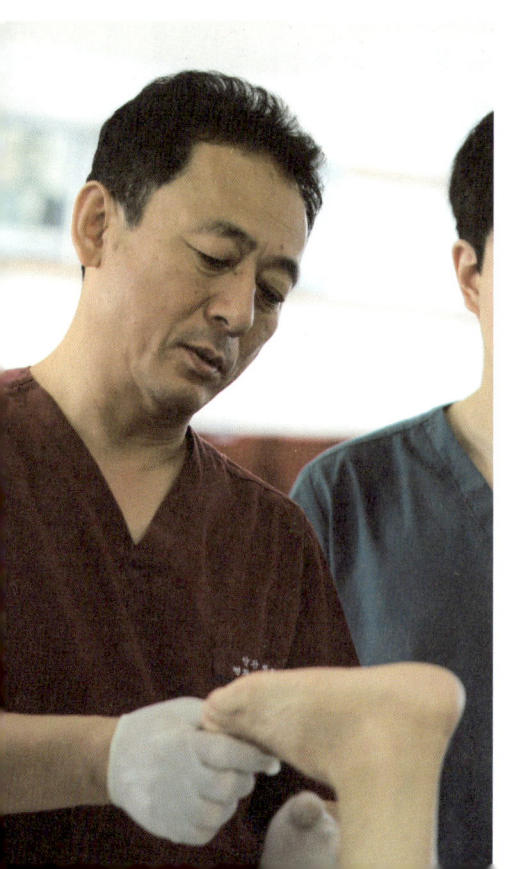

상(anterolateral impingement)과 발목 관절염이 가장 흔한 문제이다. 이는 발목을 굽히면서 걸으면 통증이 오기 때문에 운동범위와 보폭이 좁아진다. 관절염이 오면 발목이 붓고, 열이 나며 통증이 극심해져서 걷기조차 힘들게 된다.

발목 안쪽의 통증에서는 힘줄에 병이 생기거나, 발바닥으로 가는 신경이 눌려서 증상이 나타나기 쉽다. 이때 주로 문제가 되는 힘줄(후경골근)이 있는데, 이 힘줄이 두꺼워지면서 내측 발목뿐 아니라 발바닥에도 통증이 와서 걷기 힘들며, 심한 경우 힘줄이 끊어지면 발바닥 가운데 올라온 아치가 주저앉아 평발이 된다. 신경이 눌리는 경우 맨바닥에서 발목을 굽힐 때 발바닥이 저리고 화끈거리는 증상이 나타난다.

발목 바깥쪽의 통증은 습관적으로 발목을 겹질려서 발목 바깥의 인대가 약해지고 반복적 통증이 나타나는데, 특히 전거비인대가 잘 손상된다. 이때는 발목 바깥이 붓고 아프다. 만일 심각한 통증이 동반되어 걷기 어려운 정도라면 반드시 심각한 손상을 의심하여야 한다. 보통의 경우 수술이 필요 없지만, 매우 심각한 손상에서는 수술이 필요할 수도 있다. 하지만 힘줄 병에 있어서 아픈 경우도 많으며 이것이 인대 손상으로 오진되는 경우가 많다.

발목 뒤쪽 통증에서 가장 흔한 것은 아킬레스건이 붙는 부위에 힘줄이 붓고 두꺼워져 생기는 통증이다. 또한, 발레 무용수들이 발가락으로 일어설 때 반복되는 손상으로 힘줄이 끼거나 뼈가 자라면서 발레를 하기 힘들어지는 경우가 종종 있다. 발목의 문제를 사소하게 생각해 그냥 안고 가거나 스테로이드 계열의 주사에 의존해 통증을 잊으려 하는 경우가 많은데 자칫 퇴화를 앞당길 수도 있으므로 주의해야 한다.

안강병원에서는 다양한 발목의 문제들을 간단한 신경자극 바늘 요법을 통해 치료하고 있다. 손상된 발목의 신경 주변을 자극함으로써 건강을 되찾는 시술이다. 최근 안강병원의 환자 중 한 쿠웨이트인의 경우 발목이 아파 보폭을 크게 걷지 못하고 근처에서 점심을 먹고 사무실에 돌아가기가 부담스러울 정도로 절뚝거리고 다녀야 하는 형편이었다. 여러 치료를 전전했으나 실패하다 지인의 소개로 안강병원을 방문했다. 앞쪽 관절에 뼈가 심하게 자라 통증이 발생한 경우였다. 안강병원의 FIMS 치료를 받은 후 3개월쯤 지나 "지금 공원을 산책하며 좋은 날씨를 즐기고 있다"는 감사의 전화를 쿠웨이트로부터 해왔다. 그 쿠웨이트인은 이후 동생을 비롯한 가족과 친지에게 안강병원을 적극적으로 소개했고, 안강병원의 쿠웨이트 진출에 큰 도움을 주었다. 발목을 쓰지 않으면 주위에 발목을 잡고 있는 근육, 인대가 약해져서 쓰지 않는 발목은 더 빨리 퇴화될 수밖에 없다. 그 반면에 병이 이미 진행된 상태에서 무리하게 발목을 쓰는 자체가 염증을 일으키고 손상을 일으키기 때문에 그 자체도 퇴화가 된다. 중요한 것은 아프다고 해서 쉬거나 염증을 약물을 통해서 강제로 누르는 것만으로 치료될 수 없다는 것이다. 정확한 진단을 통해 몸에 해가 되지 않는 치료법을 찾아 신속하게 치료하는 것이 가장 중요하다.

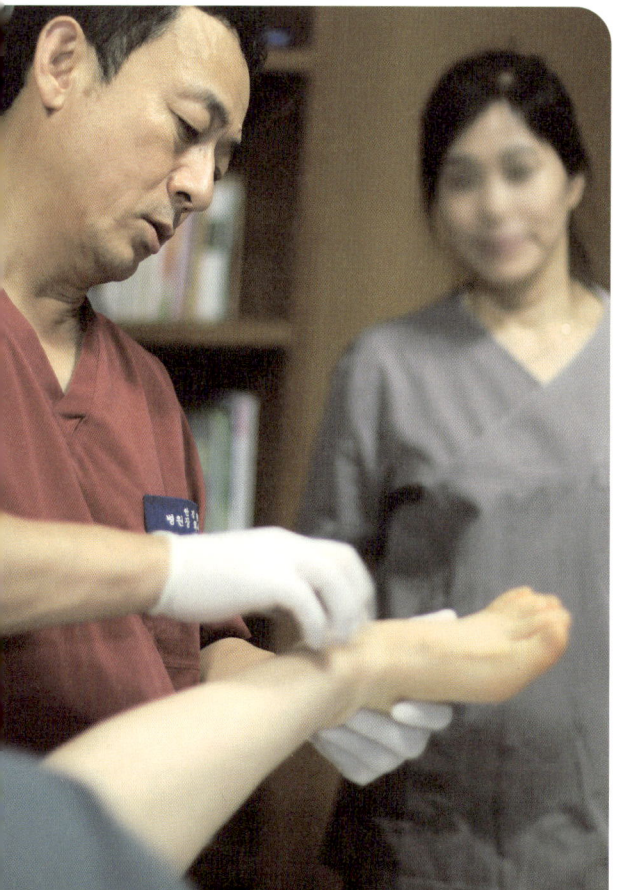

2. 발가락 통증 때문에 걷기 힘들어요.

 무지외반증, 관절염, 터프 토(Tough toe 긴장 발가락)

걷기 힘든 발가락 통증, 무릎 관절염만큼 흔하다.

하이힐을 신은 발목은 아름답다. 여성들이 하이힐을 포기하지 못하는 이유는 발끝으로 우아하게 서 있는 발레리나와 같은 하이힐만의 '마법' 같은 효과 때문이다. 하지만 다년간의 하이힐 착용으로 엄지발가락이 휘고 통증이 심해 수술을 하는 여성들이 많다. 이런 경우 수술 주요 부위가 되는 엄지발가락을 일단 수술하면 오랫동안 걸을 수 없다. 또한, 나이 든 상태에서 오래 걷지 못하면 근육의 마름이 심해지므로 당연히 노화도 촉진된다. 게다가 수술 후에도 통증이 존재하거나 더

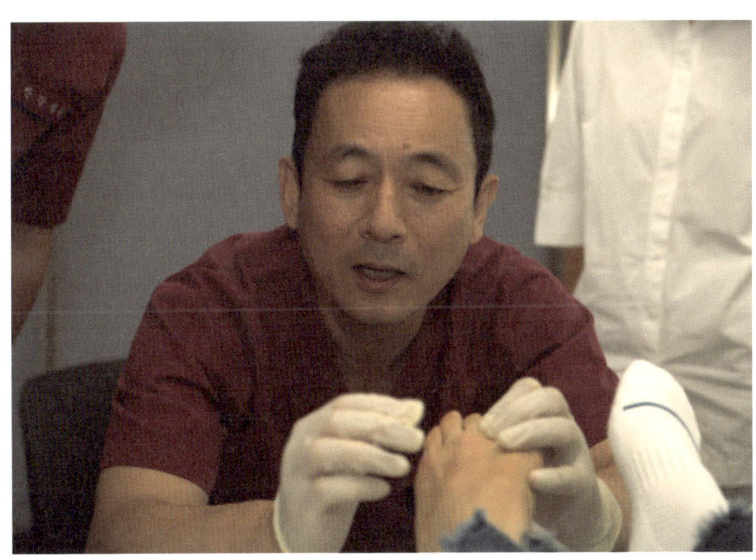

심해진다면 수술한 것을 후회할 수밖에 없다. 이 때문에 수술 여부는 항상 신중하게 고려해야 한다. 그렇다고 아플 때마다 스테로이드 주사로 통증을 달래는 것은 관절을 더욱 퇴화시키므로 장기적으로 손해다.

우리나라에선 하이힐을 많이 신으므로 50대부터 발가락 통증을 호소하시는 분들이 많다. 그런데 아부다비와 쿠웨이트에서 오시는 여성 환자 중에서도 발가락 통증을 갖고 계신 분이 많았다. 3대에 걸쳐 우리 치료를 받는 중동의 한 가족이 있다. 할머니는 무릎과 고관절 통증으로, 고모는 발가락 통증으로 치료를 받았다. 이 고모의 통증이 처음에는 좋아지는 듯하다가 이내 재발하곤 하였다. 교양 있고 아름다운 여성이 발가락이 아파 하이힐을 못 신는 것은 물론, 쇼핑하면서도 절뚝거리니 여간 난감한 일이 아니었다.

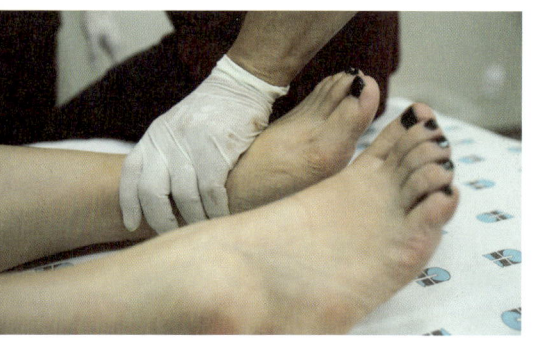

고모의 엄지발가락에 내린 진단은 무지외반증, 관절염, 터프 토(tough toe, 긴장 발가락) 이 세 가지다. 이것들은 여성의 엄지발가락 통증을 부르는 3대 원인이다. 하이힐을 오래 신어 엄지발가락이 휘어지는 무지외반증, 그리고 관절, 특히 위쪽 관절의 연골이 없어지고 뼈가 자라서 생기는 퇴행성관절염, 엄지발가락의 바닥 쪽에서 인대와 힘줄의 변형에 의해 생기는 터프 토(긴장 발가락) 모두 큰 문제다.

무지외반증은 엄지발가락 아래 관절이 튀어나온 것을 말하는데 이는 매우 흔한 병이고, 특히 중년 이상의 여자에게 많다. 하이힐과 같은 너무 타이트한 신발을 신는 경우에 흔하고 평발이거나 발 가운데 아치가 커진 경우에서도 잘 온다. 중년 여성의 경우 최소 30% 이상에서 무지외반증이 나타난다. 무지외반증이 있으면 나이가 들어 무릎의 관절염이나 고관절의 관절염 빈도가 증가하거나 악화될 수 있다는 보고도 있다. 무지외반증이 있는 경우 관절이 붓고 벌겋게 발적 되는 경우가 흔하다. 심하면 발가락들이 겹쳐 신발을 신기가 힘들고, 두세 번째 발가락이 구부러져 '해머 발가락'이라 부르는 형태로 바뀌기도 한다.

달리기의 출발선을 박차고 나갈 때 엄지발가락 바닥 쪽은 엄청난 스트레스를 받는다. 엄지발가락은 바닥 쪽의 스트레스를 견뎌내기 위해 복잡한 구조를 이루고 있다. 이 구조는 인대, 힘줄, 엄지발가락 아래의 아주 작은 2개의 뼈(종자골) 등으로 구성된다. 특히 작은 종자골 2개는 엄지발가락 아래에서 엄지발가락이 부드럽게 움직일 수 있도록 하는 중요한 구조이며, 엄지발가락 바닥 쪽의 힘줄과 인대들이 이 종자골의 일을 잘하게 하기 위해 서로 협력하고 있다. 다시 말하면, 달리기 준비 자세에서 뛰어나갈 때 엄지발가락에 강력한 힘이 가해지고, 이 힘을 이용해 빠르게 출발할 수 있다. 이때 보이지 않는 엄지발가락 아래의 종자골들이 베어링 역할을 하고 다른 힘줄과 인대들이 이를 지지하도록 도와주므로 이것이 가능한 것이다. 이러한 엄지발가락 바닥 쪽의 복잡한 구조에 손상이 생기거나 다친 상태를 오래 방치해두면 긴장 발가락이 된다.

긴장 발가락의 증상은 걸으면 통증이 심하게 오고, 많이 걸으면 부어오는 것이다. 특히 엄지발가락 주위가 긴장되어 움직임이 제한된다. 무지외반증은 주로 발가락 바깥쪽의 통증이 많다. 이에 비해 긴장 발가락은 발가락 바닥 쪽이 붓거나 아프고 엄지발가락을 굽히는 자세에서 특히 통증이 심하다.

엄지발가락에서 가장 많은 병은 관절염이다. 무지외반증이나 긴장 발가락도 오래되면 발가락 관절염이 된다. 그리하여 결국 여러 개의 병이 같이 존재하는 상황이 된다. 하지만 이런 문제 없이 단독으로 존재하는 경우도 많다. 당연히 발가락 관절염에서도 무지외반증과 긴장 발가락과 같은 증상이 나타날 수 있다. 하지만 이보다도 전반적인 엄지발가락의 통증이 온다. 이와 더불어 발가락 주위가 단단해져서 발을 디딜 때마다 통증이 올 수 있다. 또한, 눈에 띌 정도로 현저하게 붓고, 움직이거나 발가락을 움직이면 관절이 서로 닿아 지지직거리거나 심지어는 뚝뚝 소리가 나기도 한다. 발가락 관절은 한눈에 보기에도 붓고 뼈가 자라 커져 있으며, 커진 부위에 열이 나고, 결국 최악의 상황에는 관절을 움직일 수 없게 되고 걷는 것도 힘들어지게 된다. 엄지발가락 관절염은 나이가 들면서 무릎 관절염처럼 흔하게 발생한다. 더 진행되면 발가락이 겹치게 된다.

이러한 발가락이나 발의 문제는 무릎의 통증이나 관절염을 유발하거나 악화시키기도 하며 심지어는 고관절의 통증이나 관절염을 악화시킬 수 있다. 수술하면 해결이 쉬워 보이지만, 실질적으로는 수술로 인한 문제가 크므로 미용을 목적으로 한 수술은 절대 하지 말아야 한다.

수술로 인한 후유증이 15%(일부 문헌은 50%로 보고하기도 한다)에 달하는 문제가 발생한다. 이는 엄지발가락이 우리 생각보다 일을 많이 하는 관절이며, 이미 기술한 바와 같이 복잡한 구조로 되어 있으므로 쉽게 수술로 병을 해결한다는 생각은 위험하다.

수술에 관해 물어보는 중동 가족의 고모에게 "아직 수술할 정도가 아니다."라고 말하면서 수술로 생길 수 있는 문제들에 관해 설명해 주었다. 다시 검사를 통해 아킬레스 힘줄 근처 및 정강이 뒤 근육들의 긴장이 있음을 확인했다. 최근 많은 문헌에서 이들이 긴장되면서 엄지발가락의 문제를 악화시킴을 보고하고 있다. 이 부위에 대한 치료를 같이 시행하면서 고모의 통증은 만족할 만큼 개선됐다.

민성통증에서는 눈에 보이는 것보다 눈에 보이지 않는 부분을 찾아내는 것의 중요함을 다시 한번 깨닫게 된 일이었다.

3. 발목 · 엄지발가락 · 발가락 사이가 아파요.

 무지외반증

**엑스레이 등 사진만으론 통증 원인 찾기 어려워
의사가 직접 손으로 진단하는 게 정확**

미국의 유명 발레리나 웬디(44)는 2012년부터 극심한 발목 통증이 찾아왔다. 30년 동안 매일 해오던 운동조차 소화하지 못할 정도였다. 평소엔 통증이 와도 마사지를 하면 좋아졌지만, 이번에는 그마저도 통하지 않았다. 결국, 2013년 그녀는 은퇴를 결정했다. 그는 "죽는 것보다 발레를 못하는 것이 더 슬프다"라며 탄식했다. 웬디가 조금 더 일찍 발목 관리를 했으면 결과는 달라졌을 것 같아 마음이 아팠다.

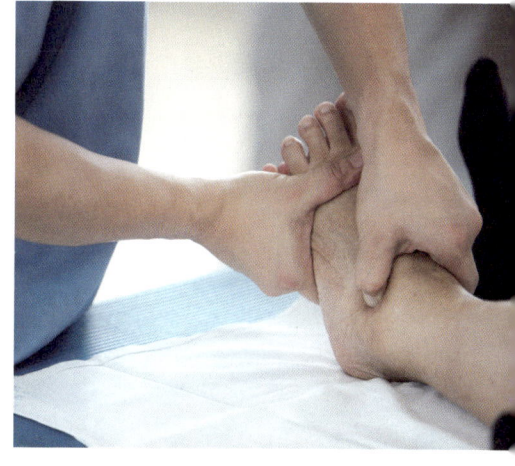

발레리나에게 생기는 발목 통증은 일반 운동선수뿐 아니라 보통 사람에게도 흔히 나타난다. 무지외반증과 같은 엄지발가락 통증, 발가락 사이의 통증, 족저근막염과 같은 발바닥 통증, 아킬레스건염과 같은 뒷발목 통증, 까치발로 걸을 때 발 부위 통증도 대표적인 발목 통증의 일환이다. 발목 통증은 엑스레이 검사와 같은 사진 촬영만으로는 정확한 원인을 진단하기 어려운 경우가 많다. 이 때문에 단순 검사보다는 환자의 통증 부위를 실제로 의사가 만져가면서 하는 검사가 중요하다. 엄지발가락이 바깥으로 휘어진 무지외반증이 대표적이다. 관절이 휘어진 각도가 크면 통증도 클 거라는 인식이 있지만, 실제로는 변형이 크다고 반드시 더 아픈 것은 아니다. 사진 촬영은 그저 진단에 도움을 주는 보조적 수단일 뿐이다. 의사가 손으로 직접 진단하는 것이 더 정확할 수가 있다. 발목 또는 발의 관절부위가 아픈 경우, 관절을 다소 돌려가면서 뼈가 자라거나 압통이 심한 부분을 찾아야 한다. 통증 부위를 가볍게 마사지하는 것만으로도 통증이 줄어드는 경우도 많다. 예를 들어 하이힐을 즐겨 신는 여성들에게 많은 엄지발 가락의 외반증은 첫째와 둘째 발가락 사이의 마사지만으로도 통증을 없앨 수 있다.

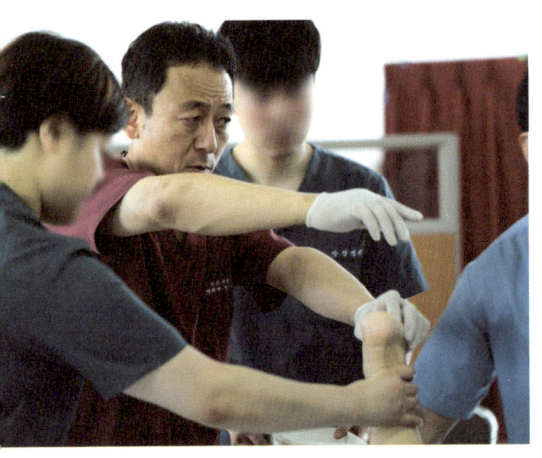

쿠웨이트의 고위급 인사가 안강병원을 방문한 적이 있다. 그분은 발목 통증에 시달리고 있었다. 전 세계의 유명한 병원들을 찾아다녔다고 했다. 하지만 스테로이드 주사 처방을 주는 경우가 대부분이었고, 근본적인 해결책을 찾지 못했다고 한다. 엑스레이 결과로는 단순 발목 관절염 이상의 소견을 찾기 어려웠기 때문이다. 하지만 이분은 안강병원에서 국소 마취 후 간단한 시술을 받고 상태가 호전됐다. 그는 "평소 차를 타고 다니는 거리도 걸어다니면서 경치를 감상하게 됐다"며 감사의 인사를 전했다. 발과 발목 통증은 평범해 보이지만 의외로 심각할 수 있고, 치료가 어려워 보여도 의외로 간단한 시술로 해결이 가능한 경우가 많다. 더 늦기 전에 전문의를 찾아가 병을 악화시키지 말았으면 한다.

4. 아침에 일어나서 첫발을 디딜 때 발바닥이 아픈데, 조금 걸으면 나아져요.

족저근막염, 아킬레스건염

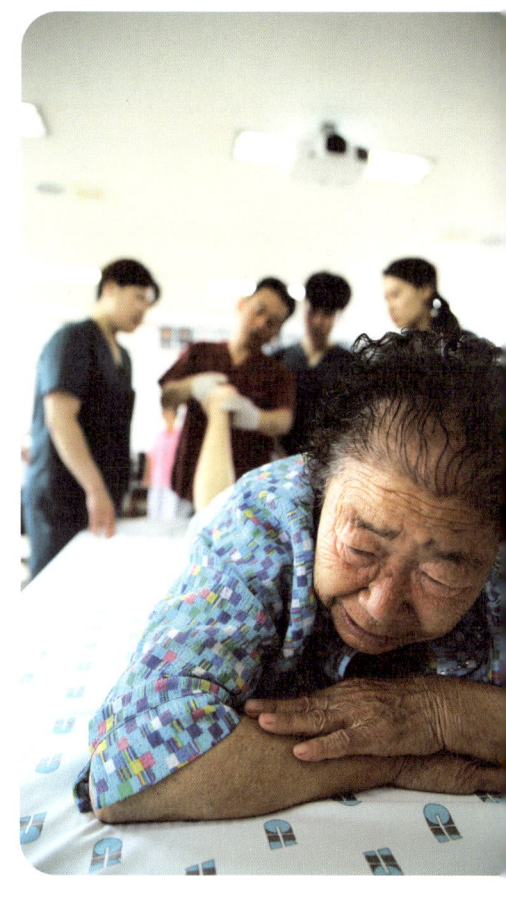

 트럼프가 군대에 가지 않는 이유, 족저근막염 때문!

도널드 트럼프 미국 대통령이 군대 면제를 받은 이유는 발바닥에 뼛조각이 자라서다. 이런 변화가 있다고 해서 족저근막염이라고 단정하지는 않지만, 족저근막염에 흔히 나타날 수 있는 엑스레이 변화다. 발바닥에 나타나는 통증 중 가장 흔한 병은 '족저근막염'과 '발바닥패드증후군'이다.

이 두 병의 증상은 서로 비슷하나 구분되는 몇 가지 차이가 있다. 아침에 일어나서 첫발을 디딜 때 발바닥에서 발가락까지, 발바닥 가운데나 외측을 따라 통증이 시작되지만 잠시 아픈 것을 참고 걸을 시 이내 통증이 없어진다면 족저근막염에 가깝다. 하지만 걸을수록 발뒤꿈치에 통증이 심해진다면 발바닥패드증후군에 가깝다. 정확한 진단은 아픈 곳을 직접 눌러 확인하는 것이 좋다. 발바닥패드증후군은 발뒤꿈치 가까운 부위에 통증이 나타나지만, 족저근막염은 발뒤꿈치보다 조금 앞쪽 움푹 들어간 부위를 따라 통증이 나타나는 경우가 많다.

발바닥패드증후군과 유사한 통증 양상을 보이는 것 중 하나가 아킬레스힘줄염이다. 아킬레스 힘줄은 종아리의 근육을 발뒤꿈치에 연결해주는 끈으로 우리 몸에서 가장 큰 힘줄이다. 재미있는 것은 족저근막염이나 발바닥 패드증후군 모두 아킬레스 힘줄이 긴장되거나 두꺼워지는 경우에 많이 나타난다는 것이다. 한 논문에서는 족저근막염 환자의 80% 이상이 아킬레스 힘줄이 긴장되거나 두꺼워져 있다고 밝히기도 했다. 종아리 뒤쪽에서부터 긴장됐던 것이 발뒤꿈치와 발바닥을 따라 흐른다. 사람들은 그중 어느 특정 부위에 통증을 느끼게 되며, 이에 따라서 병이 분류된다.

이러한 병들은 특히 비만인 경우에 흔하다. 이는 몸무게 때문이라기보다 비만인 사람은 염증 조절 능력이 떨어져 있기 때문이라는 주장이 더 설득력 있다. 다시 정리해보면 아침에 일어나서 처음 몇 걸음보다 나중 걸음이 더 아프면 족저근막염일 확률이 높으며, 많이 걸을수록 발뒤꿈치와 발바닥이 아프면 발바닥패드증후군을 우선 생각해야 한다. 또 뛰었을 때 발뒤꿈치 위쪽에 통증이 나타난다면 아킬레스힘줄염을 의심해야 한다.

이 세 가지 병 모두 종아리와 아킬레스 힘줄을 마사지하거나 스트레칭을 하면 통증 완화에 도움이 된다. 마사지는 공이나 빈 병을 이용할 수 있다. 이런 병의 90% 이상은 1년 이내에 증상이 사라지는 경우가 대부분이지만, 증상이 장기화되면 오랜 기간 고생하게 된다. 하지만 만성화가 된 경우라도 병의 발생 원인을 꼼꼼히 따져 진단하면 치료가 어려운 것만도 아니다. 기억해야 할 것은, 스테로이드 주사는 힘줄이나 인대를 망가뜨릴 수 있으므로 가급적 자제하는 것이 좋다.

5. 발바닥 통증 때문에 일상생활이 힘들어요.

 족저근막염

> 발바닥 통증 10년 카타르 공주… "이젠 1시간 걸어도 멀쩡해요."
> 〈조선일보 이예은 객원기자의 안강 원장님과 카타르 동행기〉

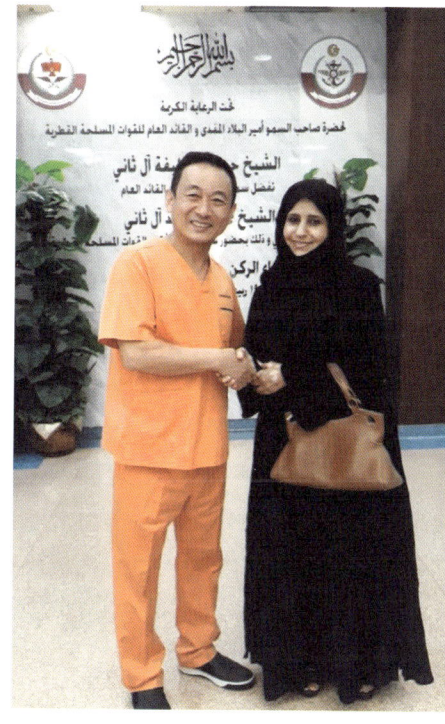

카타르 수도 도하에 있는 안강병원 만성통증센터는 현지에서 '통증 치료' 잘하기로 이름난 병원이다. 카타르 정부의 초청으로 도하에서 진료를 진행하고 있다. 하루에도 수백 명 넘는 환자가 안강병원을 찾는다. 이곳에서 기자가 만난 특별한 환자 중 한 명이 바로 아이샤 공주다. 60대의 아이샤 공주는 카타르 국민의 신뢰를 한몸에 받는 왕족이다. 남부러울 것 없어 보이지만 그에게도 말 못할 속사정이 있다. 10년간 지속한 발바닥 통증으로 일상생활이 힘겹다는 사실이다. 동화에 나오는 공주에게 발바닥 통증이 웬 말인가 싶지만, 통증은 공주뿐만 아니라 누구에게나 찾아올 수 있는 삶의 그늘이다.

그는 전 세계를 돌며 유명 의료진을 찾아다녔다고 했다. 그는 "조금만 걸어도 금세 발

통증이 시작됐다"며 "가벼운 산책과 쇼핑조차 어려웠다"고 털어놨다. 무엇보다 그를 가장 힘들게 한 건 다름 아닌 하이힐이었다. 왕족이라는 지위 탓에 하이힐을 주로 신어야 했기 때문이다.

오랜 기간 통증으로 고통받던 아이샤 공주는 안강병원을 찾았다. 검사 결과 통증의 원인은 '족저근막염'으로 나타났다. 안강 원장은 아이샤 공주에게 "통증의 근본적인 원인은 종아리 긴장 때문이며, 종아리의 긴장은 허리에서 시작된다"며 "허리를 먼저 치료하면 나아질 수 있다"고 설명했다. 아이샤 공주는 "그간 많은 병원에 다녔지만, 허리 통증을 원인으로 꼽은 곳은 안강병원이 처음이었다"며 "안강병원에서 첫 번째 치료를 받고 나서 대부분 통증이 사라졌다"고 말했다. 수차례 병원에서 치료를 받은 아이샤 공주는 이후 한 시간 이상 걷거나 뛰어도 전혀 통증을 느끼지 않을 만큼 회복했다.

안 원장은 "족저근막염을 진단할 때는 발 모양을 잘 봐야 한다"고 설명했다. 안 원장에 따르면, 젊은 사람이라도 발바닥이 평평하거나 발바닥 아치가 심하게 오목하면 발뒤꿈치 앞뒤로 통증이 생길 수 있다. 보통 특별한 치료를 받지 않아도 저절로 통증이 없어지는 경우가 많지만, 수개월이 지나도 통증이 느껴진다면 치료를 고려해야 한다. 이때 스테로이드 주사는 금물이다. 스테로이드는 발바닥의 힘줄이나 인대 혹은 발바닥 쿠션 역할을 하는 지방 등을 손상한다.

중년층에서 생기는 족저근막염은 나이가 들어 종아리 근육이 약해지면서 생긴다. 발바닥이 가라앉으며 발바닥 전체로 통증이 번지는 경우가 많다. 발바닥 아치의 유연성이 줄어 통증이 느껴질 때도 있다. 노화에 의한 평발은 척추 협착증 환자에게서 흔히 나타난다. 척추 협착증 환자는 발목이 안쪽으로 휘어 뒤에서 보면 발바닥이 넓적하다. 발목 바깥쪽이나 안쪽에서 통증이 같이 느껴진다면 발목의 힘줄염이나 관절염을 의심해봐야 한다.

발바닥이 오목하게 굽은 환자의 경우 발바닥 아치의 유연성이 떨어지면 통증이 시작된다. 발바닥이 몸을 지탱하는 쿠션 역할을 하지 못해 발바닥은 물론 무릎과 엉덩이 통증까지 나타날 수 있다. 이 경우 발바닥을 천천히 누르면서 통증이 느껴지는 부위를 살펴봐야 한다. 이때 중요한 건 압통 부위가 통증의 원인은 아니라는 것이다. 압통 부위에 주사 치료 등을 한다고 해서 통증이 완전히 사라지는 것은 아니다. 족저근막염 환자에서 나타나는 발바닥 통증의 80% 이상이 종아리 뒤쪽의 긴장 때문이라는 연구 결과도 있다. 안 원장은 "근본적 원인인 종아리 뒤 근육이나 힘줄의 긴장을 해결하지 못하면 족저근막염의 치료가 어려울 수도 있다"고 말했다.

통증의 원인을 찾다 보면 처음 생각한 것과 다른 치료를 받는 경우가 많다. 아이샤 공주가 그렇다. 그는 발바닥 통증으로 안강병원을 찾았으나 발바닥이 아닌 척추 치료를 받았다. 아이샤 공주는 "치료를 위해 세계 곳곳을 다녔지만 안강병원만큼 통증의 원인을 정확하게 잡아 치료하는 곳은 없었다"고 말했다

안 원장은 "1970년대 한국은 정말 가난한 나라였다. 많은 아랍인은 당시 낯선 타국에서 목숨 걸고 일하던 한국인을 기억한다"며 "그런 한국이 이제 중동에서 의료 선진국으로 통한다"고 말했다. 이어 "한국의 안강병원은 만성통증 분야에서는 단연 세계 최고라는 자부심을 갖고 있다"며 "이에 자만하지 않고 부족한 부분을 찾아 끊임없이 연구하겠다"고 설명했다.

6. 많이 걸을수록 발뒤꿈치와 발바닥이 아파요.

 발바닥패드 증후군, 아킬레스건염

발목 삐끗, 발바닥이 시큰… 정확한 초기 진단이 중요

아랍에미리트에서 온 샴사 여사는 발목과 엄지발가락의 통증으로 미국의 유명한 대학병원에서 수술을 권유받았다. 하지만 발바닥 통증으로 전 세계를 헤매다 한국에서 치료를 받은 엄마의 소개로 결국 안강병원을 찾았다. 최근에는 무릎이나 발의 문제로 안강병원을 찾는 아랍 환자들이 늘고 있다. 카타르에 있는 안강병원에서도 카타르 사람뿐 아니라 다른 중동 지역에서 온 발·무릎 환자가 절반 가까이 된다. 안강병원은 국내 병원 처음으로 중동에 독자적인 병원을 세워 성공적인 운영을 하고 있다. 얼마 전 쿠웨이트 보건부 장·차관단 방한에서도 가장 먼저 찾은 병원이 안강병원이다. 우리나라도 선진국이 되면서 발과 발목의 문제가 점점 많아지고 있다. 발과 발목 병에 관한 여러 사례를 살펴보자.

걸으면 걸을수록 발목이나 발바닥이 아파서 주저앉고 싶어진다.
발뒤꿈치가 아파 걷기 힘들다.

가장 먼저 고려해야 하는 문제는 허리이다. 허리는 발목이나 발로 가는 신경이 지나는 통로다. 신경이 지나는 통로에 문제가 생기면 발목이나 발바닥, 발뒤꿈치에 통증이 온다. 이때 통증의 원인을 확인하려면 발목이나 발을 움직여보거나 아픈 부위를 눌러본다. 딱히 깜짝 놀랄 정도로 아픈 부위가 나타나지 않는다면, 이 경우 허리를 치료해야 한다.

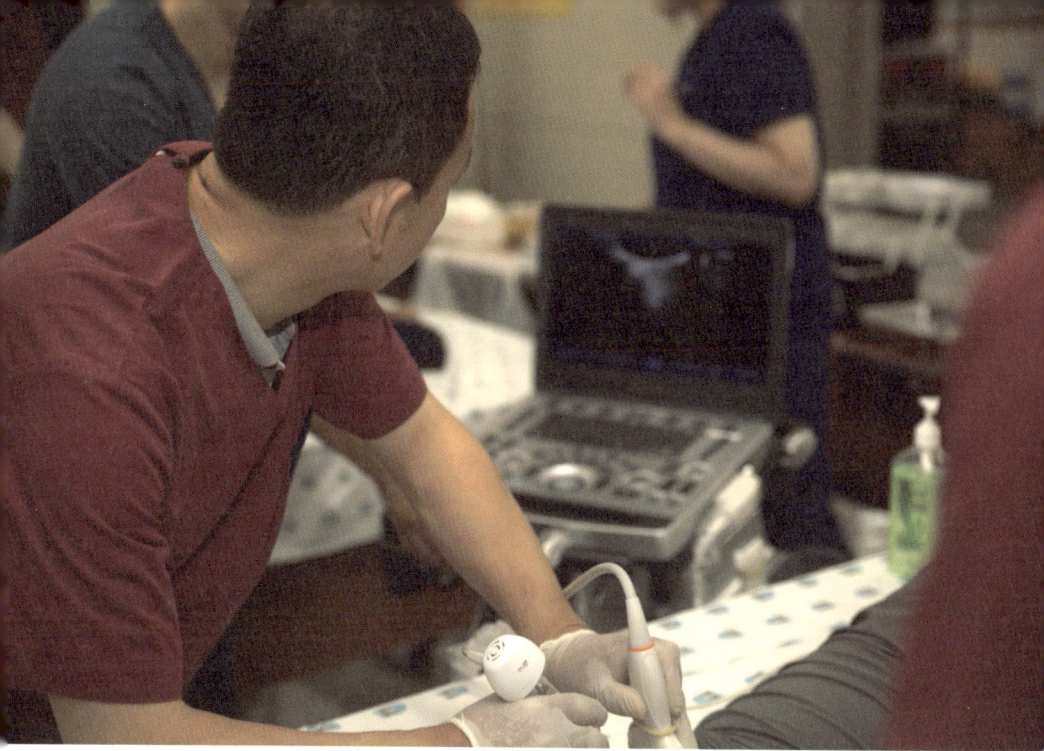

발목을 자주 삐어서 만성적으로 발목 외측이 아프다. 만성 발목 염좌인가.

만성 발목 염좌는 존재하지 않는다. 발목을 삔 후 발목인대가 다 낫더라도, 같이 손상당한 발목 외측 혹은 내측의 힘줄은 잘 낫지 않아 장기적인 통증이 오는 경우가 많다. 특히 발목 외측의 힘줄 통증은 매우 흔하다. 이때 통증의 원인을 확인하려면 발목 복숭아뼈 아래 힘줄이 붓거나 두꺼워져 있는지 확인한다. 이럴 때 힘줄을 치료해야 한다.

침대에서 일어나 첫발을 디딜 때 발바닥이 아파 소스라치게 놀란다.
조금 걷다 보면 씻은 듯이 사라진다.

족저근막염의 전형적인 증상이다. 대부분의 사람은 발바닥이 아프니 발바닥의 문제로 알고 있다. 하지만 족저근막염의 80% 이상은 종아리 근육이나 힘줄이 단단해지면서 발생하는 것으로 알려졌다. 완전히 쪼그려 앉기가 힘들거나 이때 종아리 근육이 땅기는 느낌이 있다면 가능성이 더욱 커진다. 그러므로 종종 잘 낫지 않는 발바닥의 통증은 종아리를 치료해야 하는 경우가 많다.

발바닥의 아치가 없어진다면 발목과 발바닥의 모든 병이 다 발생할 수 있다.

나이를 먹으면서 발바닥의 아치를 받쳐주는 힘줄이나 인대가 약해지면 발바닥의 아치가 무너지면서 평발로 진행된다. 발바닥의 아치는 우리가 걸을 때 쿠션 역할을 한다. 아치가 무너지면 충격을 흡수하지 못해 발목과 발바닥에 퇴행성 관절염이 오게 된다.

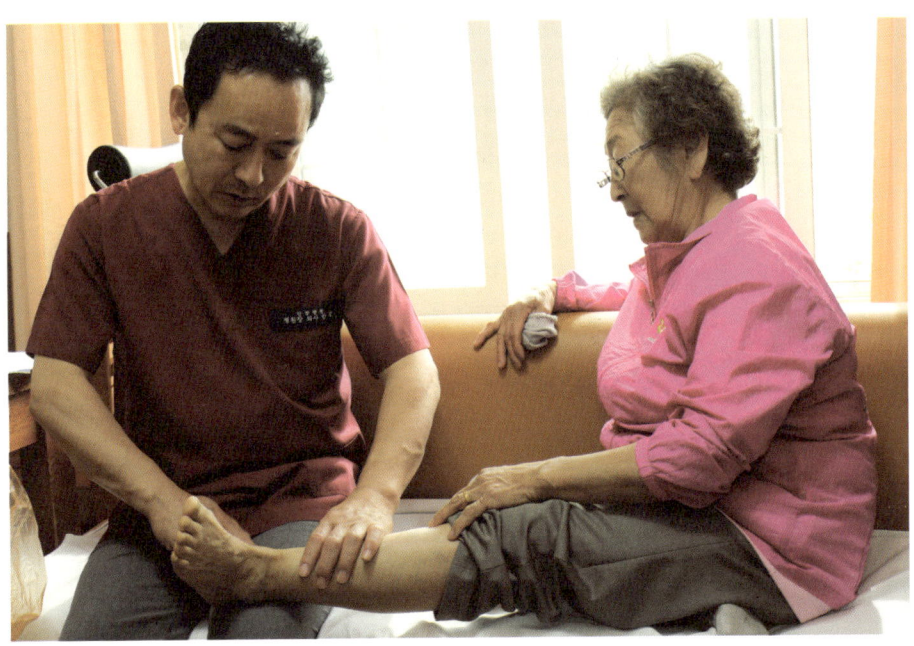

발목과 발바닥의 병, 조기 진단이 중요하다!

나이가 들면서 발목과 발바닥의 퇴화는 고혈압, 당뇨와 같이 치료할 수 없는 불치병으로 진행된다. 통증은 있다가 없다가 하지만 잘못 관리하면 아주 빠르게 퇴화한다. 우선 당장 아픈 것을 피하기 위해 스테로이드와 같은 주사를 자주 맞는 것은 발목과 발바닥의 수명을 재촉하는 결과가 초래된다. 발목이나 발이 아픈 경우, 그 원인이 어디에서 출발했는지 찾아내 치료해야 한다. 정확한 진단 뒤에는 해당 신경이나 혈관이 다치지 않도록 고안된 특수바늘로 재생을 유도하는 비수술적 치료술인 FIMS(투시영상하 신경자극술 및 미세유착박리술)가 효과적이다. 특히 초기에 진단해 더 진행되지 않도록 예방하는 것이 가장 중요하다.

통증박사
안강입니다 3

전신 통증

1. 갑자기 삐끗해서 금방 나을 줄 알았는데 계속 아파요.
🔍 급성통증, 만성통증

 급성통증이 만성통증으로 되기까지

갑자기 다친 것이 아님에도 만일 어느 부분이 기분 나쁘게 아파진다면 신경계에 문제가 발생한 것일 확률이 매우 높다는 것을 알아야 한다.

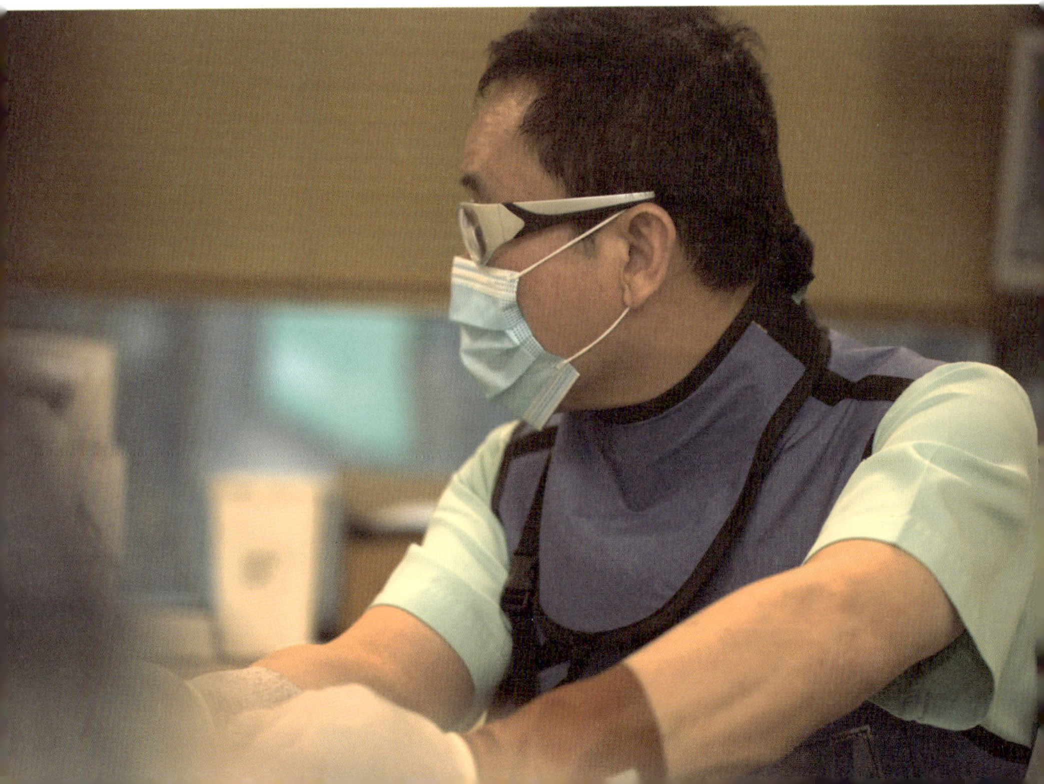

갑자기 다친 것이라면 그건 다친 곳의 문제이지 신경계의 문제는 아니다. 다만 다친 곳이 같고 반복된다면 또는, 다친 곳이 다 나은 것처럼 보이다가 개운히 통증이 가시지 않고 남는 것이 있다면 이 부위는 만성 통증으로 진행될 가능성이 크다.

손상이 오면 그 부위를 지배하는 신경은 예민해져, 반복되는 자극에 강하게 반응한다. 이것이 학습되면서 나중에는 손상이 존재하지 않더라도 지속해서 아프고 긴장된 것으로 나타나는데 이런 상태가 만성통증이다.

이러한 변환은 최초에 통증이 있는 후부터 3개월 이상의 시간이 필요하다. 이론적으로 56일이면 가능하지만, 일반적으로 만성통증이 나타나려면 아픈 곳과 뇌를 연결하는 신경회로의 변화가 생겨야 한다. 이렇게 척추신경과 뇌 신경의 신경회로의 변화가 초래되는데 수개월 이상의 시간이 소요되며 이러한 현상을 신경의 가소성이라 한다.

신경회로의 변화는 통증이 심할수록 시간이 오래 경과될수록 더 강해지고 더 넓게 변한다. 결과적으로 아픈 강도도 심해지지만 아픈 부위도 넓어진다. 뇌에 가까운 경추부위의 문제이거나 허리의 문제라도 실패한 허리 증후군과 같은 극심한 통증의 경우, 뇌 신경 증상과 우울증과 불안증이 동반된다. 뇌 신경 증상은 눈이 아프거나 충혈되는 것에 윙 소리가 들리는 것(이명), 속이 메슥거리는 것, 머리카락이 잘 빠지는 것, 두통이 있거나 턱관절이 아픈 것, 사래가 잘 걸리는 것, 목 앞에 무엇이 걸리는 느낌, 숨 쉴 때 갑갑함, 두근거림과 초조함, 등과 목의 뻣뻣함, 갑자기 일어설 때 어지럽거나 힘이 빠지는 증상들 뇌 신경과 관계된 증상들이 나타난다.

수술한 사람 중에 40% 이상이 지속적인 통증을 호소하거나 혹은 수술 후 원래 없던 통증을 호소하는 경우 '실패한 허리 증후군'이라고 한다. 특히 척추 협착증 같은 경우에서는 설혹 성공하더라도 지나면서 수술의 효과는 점점 사라지고 결국에는 수술한 사람이 더 낫다고 볼 수 없다는 논문이 지배적이다. 특히 수술 부위가 크면 클수록 이러한 문제는 간과할 수 없다.

수술에 의하여 구조적으로 호전되는 것도 중요하지만, 수술 여부에 상관없이 변화된 신경회로는 지속적으로 존재하기 때문에 수술 여부에 대한 더욱 신중한 견해가 필요할 것이다. 이는 실패한 허리 증후군의 빈도를 현저히 낮추어 줄 것이다.

만성통증은 치료가 가능한가?

만성통증은 감기보다도 많은 질병이다. 노인 인구가 계속 증가하는 추세로 보아 우리나라 전 인구의 40% 이상이 만성통증환자가 될 것이다. 과연 만성통증은 치료될 수 있을까?

만성통증은 크게 4가지 카테고리로 나누어진다.

1. 척추협착증, 척추전방전위증, 퇴행성 디스크 질환과 동반된 척추뼈의 퇴화, 퇴행성 관절염 등 현저한 구조적인 변화가 동반된 경우

2. 병은 이미 호전되어 원인이 없어졌음에도 불구하고 유령처럼 남아있는 경우

3. 신경이 손상되었는지 분명한 원인을 알 수 없지만, 분명히 신경 손상에 의한 증상이 나타나는 경

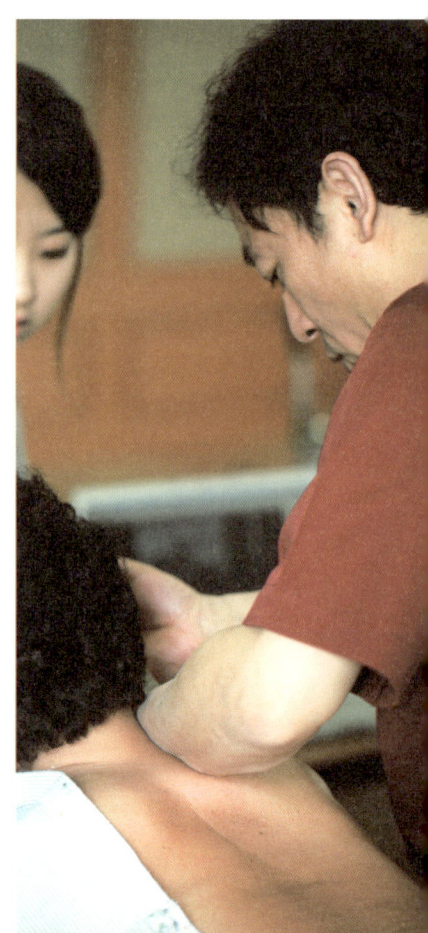

우. 예를 들어 다리 외측의 극심한 통증이나 엄지발가락을 몸쪽으로 굽히는 힘이 약해지는 것 같은 장애가 나타나는 경우

4. 신경의 분명한 손상을 알 수 있으면서 신경 손상에 의한 증상을 확인할 수 있는 경우

이런 경우에 몸은 근육을 긴장시키거나 감정적으로 불안하거나 우울감이 오며 호전도는 통증이 오래 진행된 것과 비례하며 통증 부위가 넓은 것과 비례한다. 또한, 구조적인 변화도 영향을 미치게 된다. 결국, 만성통증의 상당 부분은 신경 회로의 변화(신경의 가소성)가 동반된다고 생각해야 한다.

신경회로란 척추신경과 뇌에 존재하는 것으로써 이들을 치료하는 방법은 자극이 가장 현실적이고 거의 유일한 방법이다. 다만 어떻게 이 신경회로를 효율적으로 자극하느냐가 핵심이다.

뇌에 대한 자극 방법은 두 가지다.

하나는 해골을 지나서 자극하는 것이다. 뇌에 구멍을 뚫고 직접 자극하는 것은 분명한 효과가 있지만 자주 하기 어려운 현실에 있다. 자기장 자극과 같은 간접적인 자극은 있지만, 아직 그 효과가 극히 미진하다. 뇌는 해골을 지나서 오는 외부 자극에는 그리 호의적이지 않으므로 자기장 자극이 당연히 미진한 것인지 모른다.

하지만 팔다리나 척추, 뇌 신경과 같은 말초에서 오는 자극은 안전하고도 쉽게 뇌를 자극할 수 있으며 장기적인 자극을 남길 수 있다. 그 효율적인 대표 방법으로는 FIMS 시술법이 있다. FIMS는 말초를 통하여 효율적인 자극을 뇌에 전달하여 뇌의 기존 만성 통증에 의한 신경회로를 약화시키고 새로운 회로(advantageous plasticity)를 만들어주고 그 회로를 강화시킴을 목적으로 한다.

통증박사
안강입니다 3

2. 몸이 쪼개질 듯 고통스럽고
   잠을 잘 수 없을 정도로 여기저기 아파요.
 섬유성근통

섬유성근통, 통증 강제로 누르기보다 관리해야

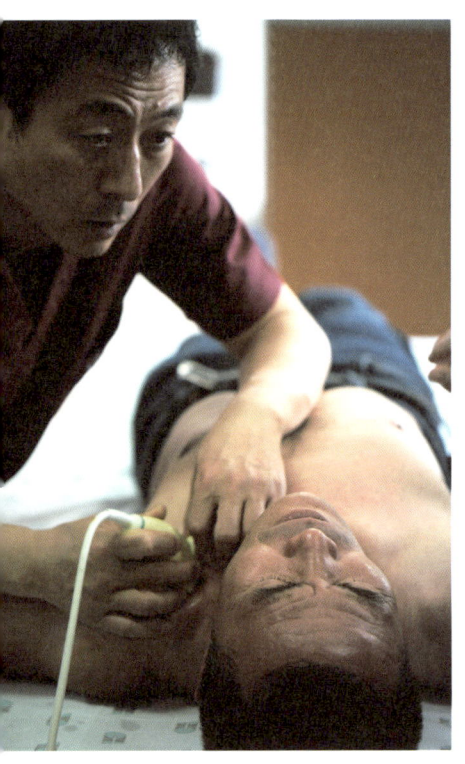

잠을 잘 수 없을 정도로 목과 등이 심하게 아팠던 적이 있는가? 처음에는 짓누르는 듯이 아프다가 나중에는 몸이 화끈거리면서 상체 부위가 덥기도 하고, 그러다 결국 몸이 쪼개질 듯한 고통에 이르면 누구라도 참기 힘들어진다. 상처 난 곳을 바늘로 찌르는 듯하고, 멍든 곳을 몽둥이로 때리는 듯한 고통. 이런 통증이 매일 계속된다면 사는 것 자체가 고역일 것이다.

플로렌스 나이팅게일하면 누구나 헌신적인 간호사의 이미지를 떠올린다. 나이팅게일은 자기 몸을 돌보지 않고 아픈 사람을 위해 자신을 희생했다. 나이팅게일은 목과 등, 허리통증으로 평생에 걸쳐 고생했다고 한다. 그뿐만 아니라 우울증, 불인증, 만성적인 소화 장애 등 여러 가지 증상을 갖고 있었다. 사는 것이 죽는 것보다 더 힘들었을 법한 인생이다. 5월 12일은 국제 섬유성근통의 날이다. 이날은 나이팅게일의 생일이기도 하다. 그렇게 힘든 상황에서 어떻게 그런 활발한 삶을 살았는지, 혹시 참기 힘든 아픔을 잊기 위해 그토록 열심히 살았던 것은 아닌지, 온몸을 던져 봉사한 나이팅게일의 생애를 다시 한 번 생각하게 된다.

'종의 기원'을 쓴 생물학자 찰스 다윈 역시 나이팅게일과 같은 섬유성근통 환자였다. 그는 섬유성근통 외에도 스트레스성 발작을 일으키거나 피를 토하는 일도 잦았다고 한다. 이런 고통 때문에 다윈 역시 사는 것이 죽는 것보다 더 힘들었던 사람이다. 아마도 '종의 기원'은 그가 죽음을 겁내지 않았기 때문에 가능했던 저술이었는지도 모른다. 생과 사를 넘나드는 고통 속에서 자연과학 역사상 가장 위대한 업적이 만들어졌을 수도 있다.

대부분 사람은 극심한 통증이 만성적으로 발생하면 활동을 줄인다. 하지만 통증이 급성이라면 활동을 줄이는 것이 맞겠지만, 만성통증일 때 활동을 더 늘려야 좋아지는 경우도 많다. 몸의 반이 아프다든지, 상체가 아프다든지, 전신이 만성적으로 아픈 형태의 병이 섬유성근통이다. 이 병으로 진단되면 일반적인 처방이 활동을 눌러 몸과 마음을 편하게 하는 약을 쓰는 것이다. 이렇게 되면 몸과 마음은 좀 더 편할 수 있지만, 활동 능력은 당연히 떨어진다.

다윈이나 나이팅게일이 과도한 약에 노출되었더라면 이들의 위대한 업적은 없었을 수도 있다. 섬유성근통이 발생하는 이유에 대해서는 아직 정확하게 밝혀지지 않았다. 하지만 섬유성근통은 인간의 직립이 가능해지면서 직립에 필요한 부위의 통증 센서가 뇌와 더 조밀하게 연결된 결과로 보인다. 우선은 이런 증상을 강제로 누르기보다는 아픈 것을 잘 관리하도록 하는 것이 가장 좋은 치료법일 것이다. 통증은 문제가 있다고 알리는 신호이다. 분명한 이유를 알지 못한 상태에서 증상을 강제로 완화하기 위해 쓰는 약물이나, 염증이란 재생단계를 없애는 약물 혹은 수술과 같은 방법은 꼭 필요할 때만 사용돼야 한다.

통증박사
안강입니다 3

 찌르는 듯한 전신 통증, '특수 바늘'로 없애

방송 작가로 글을 쓰며 살아온 김 모 씨(43). 1년 전부터 목 뒤와 팔이 자주 아프고 저렸지만, 잘못된 자세로 앉아 글을 쓴 탓에 목과 팔 관절에 무리가 온 것으로 생각했다. 그런데 통증은 온몸에 퍼졌고, 팔에 힘을 줘 글을 쓸 수 없을 정도가 됐다. 김 씨는 이전 병원에서 엑스레이 검사를 비롯해 척추관절 검진을 받았지만 특별한 이상 소견이 없다는 말만 들었다고 한다.

통증 원인을 못 찾던 김 씨는 안강병원에서 신경의 이상으로 온몸에 통증이 생기는 '섬유성근통'을 진단받았다. 김 씨는 특수 바늘을 이용해 신경의 재활을 돕는 FIMS(투시영상하 신경자극술 및 미세유착박리술) 치료를 받았고, 6개월이 지난 후에는 통증이 많이 사라져 만족해하고 있다.

◇ **경험 있는 의사가 직접 만져봐야 진단 가능**

섬유성근통은 한마디로 온몸의 근육이 쑤시고 아픈 병이다. 근육에 있는 신경들

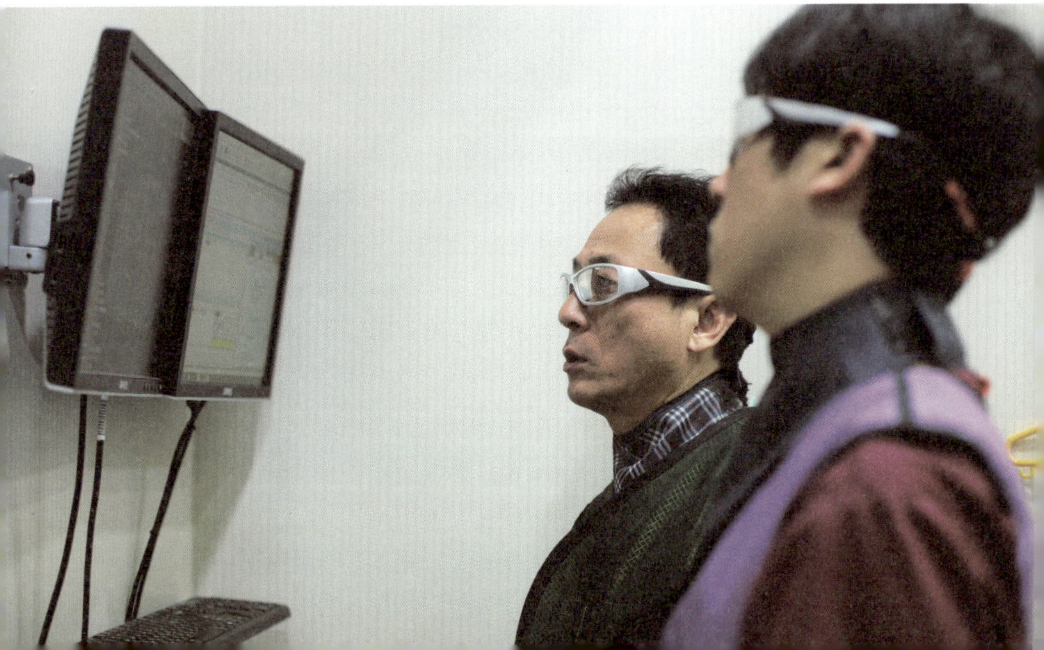

이 과도하게 민감해지면서 발생하는데, 그 원인은 명확히 밝혀지지 않았다. 통증은 뇌에 가까운 목이나 어깨에서 시작돼 팔, 허리, 다리 등으로 퍼지고, 나중엔 손을 스치기만 해도 아플 정도로 증상이 악화된다. 우울증 같은 정신적인 문제나 소화기 장애가 동반되는 경우도 많다. 필자는 "이상이 생긴 신경들이 몸의 활동을 총괄하는 뇌와 연결돼 있어 생기는 부작용"이라고 전했다.

섬유성근통은 혈액 검사나 방사선 검사 등으로 확인이 안 되고, 직접 손으로 만져봐야 알 수 있다. 검사로 진단이 잘 안 되기 때문에 단순 꾀병이나 정신적 문제로 오해받는 환자들이 많기도 하다. 하지만 경험이 많은 의사는 통증 부위를 손으로 눌러보면 바로 진단할 수 있다. 특히 팔 통증의 경우, 팔꿈치 힘줄이 손상돼 생기는 '테니스 엘보'로 잘못 진단되는 경우가 많다. 그래서 통증 부위의 신경을 지배하는 근육을 만져보고, 그 근육이 얼마나 단단해졌는지 등을 파악하는 촉진을 통해 다른 질환과 명확히 구분해야 한다.

◇ **특수 바늘로 신경의 긴장 풀어 증상 완화**

섬유성근통은 증상을 완전히 없애기 어려운 일종의 불치병이다. 안강병원에서는 특수 제작한 바늘을 이용하는 FIMS 치료로 섬유성근통 증상을 50% 이상 없애는 것을 목표로 한다. 통증의 원인이 되는 신경을 찾고, 그 부위에 1.2mm 굵기의 특수 바늘을 집어넣는다. 그리고 긴장된 신경과 신경의 주변 조직을 자극해 풀어준다. 신경의 긴장을 풀어줌으로써 뇌에 불필요한 자극이 덜 가게 하는 원리를 이용하는 시술법이다. 강제적으로 뇌가 통증을 못 느끼게 하는 식의 약물치료를 진행하면 근본적인 치료가 되지 않은 채 악화되거나 나아지지 않을 수 있기에 하지 않는다.

3. 힘이 없고 근육이 빠져요.
활동하는데 힘이 들어요.

 사코페니아, 근육마름증

움직이지 않으면 근육이 마른다.

사코페니아, 즉 근육마름증이 발생하는 이유는 다양하다. 가장 중요한 원인은 일상생활 속에서 적절한 운동이 뒷받침되지 않았을 때다. 물론 흡연, 영양부족이나 나이가 들면서 나타나는 호르몬 변화 등에도 영향을 받겠지만, 운동범위가 줄면서 특정 부위에 움직임이 없어졌을 때 주로 사코페니아가 발생한다. 예를 들면 허리가 굽은 경우 허리 뒤 근육은 매우 말라 있다. 실제로는 근육만 마르는 것이 아니라 힘줄, 인대, 뼈도 같이 약해진다. 또 신경기능, 혈류 등의 약화도 따라온다. 건강한 사람이라 할지라도 열흘만 움직이지 않고 누워 있으면 현저하게 근육이 줄어드는 것을 느낄 수 있다. 20대 젊은이의 경우, 눈에 띄게 '근육이 마른다'고 느끼는 데 28일 정도 걸린다. 반면 나이 든 노인은 그것을 매우 빠르게 느낀다. 중요한 것은 회복이다. 젊은이들은 원상태로 쉽게 회복하는 데 비해 노인들의 경우는 쉽지 않다. 더구나 대부분의 치료가 안정을 취하게 하거나 스테로이드 주사 등으로 근육, 힘줄 등을 더 마르게 하므로 실제로는 불안정을 더욱 유발하는 결과를 가져오게 된다.

어느 날 친한 친구가 내게 수년간 지속한 손목통증을 봐 달라고 부탁했다. 골프를 몹시 좋아하는 이 친구의 가장 큰 소망은 골프를 계속하게 해달라는 것. 수년 전 골프를 치다가 손목을 무언가에 세게 맞았고, 그 이후로는 유구골(hamate)이라는 작은 뼈에 손상이 왔다. 바깥 손목 가운데서 조금 외측의 손상된 곳에서 뼈

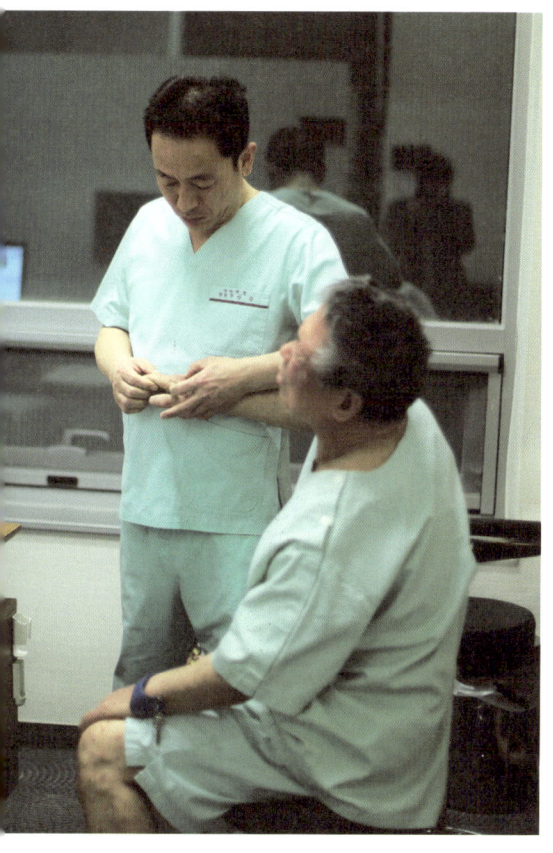

가 자랐다. 친구는 골프를 할 때마다 혹은 한 후에 수일간 너무 아파서 손목을 움직이지 않게 스프린트로 고정하고, 스테로이드 주사도 맞고, 수년을 지냈으나 호전이 없어 급기야는 튀어나온 부분을 자르는 수술까지 했다. 유구골 주위를 눌러 압통이 심했는데, 특히 유구골과의 사이가 가장 심했다. 반대쪽 손목과 비교했을 때 관절 주위가 현저하게 불안정했다. 톱니처럼 맞물려야 하는 관절이 불안정하면 관절면이 닳게 되고 이런 현상이 퇴행성관절염이다.

나는 적극적인 운동을 추천하고 우선 공 주무르기와 같은 운동이 필요하다고 말했다. 의학계에서는 퇴행성관절염이 오는 원인을 오랫동안 알지 못했다. 나는 치료 후 열심히 운동하라는 처방을 환자들에게 준다. 하지만 환자 중에는 다른 병원에서 스테로이드 주사 한 방과 함께 아픈 관절을 절대 움직이지 말라는 전혀 다른 처방을 받고 혼란스러워하기도 한다. 관절에 문제가 오는 원인은 관절의 흔들림, 즉 불안정성 때문이다. 불안정성의 가장 큰 원인은 움직이지 않거나 덜 움직이기 때문이다. 그러므로 친구가 받았던 치료, 고정, 스테로이드, 수술과 같은 치료는 매우 신중해야 한다. 물론 급성이면 이런 것이 일시적으로 도움이 될 수 있지만, 만성질환이 됐을 때는 효과가 거의 없고 오히려 해만 준다. 주사나 고정으로 인한 일시적인 통증 완화가 치료라고 생각하지만, 사실은 그동안 움직이지 않으면서 근육은 더욱 퇴화한다. 우리 몸의 모든 부분에는 수용체가 존재한다. 이 수용체가 관절이나 근육의 움직임을 뇌로 전달하고 뇌에서 명령을 받는다. 이런 소통 시스템이 붕괴되면 반드시 퇴화라는 과정을 겪게 된다. 사코페니아가 소통의 병인 이유다.

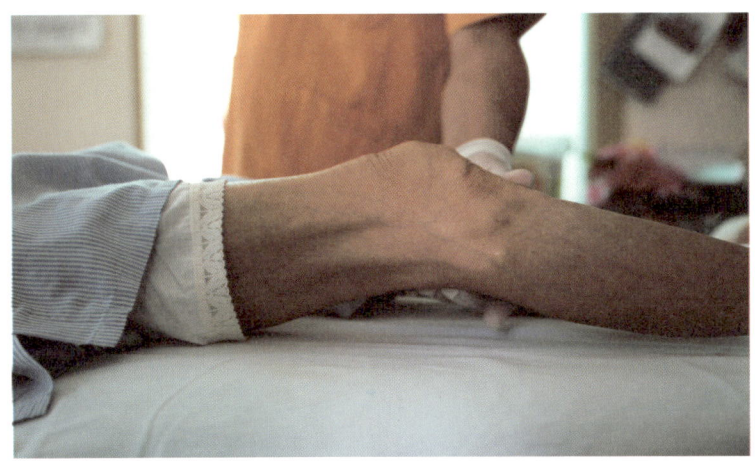

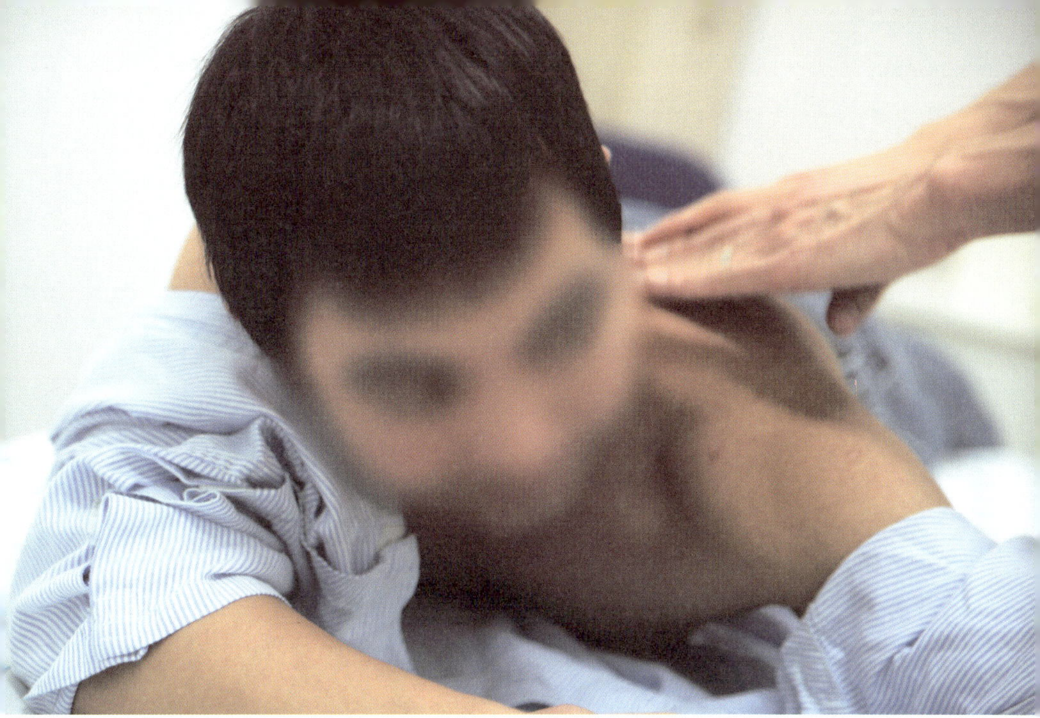

4. 눈의 피로·두통·상지 저림 및 마비 증상·턱관절통증·목과 어깨의 통증들이 같이 있어요.

🔍 신경통, VDT증후군

 신경통, 내버려두면 점차 온몸으로 퍼진다

컴퓨터와 스마트폰을 비롯한 디지털 기기를 많이 사용하면서 전에 없던 증상이나 질병이 늘어났다. 가장 먼저 찾아오는 것은 눈의 피로와 두통, 팔의 저림이나 일시적인 마비이며, 나아가 턱관절통증, 목과 어깨의 통증 등을 호소하는 사람이 부쩍 늘었다. 가벼운 경우에는 이런 증상이 한두 가지 나타나지만, 심하면 모든 증상이 한꺼번에 나타날 수도 있다. 컴퓨터 모니터 앞에 오래 앉아 있을 때 발생하는 VDT 증후군은 워낙 잘 알려졌지만, 그것만으로 설명할 수 없는 수많은 증상이 나타나고 있다.

컴퓨터 앞에 오래 앉아 있어서 나타나는 통증은 간단하게 말하면 신경통이다. 물론 이런 증상은 컴퓨터를 장시간 사용하지 않아도 얼마든지 발생할 수 있다. 가사 노동에 시달리는 주부나 골프 마니아, 심지어는 특별히 뭔가를 하지 않는 사람에게서도 나타난다. 그렇다면 왜 이런 현상이 나타날까? 쉽게 설명하자면, 나쁜 친구를 사귀면 모범생도 점점 거기에 물드는 것처럼, 우리 몸의 어떤 부분에 문제가 생겼는데 치료하지 않고 오랫동안 내버려두면 점점 주변도 영향을 받는다.

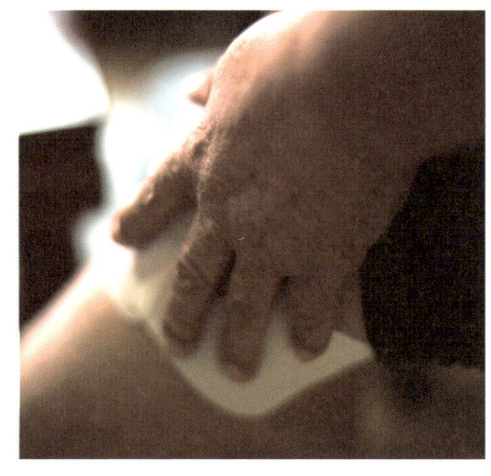

과민해진 신경이나 신경 수용체는 가까이 있는 신경이나 신경 수용체를 같이 과민화하는 경향이 있다. 여기에 가속도가 붙으면 마지막에는 뇌까지 과민해진다. 즉 목과 팔이 아프다가 턱관절이나 머리의 통증이 추가되고, 몸의 한쪽이 아프다가 나중에는 전신이 돌아가면서 아프다. 이런 통증의 가장 큰 문제는 환자 본인은 죽을 만큼 아픈데도 적절한 진단을 받기 어렵다는 것이다. 자기공명영상(MRI) 판독 결과, 어떤 이상이라도 발견하면 그것을 이러한 통승의 원인으로 보는, 즉 인과관계의 증거도 없이 잘못 진단하는 일이 비일비재하다. 하지만 근전도나 신경전도 같은 전기적 검사에서 이상이 발견된다면 이미 매우 위험한 상황에 이르렀음을 의미한다. 다행히 우리 몸은 스스로 좋아지려는 능력을 갖고 있다. 적절한 운동과 생활 습관 개선으로도 조금씩 몸에 변화가 찾아온다. 몸이 자연 본연의 능력을 활성화할 수 있도록 돕는 것이 치료의 시작이자 핵심이다.

> ✔ **TIP.** 신경통 자기 진단법
>
> 일반적으로 통증 부위의 근육이나 피부는 반대쪽 같은 부위에 비해 더 두껍고 단단하다. 또 아픈 곳을 엄지와 검지로 비벼 보거나 손가락으로 누르면서 비비면 반대쪽보다 더 아프다는 것을 느낄 수 있다. 조심스럽게 주의를 집중해 만져 보면 자신의 통증이 심리적인 것이 아니라 진짜 존재하는 이상임을 알게 된다. 해부학적 지식이 있거나 아주 예민한 사람이라면 피부나 근육의 이 같은 변화가 척추에서 시작해 신경이나 근막을 따라 팔이나 등 또는 손목, 손가락 등으로 띠처럼 흘러내리고 있음을 감지할 수 있다.

통증박사
안강입니다 3

5. 온몸의 반쪽만 아파요.

 브라운세카르 증후군, 감작

움직이지 않으면 근육이 마른다. 중풍과 상관없이…
생채소 먹고 땀에 젖게 운동하도록

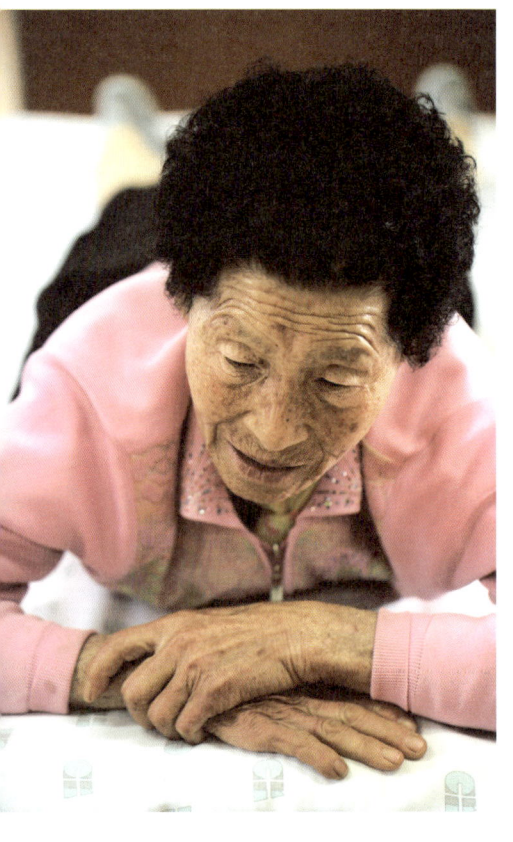

오른쪽 팔다리가 저린 증상으로 다른 병원에서 목 디스크 수술을 두 번 받은 42세 여성 환자가 얼마 전 필자를 찾아왔다. "수술 후에 우측 팔다리와 등, 얼굴 통증이 더 심해진다"고 호소했다. 진찰해보니, 목 디스크도 있었지만, 오른쪽 반신 통증은 섬유성근통의 일종으로 판단됐다. 척수 신경이 손상돼 전신 오른쪽이나 왼쪽 중 한쪽에 마비가 오는 것을 브라운세카르 증후군이라 한다.

반신마비 상태가 눈에 보이고, 아픈 원인과 부위도 정확히 진단할 수 있다. 이에 반해, 마비 없이 몸 반쪽의 감각이 변해서 무겁고 저린 경우는 마땅한 진단을 내리기 어렵다. "중풍의 전조 아니냐"고 환자들은 묻는데 중풍(뇌졸중)과는 전혀 관계없다. 항상 몸의 왼쪽이나 오른쪽을 따라서 바깥쪽이 시리고 감각이 무뎌진다. "바람이 몸의 반쪽을 스치고 지나가는 느낌"이라고 하는 환자도 있다. 피부를 꼬집어도 한쪽이 더 아프고 근육을 눌러도 한쪽만 더 단단하고 아프다. 진단이 어렵고 병소도 명확하지 않다.

현대 의학도 정확한 답을 주지는 못하지만, 많은 학자는 섬유성근통의 아류라고 생각한다. 통증이 몸의 정확히 반쪽을 돌아다니며 만성피로, 소화기능저하, 성욕저하, 이명, 두통, 턱관절통증, 집중력저하 등을 함께 일으킨다. 몸의 반쪽만 아픈 것이 전형적인 섬유성근통과 다른 점이다. 환자들은 팔다리 바깥쪽의 통증을 더 많이 호소하는데, 이유는 바깥쪽으로 가는 신경 (경추 6번/ 요추 5번)에 통증 감지 센서가 더 많기 때문이다. 이런 증상을 호소하는 장노년층이 CT(컴퓨터단층촬영)를 찍으면 실제로 디스크나 추간공협착증이 종종 발견된다. 문제가 되는 통증과 별도로 그런 질병을 함께 갖고 있기 때문이다. 하지만 목이나 허리를 수술해도 낫지 않는다. 통증의 근본 원인이 뇌의 신경회로 변화이기 때문이다. 오른쪽 반신이 아프면 왼쪽 뇌의 회로에 변화가 온 것이다. 이런 상태가 오래되면 근치되지 않는다. 극심한 통증을 얼마나 누그러뜨릴 수 있느냐가 문제다. 상태를 전반적으로 호전시키는 가장 좋은 방법은 자연으로 돌아가는 것이다. 진한 녹색 잎의 생채소를 하루 350g 이상 먹고, 좋은 자세를 유지하도록 몸을 단련하고, 일주일에 두세 번은 땀이 많이 날 정도로 운동해야 한다. 그러면 소화기능 저하·만성피로 등의 동반증상부터 가라앉으면서 통증이 개선된다.

통증박사
안강입니다 3

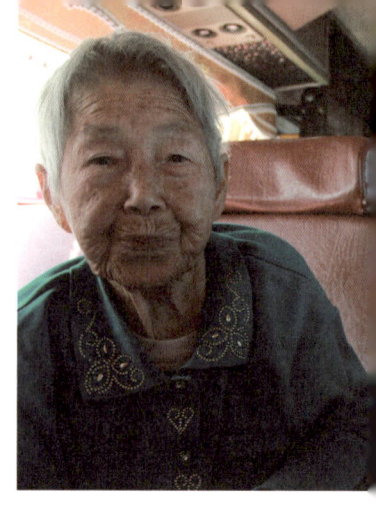

6. 관절염 때문에 아파요.

🔍 관절염

 관절염은 주변 근육이 제 역할 못 하는 병

패티 보이드. 영국의 사진작가이자 모델이다. 그는 비틀스의 조지 해리슨과 천재 기타리스트 에릭 클랩턴의 첫 번째 아내였고 또한 이혼녀다. 비틀스 최고의 연가 '섬싱'은 조지 해리슨이 그를 앞에 두고 20분 동안 감상에 젖어 만든 곡이다. 패티 보이드는 우연히 영화의 단역배우를 맡게 됐고 조지 해리슨의 눈을 녹여 그의 아내가 됐다. 그는 조지 해리슨의 친구였던 에릭 클랩턴의 끈질긴 구애로 다시 에릭의 아내가 되기도 했다. 에릭 클랩턴의 노래 '원더풀 투나이트'도 그를 위해 만들어진 곡이라고 한다. 하지만 이 두 세기의 음악인들이 같이 사랑하고 결혼할 정도로 매력적이었던 이 여인도 관절염으로 비틀어진 발가락이 하이힐 사이로 비집고 나왔다. 발가락은 관절염으로 인해 극도로 구부러져 있었다. 세기의 여인도 나이를 먹으면 관절염을 피할 수 없는 법이다.

관절염은 관절 내 연골이 없어져 발생하는 병으로 알려졌다. 그런데 사실 이러한 문제가 근육에서 발생한다는 것을 아는 사람은 거의 없다. 건강한 근육은 관절이 받는 압력을 줄여주며 충격을 흡수하지만, 근육이 긴장한 상태가 되면 충격 흡수 능력이 현저하게 저하된다. 이로 인해 관절염이나 힘줄의 병이 발생한다. 근육이 약해지고 긴장하면서 힘줄도 병이 생기고 스트레스가 가해진 인대도 약해진다. 결국, 관절은 불안정하게 흔들리며 아주 빠르게 손상을 입게 된다.

원래 관절은 톱니바퀴가 움직이는 것처럼 조밀하게 움직이게 돼 있는데 관절을 꽉 잡아주는 근육이나 힘줄, 인대 등이 약해지거나 과도하게 긴장되면 관절이 움

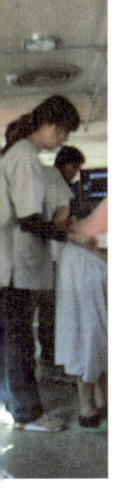

직일 때 손상을 입게 된다. 다시 말해 관절은 많이 써서 닳는 것이 아니라 관절을 잡아주는 힘이 약해져서 망가지는 것이다. 간혹 환자 중에는 많이 걸으면 관절이 손상되니 관절이 아프면 걷지 않아야 한다고 생각하지만, 오히려 적절한 운동으로 관절 주위의 근육 등을 강화해야 한다. 무릎이 아픈 사람은 더 걷는 운동이 필요하다. 신경이 건강하지 않은 상태에서는 근육이 긴장하게 되며 근육의 유연성이 현저히 떨어진다. 실제로 관절염, 척추협착증과 같은 노화로 신경의 기능이 떨어지는 병들이 흔히 발생한다.

60대엔 60%, 70대엔 70%, 80대엔 80% 이상에서 발생할 정도로 관절염은 흔한 병이지만 아직은 뚜렷한 치료법이 없다. 관절의 염증을 줄여주는 주사나 관절에 인공 윤활액을 넣어주는 치료법이 흔하지만, 오히려 퇴화를 부추길 수도 있다. 그렇다면 관절염을 치료할 수 있을까? 치료는 되지 않더라도 관절을 움직이는 근육을 강화하면 관절은 손상되지 않고 오래 쓸 수 있다. 통증도 현저히 완화시킬 수 있다. 근육이 긴장되거나 약해지는 원인을 찾아 치료하는 것이 관절염을 호전시키는 데 결정적 역할을 하는 경우가 많다.

통증박사
안강입니다 3

기타 통증

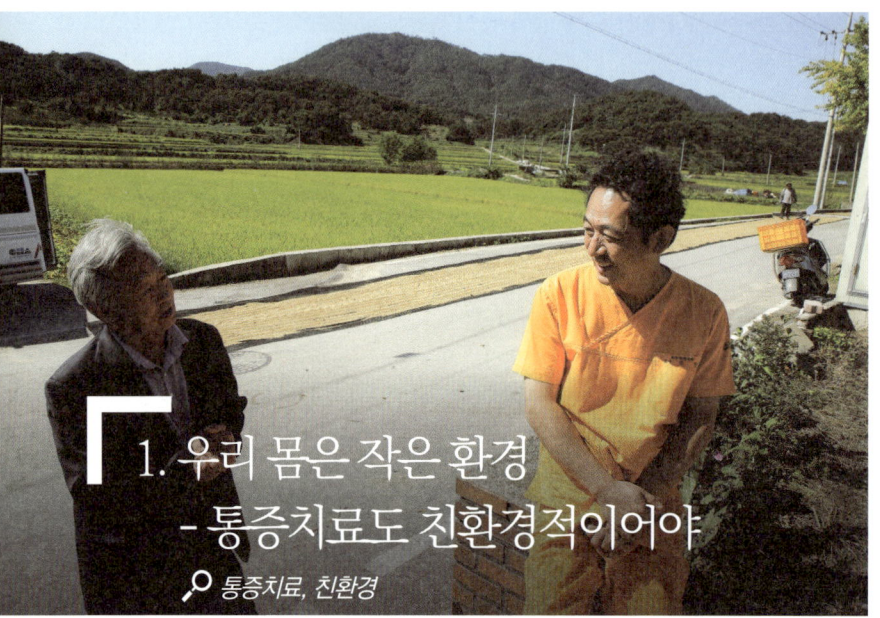

1. 우리 몸은 작은 환경
- 통증치료도 친환경적이어야

🔍 통증치료, 친환경

 특수바늘 시술 FIMS 독자 개발
통증 부위 자극해 자연 치유 유도
약물 안 쓰고 바른 생활습관 중시

"치료도 친환경적이어야 한다"

나는 20년째 나만의 치료법을 고집하고 있다.

'우리 몸은 하나의 작은 환경이므로 친환경적인 치료를 해야 한다'는 신념이 그것. 직접 개발한 특수바늘 시술(FIMS)을 이용해 약물을 쓰지 않고 바늘로만 척추

관절의 통증을 치료한다.

우리 몸은 자극을 주면 스스로 치유하는 능력이 있기 때문에 염증으로 꼬이거나 눌린 곳을 특수바늘로 떼어내면 혈액순환 등이 활발히 이뤄지면서 통증이 완화된다. 이런 치료와 함께 바른 자세로 걷고 식습관을 개선하면 척추관절 질환으로 인한 통증을 더 확실히 잡을 수 있다.

| 자세, 식습관이 치료만큼 중요 |
75세인 백 모 씨는 지난 10년간 허리, 다리, 어깨 등에 통증을 달고 살았다. 여러 치료를 받아봤지만, 효과는 잠시뿐이었다고 한다. 나는 치료보다 우선 "생활습관부터 철저히 고쳐보자"는 제안을 했다. 뜻밖에도 백 모 씨는 어떤 의문을 던지지 않고 내 제안을 따라줬다. 알려준 방식대로 배꼽 아래가 배꼽 위보다 더 들어가게 하고, 가슴을 볼록하게 내미는 자세로 꾸준히 걷고, 식사하기 전에는 항상 진한 색깔의 채소를 매일 300g씩을 먹었다. 그리고 3개월. 효과는 대만족이었다. 백 모 씨는 통증 때문에 걷기 힘들었던 게 나았고, 우울감 등 심리적인 문제도 없어졌다. 처음 병원에 왔을 때에는 몸 전체에서 염증 물질이 과도하게 분비되는 등 염증이 잘 조절되지 않아 몸이 빠르게 퇴화하고 있는 상태였지만, 백 씨는 식습관을 바꾸고 자세를 바르게 한 것으로 염증 문제를 해결한 것이다. 그리고 생활습관만으로 몸 상태가 조금 회복된 백 씨는, 목이나 무릎 등 문제가 있는 부위에 FIMS 치료를 실시해 통증을 완화시켰다.

| 약 없이 바늘로만 아픈 부위 치료 |
FIMS 치료는 엉겨 붙은 조직 등을 특수바늘을 이용해 자극하거나 유착 부위를 뜯어내는 시술을 말한다. 이렇게 하면 몸의 자연 치유력이 발휘돼 손상됐던 부위가 재생돼 염증 및 통증이 완화된다. FIMS 치료에는 스테로이드가 쓰이지 않는다. 스테로이드는 염증을 빠르게 없애 통증을 금세 잡아주긴 하지만, 염증이 완전히 사라진 신경 관절 등을 급격히 퇴화시킬 뿐 아니라, 몸의 재생 능력까지 떨어

뜨린다. 염증은 적당히 조절해야 하는 대상이지, 강제로 없애야 할 것이 아니기 때문이다.

FIMS는 물리적인 힘만 가하기 때문에, 몸의 자연 치유력을 해치지 않고 부작용이 거의 없다. FIMS 시술 후에는 신체 자세를 곧게 유지하고, 복근과 척추 근육 운동을 꾸준히 병행해야 재발을 막을 수 있다. 영양제를 먹지 않더라도 항염, 항산화 작용을 하는 영양소가 풍부하게 든 채소 및 과일을 섭취하면 회복이 빨리 될 수 있다.

| 중동에서 주목 – 쿠웨이트에 병원 설립 |

이런 치료법은 중동에서 특히 주목을 받고 있다. 중동의 일부 국가는 국민 소득은 높지만 의료 수준이 낮은 편이어서 병이 생기면 미국, 유럽 등의 유명 병원을 찾아 치료를 받는다. 그런데 최근 몇 년 사이, 이 '친환경 치료법'이 알려지면서 중동의 만성통증 환자가 병원을 많이 찾고 있다. 안강병원은 2017년 쿠웨이트 현지에 병원을 개원했고 2019년 카타르 군사령부 만성통증센터를 개원하는 등 중동지역 곳곳에 활발히 병원 네트워크를 구축해 나가고 있다.

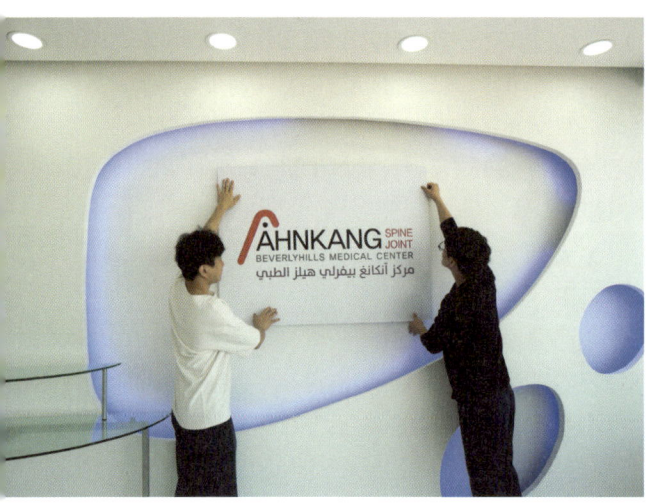

2. 수술이나 약물 주사 의존보다 자신의 회복력 믿어야

🔍 수술, 약물주사, 회복력

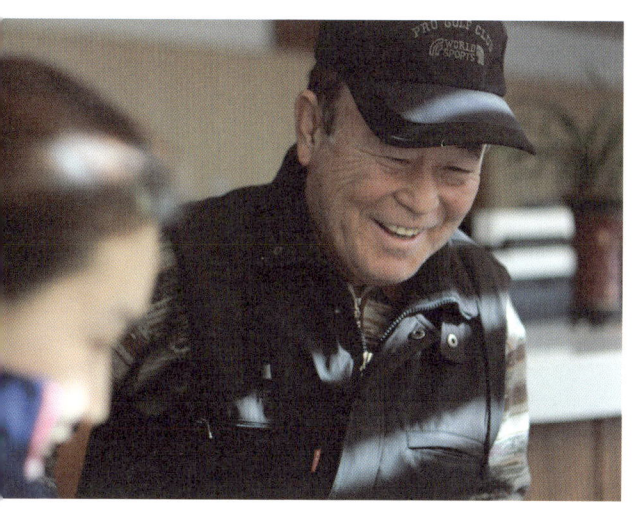

"아파 죽겠어요. 왜 그런가요?" 엉치에서 다리 쪽으로 찌릿찌릿 쥐가 나서 잠을 못 자겠다. 걷다가 다리에 힘이 쭉 빠져 털썩 주저앉는다. 바람만 스쳐도 아파서 못 살겠다. 화장실에서 볼일 보고 뒤처리를 못할 정도로 손이 돌아가지 않는다. 목이 뻑뻑하고 묵직해서 꼭 돌덩이가 올려져 있는 느낌이다. 일어서다가 허리가 아파 '악' 소리가 난다. 척추협착증이라는데, 척추전방전위증이라는데, 연골이 다 닳았다는데, 무릎에 물이 찼다는데, 섬유성근통이라는데…. "진짜 왜 그런가요?" 통증의 이름은 한 가지일 수 있다.

그러나 그 원인은 뇌와 신경, 근육과 뼈, 힘줄과 근막, 그리고 잘못된 걸음걸이, 잘못된 자세와 식습관 등이 복합적으로 얽혀 있다. "척추관이 좁아졌다, 척추 전방 전위증이다." 눈에 보이는 증상을 말하기는 쉽다. 그러나 사진상으로 척추 사진에 아무런 이상이 없는데 환자는 허리가 아파죽겠다는 경우도 많고, 환자를 쥐어 패는 것 같은 섬유성근통이라는 것은 아직 무엇이 직접적 원인인지를 모른다. 병은 고장 난 옛날 시계 고치듯 "아하! 여기가 망가졌네" 하면서 이거 갈고, 저거 기름 치고 해서 일시에 해결되는 것이 아니다. 모든 병은 균형이 깨졌기 때문에 생겨난다. 의사로서 나는 깨진 균형을 바로잡고, 자극을 가해서, 환자 개개인의 자기 회복력을 최대로 끌어올리는 것이 최고의 치료라고 생각한다. 칼에 베이면 소독하고 꿰매는 것은 병원에서 하지만, 의사가 찢어진 살까지 붙이지는 못한다.

찢어진 곳이 제자리를 찾아 잘 붙도록 하는 것은 인체의 신비한 자기 회복력이다. 중국 사람의 상술은 세계적이다. 이들은 목이 좋은 헌 건물이 있으면 50명이 돈을 모아 그 건물을 산다. 그러고는 돈을 많이 냈건 적게 냈건 관계없이 똑같이 달려들어 그 헌 건물을 새것으로 만든다. 이것이 중국인의 무서운 상생 기술이다. 이들은 한방에 10명이 우글우글 같이 지내도 싸우지 않는다. 인체에도 중국인의 상술이 있다. 뭔가 이상한 것이 생기면 모두 달려들어 원상태로 돌려놓으려고 각 기관이 노력한다. 의사의 노력이 반이고 환자의 노력이 반이다.

병원에서 제시하는 올바른 걸음걸이와 호흡법을 꾸준히 실행하고, 식습관을 바꾸고, 자신의 회복력에 대한 믿음을 가지는 것이 중요하다. 통증이 금세 가라앉는 약물 주사, 혹은 무리한 수술로 병을 고치는 것은 자신의 회복력을 죽이는 결과를 가져온다. 한번 망가진 회복력은, 오히려 전보다 통증치료를 훨씬 더 힘들게 한다. 과보호로 자신을 잃어버린 아이와 같게 된다. 시간이 걸리더라도 자신의 회복력을 최대로 끌어올리는 방법을 연구하고 실천하는 것이 최고이다. 시간이 걸리더라도 치료보다는 '치유'에 중심을 두어야 한다.

이것이 "왜 그런가요?"에 대한 답이다. 정상으로 돌아가려고 하는 자기 회복력을 최대한 이용하는 것이 진정한 의술이다. 자신의 몸을 사랑한다면 칼이나 약물의 힘이 아닌 자기 자신의 힘으로 극복하여야 한다. 이것이 진정한 치료이다.

3. "만성통증 원인과 치료법만 알면, 건강한 100세 가능합니다"

🔍 만성통증, 100세 인생

몸에 해가 되지 않는 바늘치료법 FIMS
통증을 일으키는 근본적인 원인을 찾아
스스로의 힘으로 회복하도록 돕는 치료
중동 진출하며 새로운 의료 산업 프런티어로 자리매김 중
〈이예은 기자의 '100세 시대 길을 묻다' 스페셜 인터뷰〉

'100세 시대'라는 말이 이제 낯설지 않다. 그러나 병상 위의 100세인지, 팔팔 뛰는 100세인지는 생각해 봐야 한다. 상상도 할 수 없을 만큼 나이 든 사람들이 늘

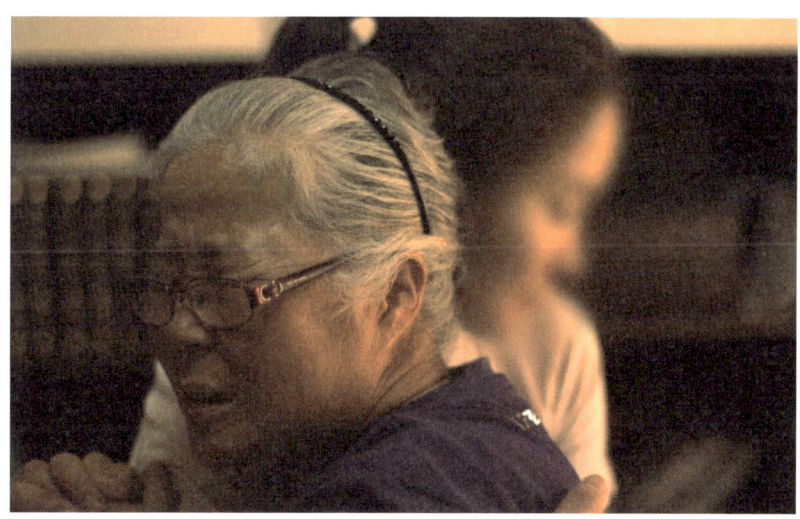

어가고 있다. 아프지 않고 건강한 모습으로 오래 살고 싶다는 소망과 달리, 참을 수 없는 고통 속에 괴롭게 생을 이어가는 안타까운 경우가 많다. 이 때문에 '건강하게 오래 살고 싶다'는 욕망은 전 세계 사람들에게 공통된 것이 되어가고 있다. 퇴행성 질환 중 가장 흔하고 고통스러운 만성통증 분야에서 확실한 성과를 내며, 중동에까지 입소문을 퍼뜨린 주인공인 안강병원 안강원장은 이 때문에 "건강한 장수를 위한 의료 산업은 반도체 산업보다도 더 중요한 국가적 미래사업이 될 것"이라고 내다보고 있다. 그는 "이 산업의 가치를 중요시하지 않으면 앞으로 우리 모두에게 재앙으로 되돌아올 것"이라며 "만성통증과 치매를 치료하기 위해, 외국으로 환자와 자본이 나가게 되고 국내에서는 그저 그런 의료 서비스만 받게 되는 사태를 막아야 한다"고 강조했다. 이러한 생각을 바탕으로 안강원장은 만성통증 치료법의 새로운 패러다임이라고 스스로 자부하는 FIMS(Fluoroscopy Guided Interventional Microadhesiolysis and Nerve Stimulation: 투시영상 하 신경자극술 및 미세유착박리술)를 개발, 중동에 진출하며 새로운 의료 산업의 프런티어로 자리매김 중이다.

적을 알고 나를 알아야 백전백승이라고 했다. 그가 말하는 '도깨비 같은 질병' 만성통증의 원인과 치료법은 건강에 관심 있는 사람이라면 누구에게나 손자병법만큼이나 흥미롭다.

◇ '100세 시대'에 '60세 시대' 치료법?

만성통증은 나이가 들며 생겨나는 퇴행성 질환 중의 하나다. 일단 만성통증의 습격이 시작되면, 어떻게 해서든 고통에서 벗어나기 위해 온갖 수단을 쓰게 된다. 대부분 그 수단은 수술이나 스테로이드 주사였다. 하지만 안강원장은 "칼을 대는 수술은 우리 몸을 원래 상태에서 손상시킬 수밖에 없고, 스테로이드는 염증과 고통을 줄여주지만 결국 몸의 자연적인 재생 능력을 없애 버린다"며 "절대 근본적인 치료 방법이 될 수 없다"고 말한다.

최근 30~40년이 흐르는 동안 인간의 수명 또한 30~40% 증가했다. 그래서 100세까지 산다고 하면 약 60세 이후 40년 이상 어떻게 몸을 건강하게 유지할 것인지가 가장 큰 문제이다.

안강원장은 "안타까운 현실이지만 수명이 늘어난 것과 별개로 만성통증과 치매 모두 빠르면 40대, 늦어도 60대에는 누구에게나 시작된다. 뇌의 시냅스들이 변화되기 때문"이라고 말했다. 하지만 현재의 의료 산업 전반은 평균수명 '100세 시대'가 아닌 '60세 시대'에 머물러 있다. 안강원장은 "만성통증 치료술은 1960년, 다시 말해서 인간의 수명이 60세에 불과한 때 만들어진 치료법인 스테로이드 주사와 뼈를 고정시키는 수술에서 더 이상 발전하지 않고 멈춰 있다"고 지적한다. 실제로 수술을 받았는데도 통증이 가시지 않고, 주사를 맞고 한동안 괜찮다가 더 괴로워진 만성통증 환자들이 수두룩하다.

"만성통증이란 수술 한 번, 주사 몇 대로 썩은 부분 잘라내듯이 없앨 수 있는 게 아니라는 사실을 알아야 합니다. 퇴치해야 할 대상이라기보다는, 지속적으로 관리하고 달래야 하는 것이 만성통증입니다. 그리고 몸에 어떤 손상도 주지 않는 방법으로 몸의 근본적인 재생 능력을 이용해 치료해야 합니다." 안강원장의 설명이다.

◇ 몸에 해가 되지 않는 '바늘치료', FIMS

안강원장은 "4차 산업혁명이 도래하고 있는 요즈음, 만성통증 치료에서도 몸에 해가 되지 않게 치료해야 하는 새로운 패러다임 시프트(Paradigm shift) 시점이 이미 지났다"며 "그러한 만성통증 치료의 새로운 패러다임이 바로 FIMS이다"라고 말했다.

FIMS란 몸에 해가 되지 않는 바늘치료법이다. 끝이 둥근 특수바늘로 통증을 일으키는 근본적인 원인을 찾아 그 부위를 자극해 스스로의 힘으로 회복하도록 도와준다. 안강원장은 줄기세포 치료에 관심을 갖다가 FIMS를 고안하게 됐다. 그 유래를 들어보면 만성통증과 FIMS의 치료 메커니즘을 좀 더 쉽게 이해할 수 있다. "무릎에 줄기세포를 이식하기 전 단계로, 무릎 아래 경골에 작은 상처를 냈습니다. 그런데 그것으로 무릎통증이 드라마틱하게 좋아지는 것을 발견했지요. 연골을 손상시키지 않으면서, 작은 상처를 나게 하면 그 부분이 회복되면서 무릎의 원래 통증이 같이 줄어든다는 것을 알아낸 것입니다."

다친 부위 건드리면 오히려 나빠져, 원인이 되는 부위를 자극해서 치료

Q : 일반인을 대상으로 만성통증을 쉽게 정의해 달라.

- 몸이 손상되면 일정 시간 뒤 회복돼서 통증이 없어져야 한다. 그런데 만성통증이란 회복이 다 됐는데도 유령처럼 통증이 남아있는 것이다. 이처럼 만성통증에서는 염증이 주된 요소가 아니므로, 이른바 스테로이드 주사가 듣지 않는다.

Q : 그럼 예전에 아프던 곳이 나았다가 다시 아프다면 이것이 만성통증인가?

- 무리한 일을 하고 나서 특정 부위가 잠시 아팠다면 급성통증이다. 보통 2~3주 안에 없어진다. 급성통증은 다친 부위에서 몸을 고치기 위해 필요한 염증반응이 생기면서 아픈 것이다. 이 때문에 염증을 없애는 스테로이드 주사를 맞으면 덜 아프다. 하지만 만성통증은 아픈 부위에서 신경 회로(neuronal synapse)가 형성돼 뇌가 아프다는 것을 '프로그램화(neuronal plasticity)'한 것이다. 더 어려운 점은 어떤 경우에는 뇌가 통증을 인지하고 어떤 경우에는 그렇지 않다는 것이다. 때문에 MRI 촬영에서 똑같이 병이 심한데, 어떤 사람은 아프고 또 다른 사람은 아프지 않은 경우가 나타난다.

아무튼, 통증이나 손상이 일정 시간이 지나도 강하게 지속되면 아까 말한 것처럼 뇌의 프로그램화로 만성통증이 오기 쉽다. 이것이 심해지면 우울증이나 불안증, 수면장애, 만성피로 등 다양한 증상이 발생한다.

Q : 만성통증 환자가 수술에 신중해야 하는 이유는 무엇인가.

- 고양이는 10m 높이에서 떨어져도 관절 손상 없이 사뿐히 내려앉는다. 척추위 신경의 지배를 받고 있는 관절이 충격을 흡수하는 최상의 시스템을 갖췄기 때문이다. 우리 몸 역시 이와 비슷한 시스템을 갖추고 있는데, 일단 수술을 하고 나면 다시는 그전의 시스템으로 돌아갈 수 없다. 시스템이 한 번 파괴되면 우리 몸은 크고 작은 충격에 손상되고, 관절을 지배하는 뇌의 특정 회로도 심각한 손상을 입어 결국은 모든 기능이 퇴화된다. 수술은 꼭 필요할 때 대체할 수 없는 수단이 되지만, 남용되면 비극을 불러온다.

Q : FIMS는 어떤 치료법인가.

- 아픈 부위 자체보다는, 원인이 되는 곳을 먼저 찾아야 통증을 해결할 수 있다. 쉽게 말해, 지금 어깨 사이가 아프고 힘줄이 다쳤다면 그 부분을 건드려선 안 된다. 건드리면 오히려 더 나빠질 가능성이 크다. 아픈 곳에 반사를 줄 수 있는 정상적인 조직에 자극을 가해야 한다. 만약 장기적으로 염증이나 손상이 지속되어 조직이 엉겨 붙어 있는 경우에는 특수 고안된 끝이 둥근 형태의 바늘을 이용하여 직접적으로 이를 해제시키는 시술이다.

Q. 그렇다면 FIMS 치료법을 다른 의사들이 모두 배우는 것은 어려운가.

- 배울 수 있다. FIMS 시행에 앞서, 통증을 유발하는 선행 요인을 찾는 능력이 중요하다. 디테일하고 확실한 진단이 선행되지 않으면 FIMS를 시행한다고 해도 효

과를 낼 수 없다. 이 때문에 FIMS 치료법은 많은 시간과 정열을 쏟아야 한다.

◇ "내가 하나만 잘못하면 환자는 무너지고 만다"

스스로가 몸 한쪽에 만성통증을 겪고 있는 환자이기도 한 안강원장은 고교 과정을 검정고시로 마친 뒤 10대에 플라스틱 장난감 조립공으로 3년가량 일하다가 의대에 진학한 독특한 이력을 갖고 있다.

그 뒤에도 6년 과정인 의대를 10년 만에 졸업하고 중국과 캐나다, 미국을 오가며 마사지 기술과 중의학, 줄기세포 치료 등을 섭렵한 끝에 만성통증 분야의 명의이자 '괴짜 의사'로 이름을 알리게 됐다.

독특한 과정을 거쳐 중동에서도 만성통증 전문가로 거듭난 안강원장은 2019년 1월 카타르에서 한-카타르 헬스케어 심포지엄 강연 및 카타르 현지 환자 치료에 나서는 등 '중동 명의'로서의 활동을 계속하고 있다.

안강원장이 가장 두려워하는 것은 무능한 의사가 되는 것이다. "다른 직업이라면 좀 무능해도 사회에서 크게 문제가 없을 수 있지만, 의사가 무능한 것은 아픈 사람을 괴롭히는 죄"라는 것이다. "어디에서 누구를 치료하든, 적어도 무능한 의사가 돼서 환자들에게 죄를 지어서는 안 된다는 생각으로 마음을 다하고 있습니다."

"환자와 사이좋게 지내는 것보다는, 환자를 통증에서 벗어나게 하는 것이 목표"라는 안강원장은 오늘도 여러 만성통증 환자들에게 힘든 재활훈련과 식이요법을 주문하며 아픔 없는 그날을 위해 함께 뛰고 있다.

4. 섹스와 자전거 타기

🔍 장수비결, 오르가즘, 허리근육, 골반근육, 뇌의 퇴화, 운동

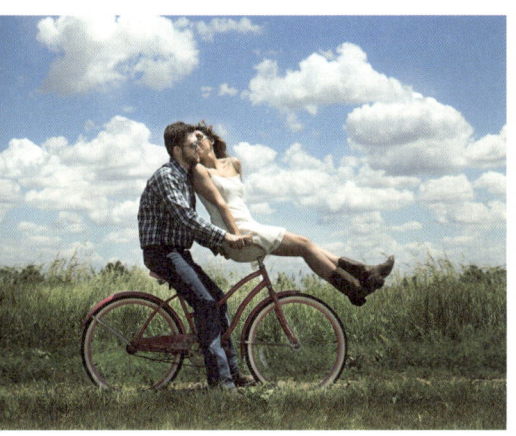

허리통증 환자는 섹스를 하면 안되나요? 영국 퀸스대학교는 1997년, 섹스할 때 오르가즘을 느끼는 사람은 그렇지 않은 사람보다 장수한다는 연구 결과를 발표했다.

또 2001년에는 일주일에 3회 이상 건강한 섹스를 하는 사람은 심장병 발병률이 절반 이하로 떨어진다는 연구 결과를 발표했다. 이외에도 섹스가 면역체계를 상승시킨다거나, 만성통증과 우울증에 효과적이며, 전립선암의 유병률을 감소시키는 등 여러 효과가 있음을 보고하는 다양한 논문이 발표되었다.

어떤 사람들은 섹스를 운동으로 여겨 격렬한 운동이 건강 증진에 도움이 된다고 해석한다. 자위행위마저 건강에 도움이 된다는 연구결과가 있으니, 섹스가 건강에 미치는 영향에 대해서는 좀 더 폭넓은 시각이 필요할 듯하다.

나는 여기에 '사용하지 않으면 퇴화한다'는 너무나 당연한 논리를 좀 더 적극적으로 적용해야 한다고 주장한다.

신경에서 퇴화란 적절한 소통의 기능을 잃어버린다는 뜻이다. 신경은 우리 몸이

통증박사 안강입니다 3

끊임없이 변화하는 인체 내외부의 환경에 적응하도록 보이지 않는 작은 부분에서도 적절한 정보를 전달받고, 그에 대한 반응이나 반사를 해서 우리 몸을 최적의 상태로 유지하는 기능을 한다. 그런데 어떤 이유로 자극과 반사가 저해되면 신경은 퇴화하기 시작하고, 인체 스스로 조절해야 하는 염증을 조절하지 못하는 현상이 발생한다.

신경의 퇴화는 '쓰지 않아서 망가지는 것'이 가장 중요한 원인이다. 나이가 들면서 허리가 굽으면 팔의 운동 범위가 줄어든다. 또한, 다리의 걸음걸이가 불안정하고 앞으로 굽어서 걷기나 가능하지, 운동은 어려워진다. 그러면 움직이지 않는 범위만큼 뇌는 퇴화하고 몸은 점점 더 굽는 악순환이 일어난다. 세상 만물에는 생로병사가 있듯이 사람의 몸에도 생로병사가 있다.

사람은 허리가 굽은 상태로 태어나 기어 다니다가 허리를 펴고 걷게 되고, 나이가 들면 다시 허리를 구부리고 걷다가 결국 흙으로 돌아간다. 생로병사는 신경계뿐 아니라 순환계, 호흡계, 소화계, 면역계, 내분비계, 외피계, 근골격계, 생식계, 비뇨기계에 두루 나타난다. 이중 신경계가 가장 먼저 퇴화한다. 신경은 이미 청소년기 이전에 성장을 끝낸다. 인체가 성장하는 순간에도 신경은 이미 퇴화하는 것이다.

섹스와 자전거 타기 등은 기어 다닐 때 쓰는 근육에 대한 운동이다. 물론 허리를 곧게 펴고 걸을 때 쓰는 근육도 중요하다. 골반을 들어 올리는 근육이 약해지면 넘어지지 않기 위해 골반의 움직임을 최소화하며 허리를 굽히고 걷게 된다. 허리가 굽으면 골반의 움직임은 더욱 감소하며, 이에 따라 척추 주위의 관절과 근육의 움직임도 저하된다.

대규모로 진행한 연구에서는 척추협착증이나 디스크탈출증의 경우 적극적인 운동이 척추 수술에 뒤지지 않는 결과를 보였다고 보고한 바 있다. 골반이 엇갈려 움직이면서 척추의 적절한 움직임을 만들어내고, 이는 신경 반사를 일으켜 퇴화된 신경의 정상화를 유도한다. 사람의 몸은 자동차처럼 관리만 잘하면 오래 쓸 수 있다.

실제 나이와 생물학적 건강을 기준으로 하는 나이가 20년 이상 차이 나는 것은 흔한 일이다. 평소 몸 관리를 어떻게 하느냐에 따라 건강 수준은 천지 차이가 된다. 하지만 문제가 생겼을 때, 자동차는 문제가 생긴 부속을 갈아주면 다시 새것처럼 쌩쌩 돌아가지만, 사람은 오히려 큰 후유증을 겪게 된다. 반면에 사람에게는 손상된 부위를 스스로 복구하는 힘이 있다. 사람이 만든 자동차는 절대 따라올 수 없는 힘, 바로 자연의 힘이다.

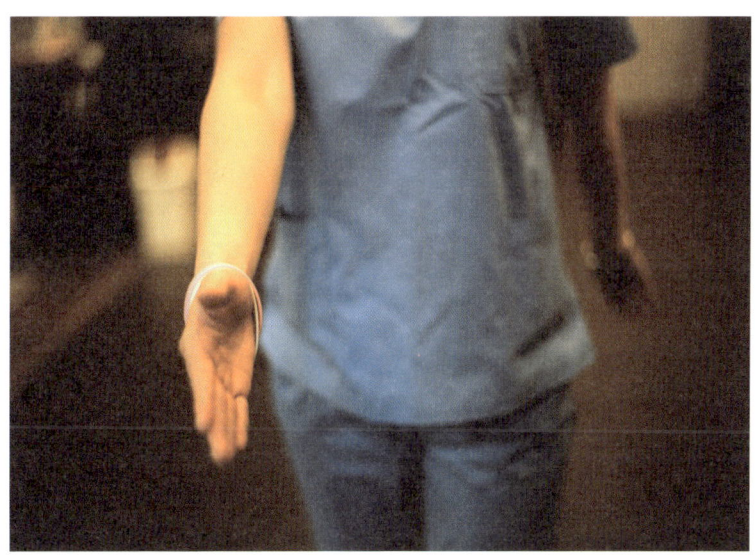

5. 만성통증과 치매, 두 마리 토끼를 잡는 법

🔍 *만성통증, 치매*

지금 이 순간에도 우리는 늙고 있다. 늙는 것도 서러운데 늙을수록 몸 구석구석 온갖 통증으로 고통받고 있다. 하지만 우리의 몸은 아무리 어려운 환경에서도 스스로 해결해 나갈 수 있는 능력을 가지고 있다.

우리 몸이 퇴화가 되지 않도록 먹고, 걷는 일상을 변화를 주어 우리 몸에 좋은 형태의 신경회로(시냅스)를 만들고 나쁜 형태의 신경회로(시냅스)를 없애는 환경으로 바꿔준다면 나이가 들어도 젊은이 못지않게 건강하게 살 수 있다.

만성통증이 무엇인지 잘 알아야 한다

살아있는 전복을 건드리면 움츠러든다. 전기충격을 가한 후 다시 건드리면 더 오랫동안 강하게 움츠러든다. 이를 감작이라 한다. '감작'은 아픈 부위와 뇌 신경과의 소통 회로에 문제가 생긴 것을 말한다. 이런 회로에 문제가 발생하면 병변 부위의 근육이나 힘줄은 긴장해 두꺼워지고 단단해지지만 조금만 힘을 써도 힘이 빠지고 관절의 위치가 틀어지고, 피부는 살짝만 꼬집어도 유난스럽게 더 아프다.

사람의 몸에도 다친 후 초기 3개월 이내에는 이런 감작이란 형태의 통증이 온다. 다친 부위보다 그 주위가 더 아픈 것이다. 이런 현상이 더 지속된다면 감작 현상만 있는 것이 아니라 신경의 회로에도 변화가 생겼다는 것을 의미한다. 즉 통증을 고정화시키는 새로운 신경회로(새로운 신경 세포끼리의 시냅스)가 형성된 것이다. 이 신경회로는 시간이 가면 갈수록 더 견고해져서 3년 정도가 지나면 저절로 회복될 가능성은 희박해진다. 이 병증이 만성통증이다.

만성통증은 원인이 된 병변은 없어졌는데 유령 같은 통증과 긴장만 남게 되는 것이다. 통증을 고정화시키는 신경회로에 문제가 생긴 것이다. 이때 우리 몸의 퇴행성 변화(예를 들면 퇴행성 무릎관절염)와 만나면 병은 더욱더 악화된다.

치매도 만성통증과 같은 시기에 시작된다

만성통증처럼 나이를 먹으면 두려워지는 병이 치매이다. 부모 모두에게서 치매 유전자를 물려받은 경우, 치매 발병률은 40대 혹은 그 이전부터 시작될 가능성이 높다고 보아야 한다. 부모의 한 쪽에서 유전자를 물려받은 경우는 50대, 그리고 양측 부모 모두에게서 치매 유전자가 없는 경우에도 60을 전후하여 치매가 시작될 확률이 높다고 보아야 한다.

치매는 뇌의 신경세포가 대부분 손상되어 장애가 생기는 대표적인 신경정신계 질환이다. 우리 몸이 받아들이는 모든 형태, 위치, 그리고 우리 몸이 표현하는 모든 운동 등의 표현은 신경에 의하여 결정된다는 사실을 되새김해봐야 한다.

치매를 예방하는 방법은 만성통증을 치료하고 예방하는 방법과 대동소이하다. 만성통증을 치료하려면 통증을 고정화시키는 신경회로의 문제를 고치는 동시에 퇴행성 변화를 늦춰 주어야 한다. (단, 잘못된 치료는 퇴행성 변화를 빠르게 진행시키므로 주의하여야 한다.)

만성통증의 첫 치료 단계는 전복이 움츠러드는 것과 같은 감작을 해결하여야 하는 것이다. 고정화된 감작을 치료하기 위해서는 마치 두더지 게임에서 망치로 두더지 머리를 계속 때리듯이 반복적으로 없애주어야 하는 것이다. 이러한 방법을 '탈감작'이라 한다.

통증박사 안강입니다 3

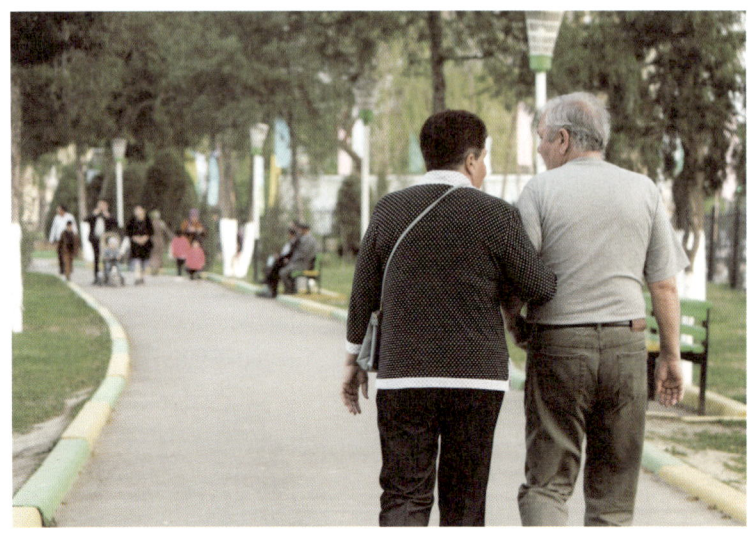

탈감작을 해결하는 대표적인 방법 중의 하나가 신경 차단이다. 신경 차단은 신경을 자르는 것이 아니라 국소 마취제를 주사하여 일시적으로 신경을 멈추었다가 다시 신경이 작동을 시작할 때 탈감작이 일어나는 현상을 이용한 치료 방법이다. 단점은 마취제 주입 직후의 효과는 크나 치료 자극이 적게 남아 장기적인 효과가 낮다는 것이다. 또 다른 방법은 증식 치료로 아픈 것에 손상을 주어 새 세포가 나오도록 자극하는 방법이다. 이는 장기적인(2~3주) 효과는 남을 수 있겠으나 아픈 부위를 자극하기 때문에 오히려 감작이 더 심해질 수 있다는 문제가 있다.

이러한 단점들을 차단한 치료법이 있다. 'FIMS'(투시영상하 신경자극술 및 미세유착박리술)치료법으로 이는 우리 몸이 대부분의 악조건 속에서도 스스로 회복할 수 있는 능력을 가졌다는 데서 시작한 치료법이다. 바늘구멍만 하게 좁아진 척추관을 가지고도 어떤 통증 호소도 없이 축구처럼 격한 운동을 하는 사람들도 많듯이 스스로 충분한 해결능력을 가진 우리 몸을 믿으면 회복의 길을 찾을 수 있다.

'FIMS'는 아픈 곳이 아닌, 아픈 곳에 반사를 줄 수 있는 정상적인 조직에 자극을 가함을 원칙으로 하거나 장기적으로 염증이나 손상이 지속되어 조직이 엉겨 붙어 있는 때에는 특수 바늘을 이용하여 직접 해제시키는 시술이다.

6. 안강식 체내 대마 시스템 활성화를 위한 운동 – 안강식 운동을 하자.

🔍 *대마시스템, 안강식 운동, 만성통증*

대마초는 정말 특별한 식물이다. 대마초는 아무 데서나 잘 자라고 병에 잘 걸리지 않으며 대마 씨와 같은 우수한 영양을 갖춘 씨는 흔하지 않다. 이처럼 대마초를 잘 자라게 해주고 영양가 있게 지켜주는 물질을 칸나비노이드라고 한다. 대마초는 자라는 지역과 기후 등에 따라 다양한 칸나비노이드들을 가지고 있으며 사실상 거의 모든 동물이나 식물들이 칸나비노이드들을 가지고 있다고 보아야 한다. 그런데 대마초는 이러한 칸나비노이드들을 놀랍도록 많이 가지고 있다. 칸나비노이드들의 역할은 계속해서 바뀌는 환경에 적응하고 힘든 환경이 와도 이겨낼 수 있도록 돕는 것이다.

이러한 칸나비노이드 시스템은 우리 몸에도 존재한다. THC는 주로 뇌에 작용하고 CBD는 뇌 이외의 장기에 주로 작용한다. 이러한 칸나비노이드는 그때그때 몸 안에서 합성되며 체내 칸나비노이드는 스트레스를 받으면 그 스트레스를 이겨내는데 필요한 곳에 즉각적으로 만들어진다.

우리 몸에는 신경전달물질이 있는데 신경전달물질이 잘 분비되지 않거나 분비가 되더라도 그에 맞는 역할을 하지 못하는 상황에 병이 생긴다. 예를 들어 도파민이 적게 분비되면 파킨슨씨 병을 앓게 되는 것이며 췌장에서 인슐린이 충분히 나와도 근육 등에서 인슐린을 쓰는 효율이 떨어지면 당뇨 증상이 나타나게 된다.

그런데 이러한 신경전달물질들을 효과적으로 방출하는 것뿐만 아니라 잘 사용될 수 있도록 돕는 시스템이 바로 체내 대마 시스템(엔도-칸나비노이드-시스템)이다. 이러한 체내 대마 시스템을 활성화하는 좋은 방법의 하나가 중등도 이상의 운동이다. 하지만 나이가 들면서 중등도 이상의 운동을 하려니 여러 문제가 발생할 수밖에 없다. 통상적인 걸음은 체내 대마 시스템을 활성화하지 못한다. 일단 체내 대마 시스템이 활성화하면 그 효과는 30분 정도 지속하지만, 잔여효과는 두세 시간이나 더 지속한다고 보인다.

그런 까닭에 안강식 운동은 30초간 아주 빠르게 제자리 뛰기를 하고 1분간 쉬는 방법을 3회에서 5회 반복하여 체내 대마 시스템을 활성화하는 것을 목적으로 한다. 이러한 방법을 아침, 점심, 저녁 3회 반복하며 몸의 컨디션에 따라 조절한다. 통상 주말에는 다른 운동으로 대체하는 것이 좋은 방법이다. 일반적으로 나이가 들면서 체내 대마 시스템은 그 기능이 저하되는 것으로 알려졌다. 그러므로 젊은 사람은 물론이거니와 나이 든 사람에게 체내 대마 시스템의 활성화는 그 어떤 보약보다 더 좋은 효과를 나타낸다.

43페이지 도표는 CBD가 우리 몸에 도움이 되는 장점을 설명한 것이다. 하지만 이것보다 훨씬 더 많은 건강 상태에 작용한다.

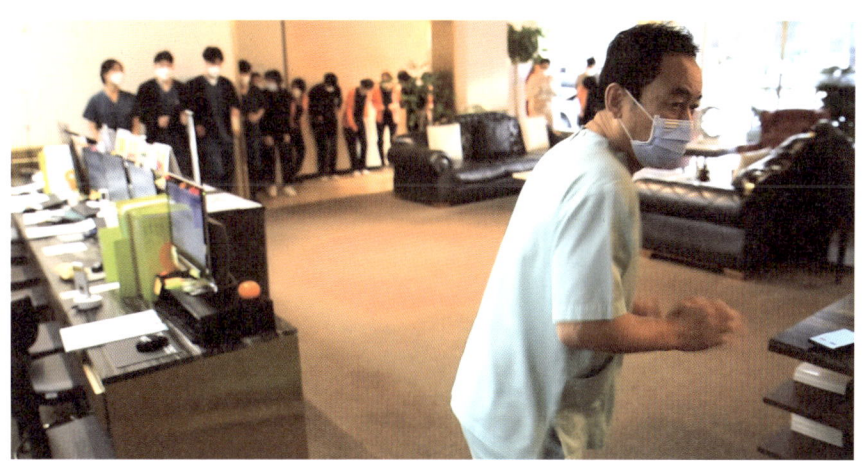

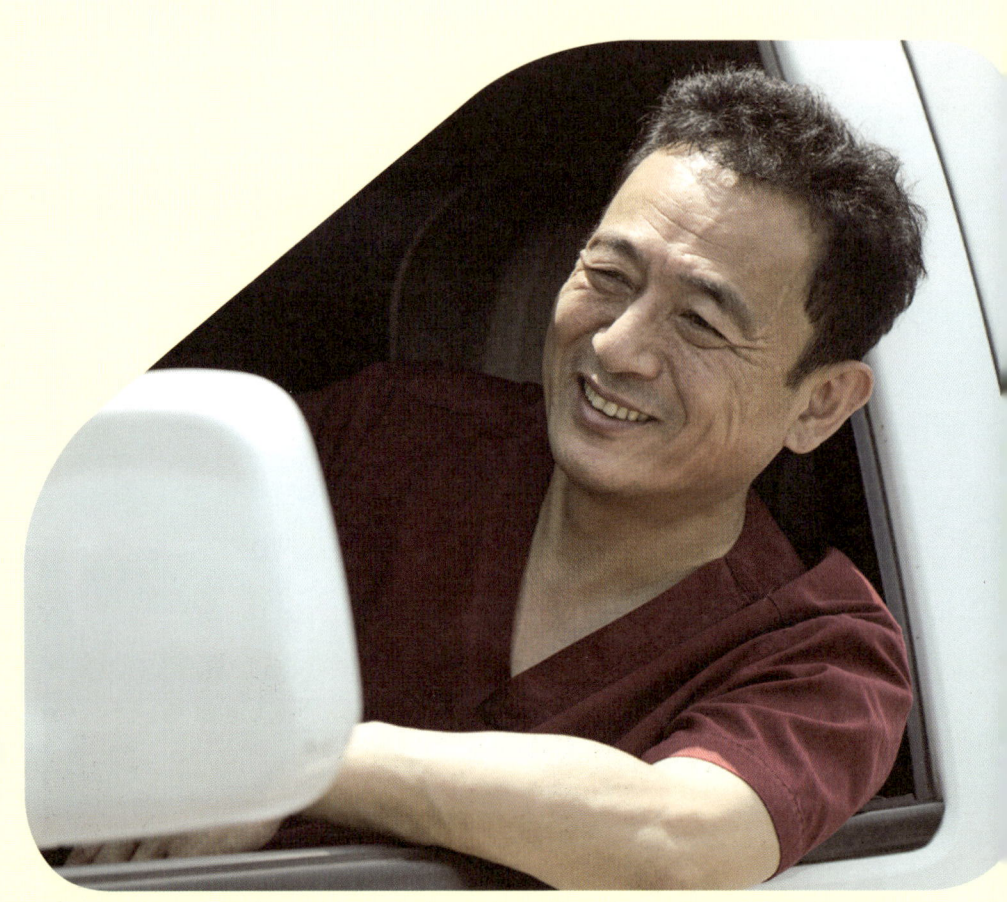

— part 3

의료 봉사

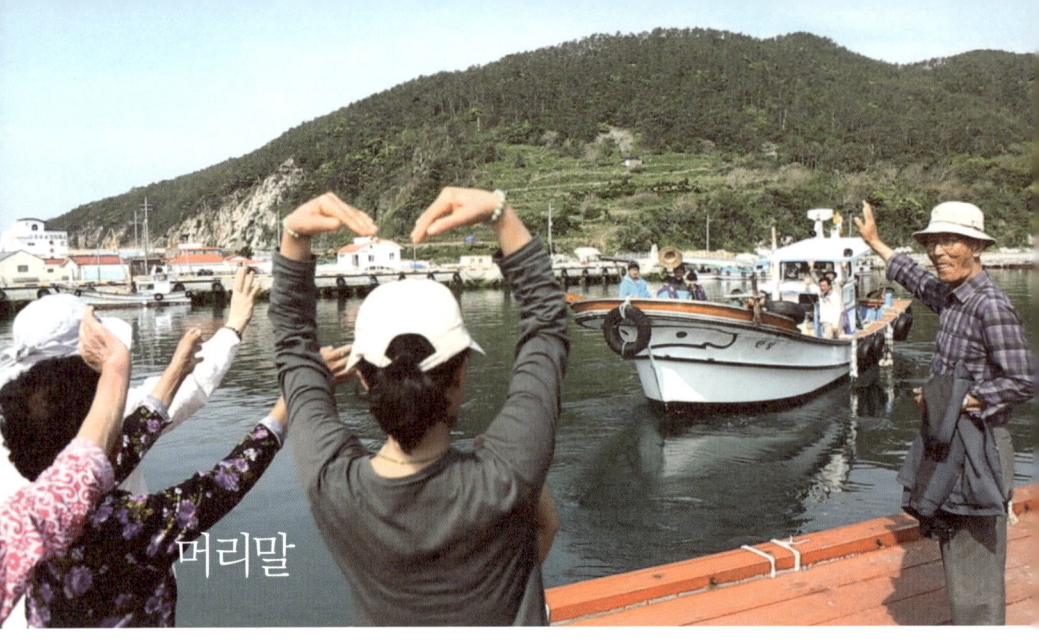

머리말

송PD의 인간극장 – '버스 몰고 시골 가는 괴짜 의사 안강'
– KBS '아침마당'을 연출할 때 만난 안강 교수

30년 동안 프로그램 연출하면서 별의별 사람 다 만나봤지만 이런 괴짜는 처음 보았다. 시장에 싸게 나온 중고 진료버스를 보자마자 교수 월급으로 단박에 사들이고, 그때부터 1종 대형면허 시험공부 시작해서 4번 떨어지고 5번 만에 합격하였다. 그리고는 아내와 두 아들 두 딸과 함께 주말마다 의료 봉사하러 시골에 가는데, 연로하신 안강 교수 어머니까지 동행한다.

의료 봉사 같이 한 번 가보자는 말에 따라갔다가 무서워 죽는 줄 알았다. 진료버스는 크기도 커서 고속버스만 하다. 이렇게 큰 대형버스운전에도 초보가 있다는 사실을 그때 처음 알았다. 근데 희한한 건 필자만 무서워하지 안강 교수 가족들은 좁은 논둑길을 지날 때도, 버스가 남의 집 담벼락을 긁어도 뒷좌석에서 무사태평이었다. 매주 가다 보니 이제는 차가 긁히든 고장이 나서 길가에 서 있든, 그저 그러려니 하는 표정들이다. 서울로 오다가 물 맑은 곳을 만나면 텐트 치고 돗자리 펴고 도란도란 둘러앉아 즉석 삼겹살 파티가 벌어진다.

무엇 때문에 이렇게 힘든 의료 봉사를 다니는지 궁금했다.

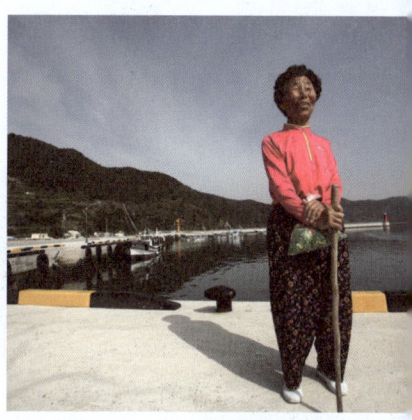

"아무래도 환자와 의사 사이에는 뭔가 가로막는 벽이 항상 존재합니다. 저도 주말이 가까워지면 몸과 마음이 지치게 됩니다. 그런데 시골에 와서 어르신들 진료하게 되면, 인간과 인간의 순수한 마음이 오고 가게 됩니다. 주말에 의료 봉사 와서 피곤한 것이 아니라 오히려 마음의 위안을 얻고, 새 힘을 얻어갑니다. 이 힘으로 병원에서 일주일 진료를 합니다."

환자와 의사의 강한 상호 믿음 때문인지, 의료 봉사 현장에서는 가끔 기적 같은 일이 일어난다. 통영 앞바다 한산도 앞 용초도라는 작은 섬으로 진료를 갔을 때, 한 아주머니가 한 말이 지금도 생생하다. 소에 받혀서 굴러떨어져 10년간 펴지지 않고 절룩거렸던 무릎이 단 한 번의 시술로 펴지고 뛰어다닐 정도가 되자 그분은 떨리는 목소리로 혼잣말처럼 소리 내었다.

"선생님 지금 제 다리에 무슨 마법을 걸었어요"

떨리는 그 목소리에 봉사단의 눈시울도 붉어졌다. 진료를 마치고 떠나올 때 마을 어르신 전부 다 부두에 나오셔서 손을 흔들어 주던 모습이 눈에 선하다. 줄게 이것밖에 없다며 지팡이 짚고 미역 들고 온 할머니, 횟감 들고서 떠나가는 배를 향해 뛰어와 가는 길에 먹으라고 소주까지 싼 보자기를 건네주신 아주머니… 손을 흔드는 봉사단 눈 속에 촉촉한 물기가 차오른다. 치료도 치료지만 사람이 그리운 곳이다.

송 희 일 (전 KBS PD)

통증박사
안강입니다 3

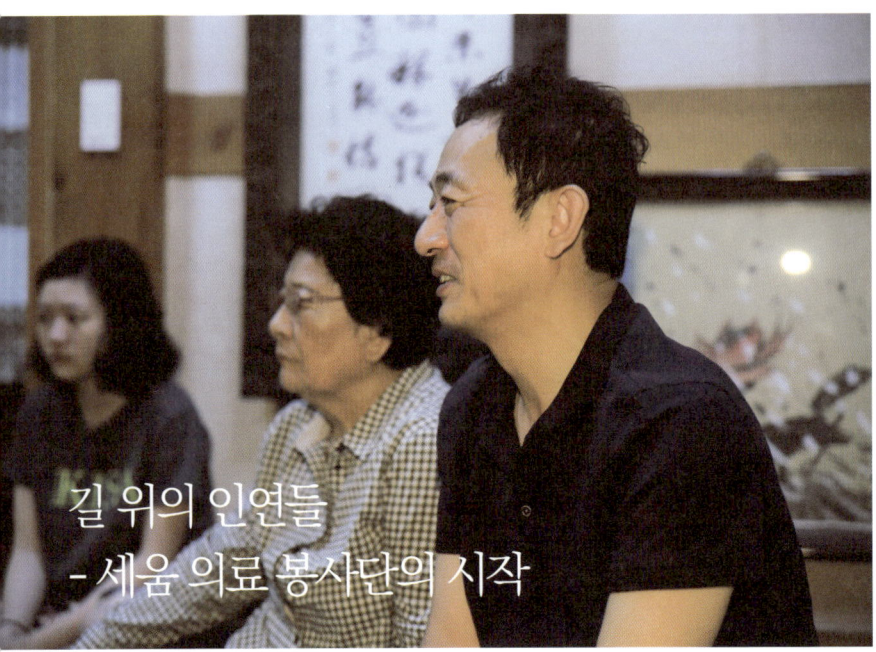

길 위의 인연들
- 세움 의료 봉사단의 시작

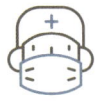

안강 교수는 무작정 대학 입시 공부를 시작했다. 뚜렷한 목표도 없이 공부를 시작했으니 오죽 답답했을까? 뭘 하는지도 모르는 대학교에 꼭 가야 하나? 돈을 버는 것이 더 좋지 않을까? 어느 날, 목표를 잡지 못해 답답하기 그지없는 마음으로 무작정 걷기 시작했다. 그러다 갑자기 내리는 비를 피해 들어간 곳이 늦게까지 불 켜진 병원이었다. 물이라도 얻어먹을 심산이었다. 그러나 멈칫거리며 들어간 곳에서 따뜻한 차와 과자를 대접받았다. 그렇게 다정한 사람이 바로 그 병원의 의사였다. 이것저것 물어와 대답했더니,

"넌 고생을 많이 한 것을 보니, 앞으로 의사가 되면 아주 적격이겠다. 의사가

되면 여러 사람을 위하는 가슴 따뜻한 의사가 되어라."라는 말을 해주었다 한다. 갈 길 몰라 헤매다가 우연히 만난 한 사람이 안강의 앞길을 열어주었다. 빗속에서 만난 등대인 셈이다. 우연히 만난 따뜻한 의사. 이 사람이 의사 안강보다는 인간 안강의 길로 안내하였다.

안강 원장은 의대 다닐 때 괴짜였다. 교과서에 없는 엉뚱한 질문으로 교수를 괴롭혀대는 통에 사랑을 받지는 못하는 학생이었다. 맨날 "왜 의학 교과서에는 제대로 된 답이 없지?" 하고 건방진 생각만 했다. 특히 자신을 괴롭히는 만성통증인 섬유성근통에 대해서는 현대 의학 교과서에 아무런 해답이 없는 것을 보고 일찌감치 다른 쪽에도 눈을 돌리기 시작했다. 그래서 의과대학 다닐 때부터 서양의학과 동양의학의 장점을 찾아 접목하는 것에 관심이 많아 집을 떠나 여기저기서 공부를 하였다. 특히 중국에 가서는 중의학도 파고 들었다. 이런 안강을 보고 어머니는 항상 말씀하셨다.

"어이구! 저것이 학교 졸업이나 제대로 하려나?" 걱정이 태산이었다.

불교 신자인 어머니는 어느 날 스님에게 답답함을 토로했다. "우리 아들이 졸업이나 제대로 할 수 있을지 너무 걱정됩니다." 가만히 듣고 있던 스님은 어머니에게 말했다. "걱정하지 마세요. 많은 사람의 고통을 덜어주는 명의가 될 것입니다." 스님의 말에 무척이나 마음이 놓인 어머니는 이렇게 대답했다.

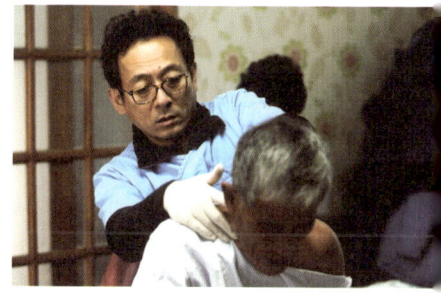

"스님. 만약 우리 아들이 무사히 졸업하여 혹시 의사가 된다면, 꼭 불우한 이웃을 돕는 의사로 만들겠습니다."

안강의 의료 봉사는 스님과 안강 어머니의 약속으로 시작되었다.

통증박사
안강입니다 3

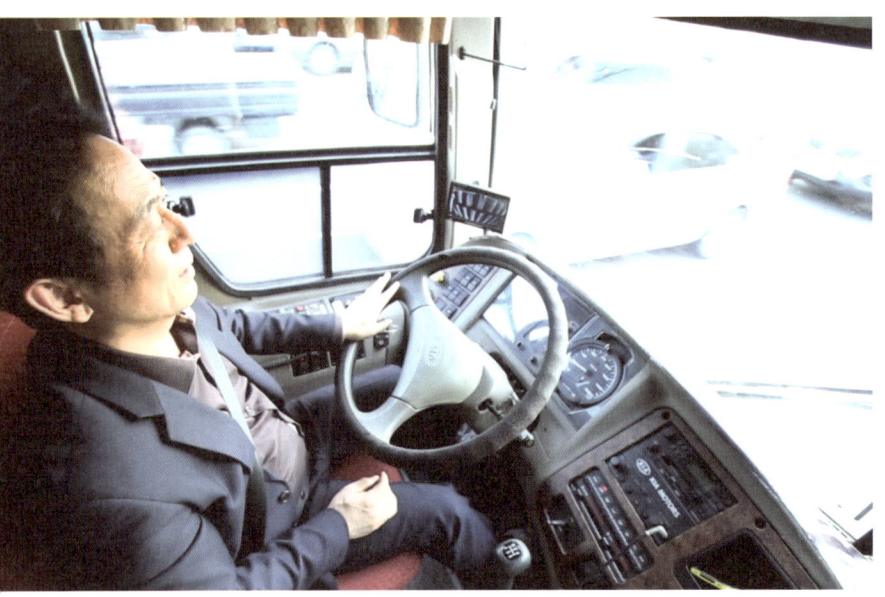

안강 - 커다란 버스를 사서 몰고 다니다

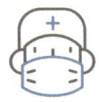

세움 의료 봉사단이 하는 진료는 들고 가야 할 것이 아주 많다. 국소마취제, 초음파기계, FIMS 치료바늘, 시술 기계, 소독약, 산소호흡기, 제세동기, 컴퓨터, 침대, 환자복. 여기에 의료진과 자원봉사자들. 장비와 사람이 타면 12인승 승합차는 완전 콩나물시루 짝이다. 금요일 저녁에 출발해서 토요일 아침 일찍 진료를 시작하기 때문에 1박 2일이 기본이다. 그런데 차가 비좁다 보니 도저히 개인 가방조차 실을 곳이 나오질 않았다. 때마침 진료용으로 개조된 중고버스가 시장에 나왔다. 가족과 주위의 반대가 심했지만 안강 원장은 그 차를 덜컥 사버렸다. 그리고는 대형면허 운전학원에 가서 배워 5번 만에 버스운전 면허를 땄다.

사실 세움 의료 봉사단 버스는 중고이지만 이런 진료전용버스를 갖추기는 굉장히 힘들다. 새 버스를 진료용으로 개조하려면 휠체어 탄 환자도 오를 수 있는 리프트도 설치해야 하고, 진료침대가 들어가고 서랍도 설치해야 한다. 내부구조를 완전히 바꿔야 한다. 적게 잡아도 2천만 원 정도가 추가로 들어간다. 이래서 버스 살 엄두도 못 내고 있는데, 마침 진료용으로 완벽하게 개조된 버스가 시장에 싸게 나왔으니, 안강 교수의 귀에 다른 사람 말이 들어올 리 만무했다.

치료에 있어서는 아무리 베테랑이라도 버스 운전은 완전 초보. 그 덕에 버스에는 여기저기 영광의 상처가 남아있다. 사실 의사가 직접 버스를 몰고 의료 봉사를 오리라고는 생각하기 힘들다. 게다가 운동화와 점퍼 차림. 그래서 처음 봉사 가는 마을에 가면 의사 선생님은 어디 있느냐고 항상 물어본다.
"제가 진료할 담당의사입니다."
이렇게 소개하면 의아한 눈초리로 설마, 장난이겠지! 하는 표정을 많이 볼 수 있다. 한참 그러다가 "아! TV에 많이 나온 그 의사 맞네. 하하하. 아이구! 몰라봬서 죄송합니다." 하신다.

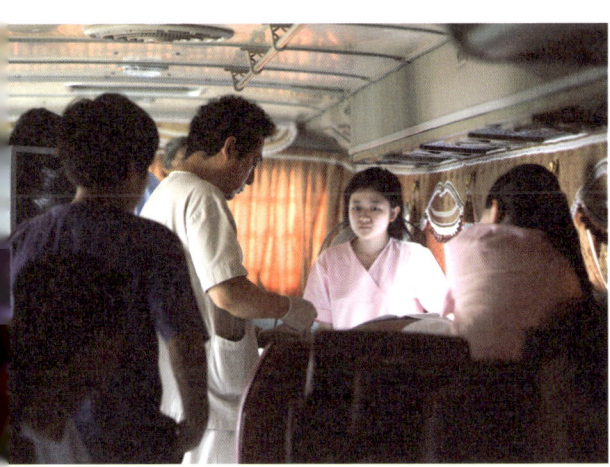

커다란 버스를 사서 몰고 다닌 지 20년이 훌쩍 넘은 지금, 안강 원장은 그래도 운전 못 한다는 소리는 듣지 않는다.

통증박사
안강입니다 3

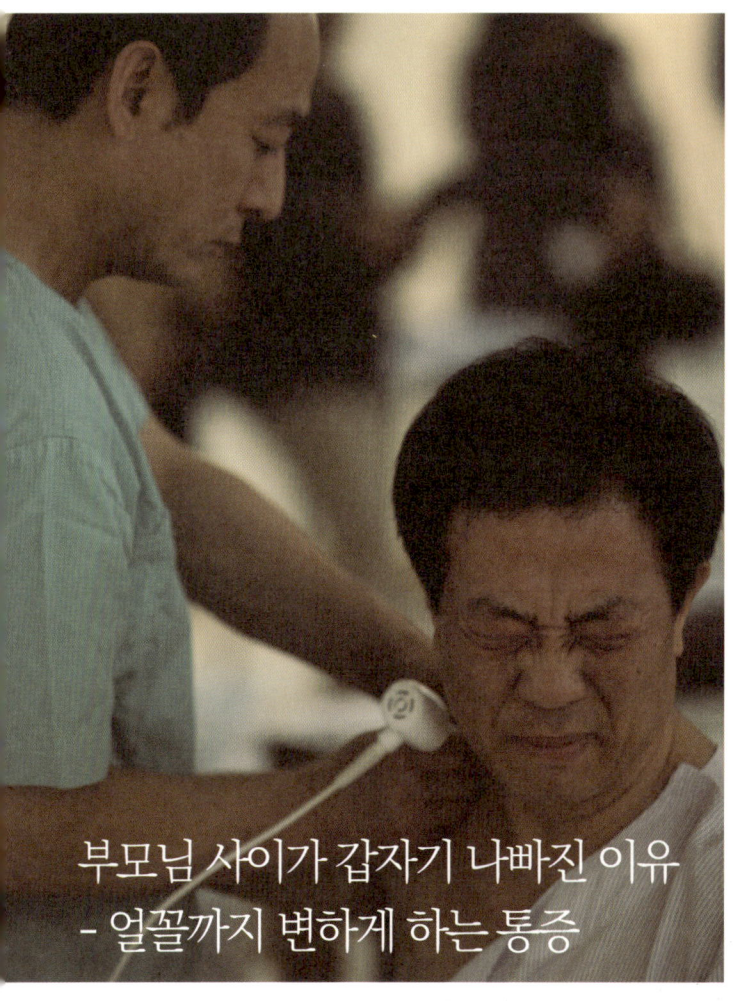

부모님 사이가 갑자기 나빠진 이유
- 얼꼴까지 변하게 하는 통증

얼굴은 '얼꼴'에서 나온 순수 우리말이다. 얼은 '마음과 정신 그리고 혼'을 가리키고, 꼴은 그 형태를 가리키는 말이다. 얼의 꼴 즉, 마음의 형태가 나타난 것이 얼굴이다. 봉사현장에서 만난 어떤 할아버지는 꼭 술을 마셔야 잠들고, 평소 잔뜩 찌푸린 얼굴로 말을 툭툭 던진다고 했다. 같이 따라온 할머니의 원망 섞인 푸념을 이해할 만했다.

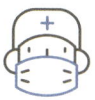

만성통증이란 놈이 그렇다. 금방 죽을 병도 아니고, 어디가 부러진 것도 아니어서 겉에 나타나지도 않고, 병원에 가도 속 시원한 대답도 듣지 못하고. 원인은 확실히 모르겠는데 본인은 밤마다 아파 죽겠다. 그러니 모르는 사람이 보면 꾀병이라고 할만도 하다. 이런 상태가 오래가면 사람도 싫고, 세상만사 짜증만 나고, 왜 나만 이럴까 하고 원망만 쌓여 종래에는 우울증이 찾아오고, 가까이에서 시달리는 할머니에게도 우울증이 찾아온다.

자식들은 모른다. 다정했던 어머니 아버지가 왜 툭하면 싸우고 서로 욕하는지. 그러나 자식들한테서 전화가 와서 "어디 아픈 데는 없으세요?" 하고 물어보면 "아니다. 난 괜찮다. 아무 일 없다." 이렇게 대답한다.

어떤 어르신은 "아이구! 아파 죽겠어. 차라리 죽는 것이 낫다고 생각할 때가 많아." 또 어떤 어르신은 "난 그저 지팡이로 살아." 이렇게 하소연을 하신다. 그러면서도 자식들한테서 "어디 아픈 데 없으세요?"하는 안부 전화라도 오면 "견딜 만하다. 난 괜찮다."라고 대답한다.

"술 없으면 힘들어서 일 못 해"라고 말씀하시는 어떤 어르신은 오전에 소주 한 병 그리고 점심 후에 또 소주 한 병 이렇게 술의 힘을 빌려 일을 한다. 그리고 저녁 잠자리 전에 통증을 잊으려고 또 소주 한 병을 드신다. 의료 봉사 현장에서 자주 보게 되는 우리의 시골 부모님 모습이다.
몇 년 동안 화장실에서 뒤처리마저 힘들 정도로 어깨 통증이 심한 어르신의 팔이 유연하게 몸 뒤로 돌아가는 것을 보면 일주일의 피로가 말끔히 씻겨나간다. 안강 원장은 이 힘으로 새로운 일주일을 살아간다.

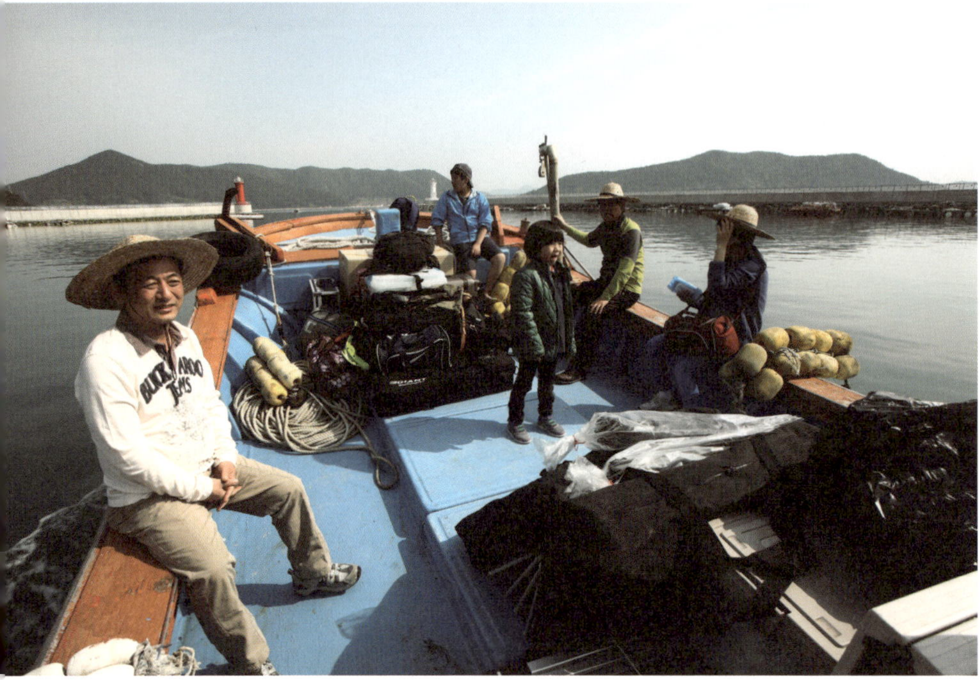

통증박사
안강입니다 3

아직도 우리나라에
의료 봉사 갈 정도의 시골 오지가 있어?

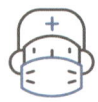

한국의 의료수준이 선진국에 버금가기는 하지만 그건 도시의 이야기이다. 시골에서는 제대로 치료를 받기가 무척 힘들다. 멀리 읍내까지 나가는 것도 큰일이고, 제때 해주어야 하는 농사일에 시간을 놓치고. 전문의가 있기에는 인구가 너무 적고….

농사일에 바빠 제대로 된 치료 한 번 받지 못한 할머니가 있었다. 거의 10년 동안 무릎이 굽어서 제대로 걷지 못하다가, 단 한 번의 시술을 받고 단숨에 뛰어다닐 정도가 되었다. 봉사현장에서는 이렇게 눈으로 보고도 믿지 못할 기적과 같은 일이 가끔 일어나기도 한다. 이럴 때 환자는 놀라움과 기쁨에 눈물을 글썽인다. 봉사단의 눈가도 붉어진다. 이해타산이 없는 인적 네트워크도 계산으로 복잡하게 얽히게 되면 될수록, 순수성은 차차 빛을 잃어간다. 환자와 의사의 관계도 마찬가지이다. 그래서 순수성이 희미해질 가능성이 항상 존재한다.

순수성을 잃지 않는 방법의 하나가 의료 봉사다. 아무런 대가 없이 진료하고 사람을 만나고, 마을회관의 불편한 소파를 침대 삼아 잠을 자고, 주민들과 막걸리 한잔하면서 진정한 의사와 환자의 관계가 형성된다.

서울로 오는 길목에서 안강은 스스로 질문을 해본다.

"나는 어디까지 와 있는가?"

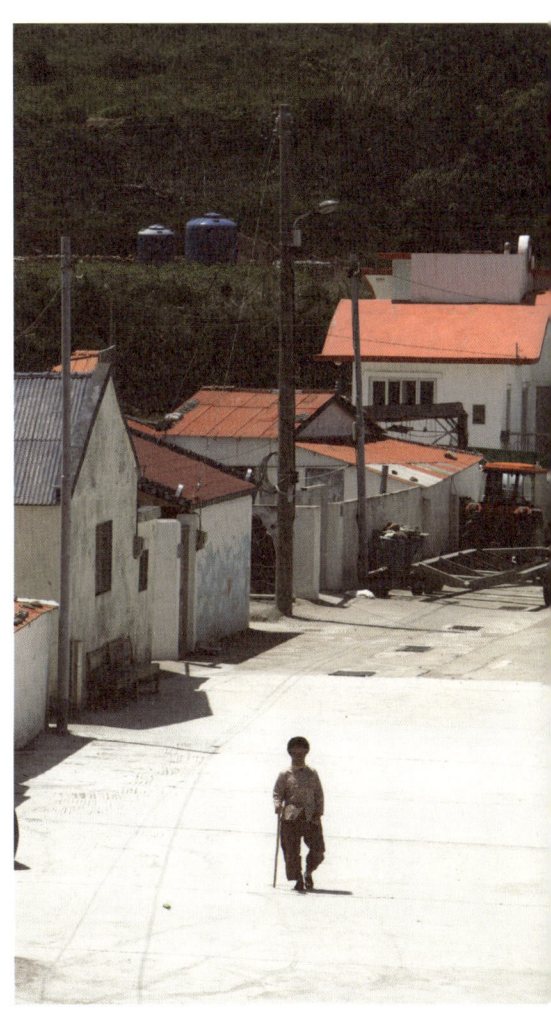

의료 봉사단이 만난 천사

서울에는 버스를 주차할 곳도 마땅치 않다. 기름을 넣으려 해도 버스가 갈 수 있는 곳은 따로 있다. 차가 고속버스만 하니 일반 주유소에는 진입조차 할 수 없다. 그리고 간단한 정비를 받으려 해도 멀리 버스전문 정비소를 찾아서 몰고 가야 한다. 운전하는 것도 일이지만 주차하고 정비받는 것도 큰일이다. 닦고 조이고 기름 쳐야 하는 일상정비를 제때 하지 못해서 겉은 멀쩡한데 고장이 자주 난다.

한번은 전남 강진에서 봉사를 마치고 서울 오던 길에 버스가 고장 났다. 수차례의 전화 끝에 몇몇 서비스센터에서 왔지만, 고개를 절레절레 흔들고 갔다. 승용차와 버스는 메커니즘이 완전히 다르단다. 게다가 토요일이라 이제는 전화조차 받는 곳조차 없다. 날은 어두워지고, 비는 부슬부슬 내려 점점 더 추워지고, 배는 고파오고. 그래서 앞에 보이는 광산경찰서로 무조건 들어갔다. 당직하던 경찰관 두 분이 한 시간 정도 이리저리 전화를 돌렸다.

그리고는 짠! 하고 나타난 광주 라정시내버스 이광국 기사. 트럭에 온갖 장비를 싣고 나타난 이광국 기사는 구세주였다. 물만 마시며 3시간 동안 혼자서 이리 뛰고 저리 뛰고 엔진 전체를 점검까지 해주었다.

"제가 완벽하게 손을 보았습니다. 서울 가서도 따로 공장에 들어가지 않아도 되겠습니다."

와! 천사!

그런데 자신도 봉사 다니는 사람이라며 수고비를 한사코 받지 않는다. 의료 봉사를 다니면서 우리는 수많은 '길 위의 천사'를 만난다. 서울로 돌아오는 버스 엔진의 경쾌한 소리가 교향곡처럼 아름답게 들린다. 평소에는 시끄럽게만 들리던 버스 엔진의 부르릉 소리.

"시끄러운 엔진 소리도 이렇게 아름다운 교향곡이 될 수 있구나"

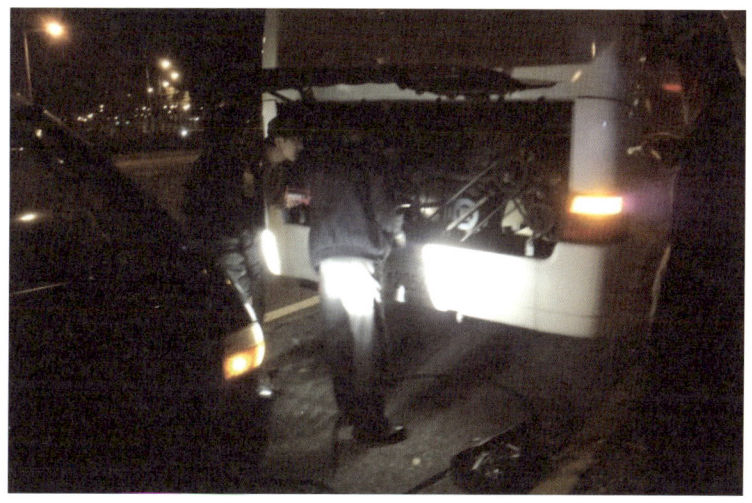

통증박사
안강입니다 3

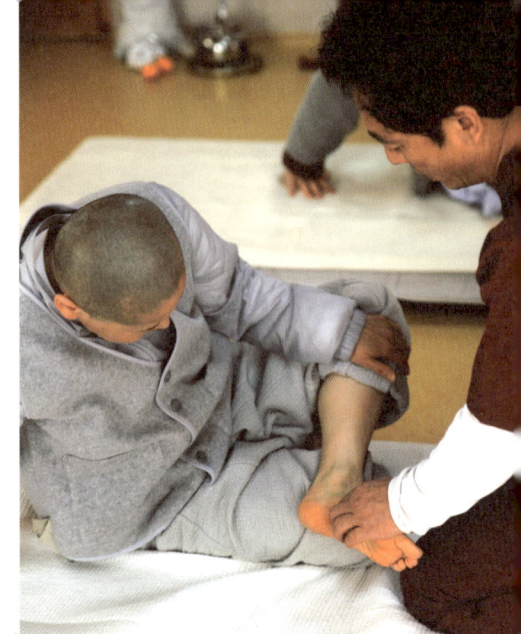

산사에 자유가 있는가?
[수덕사 의료 봉사]

스님도 아프다. 많이 아프다. 부처님을 향해 천 배 만 배를 하느라 무릎이 망가지고, 가부좌를 틀고 앉아 새벽부터 밤중까지 참선하느라 온몸이 뻣뻣하게 굳어 있다. 그런데 스님들은 아파도 병원에 가질 않는다. 아픈 것도 고행이란다. 아파도 아프다는 소리도 하지 않는다. 세상만사 다 잊고 산에 가서 스님이 되면 자유로울 것 같다. 그런 나에게 수덕사 주지 지운스님이 일침을 가한다.

"속세에서 보면 산사에 자유가 있는 것 같지요? 그러나 산사에서 보면 속세에 자유가 있습니다."

한밤중 수덕사에 보슬비가 내린다. 사방은 고요한데 지붕에서 떨어지는 낙수 소리가 무척이나 크게 들린다. 어찌나 소리가 크게 들리는지 뒤척뒤척 잠을 못 이룰 정도이다. 작은 소리도 증폭되면 엄청난 소리로 변한다. 뒤척거리던 안강 교수가 낙숫물 소리를 의학적으로 설명한다.

인체에서도 아주 작은 통증이 수덕사의 빗방울처럼 크게 울려 증폭될 수가 있습니다. 이걸 의학용어로 '감작'이라고 하는데, 요즘에는 '신경 가소성'이라고 합니다. 처음에는 별거 아닌 것 같은 작은 통증이었는데 시간이 흐르면서 뇌에 통증

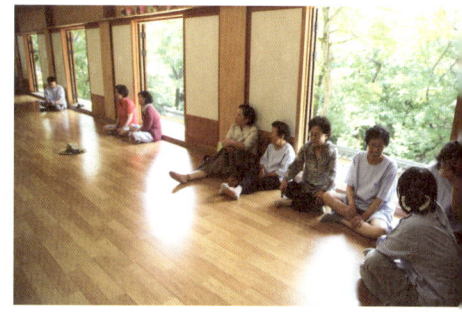

의 고속도로가 생겨서 단기간에 치료가 힘든 통증이 되어버린 경우이지요." 이럴 때, "왜 저렇게 잠도 못 자게 빗소리가 크게 들리지?" 이렇게 부정적으로 생각하면 할수록 더 크게 들립니다. 뇌에 새겨진 만성 통증 회로도 마찬가지입니다. "나는 이놈의 통증이 문제야. 왜 이렇게 나만 괴롭히지. 이 지긋지긋한 통증을 죽일 수는 없나?" 이렇게 생각하면 할수록 통증의 고속도로는 점점 넓어집니다.

다른 긍정적인 일에 정신집중을 하는 것도 치료의 한 방법입니다. 찰스 다윈과 나이팅게일도 치료할 수 없는 극심한 통증을 유발하는 섬유성근통 환자였습니다. 죽고 싶을 정도의 고통을 안겨주는 통증을 견디기 위해, 큰일에 집중하여 업적을 이루었는지도 모르지요. 저도 학생 때부터 만성통증 환자였습니다. 섬유성근통 환자였는데 현대 의학에서 치료방법이 없다는 사실에 통증을 전공하는 의사가 되었습니다.

기존의 방법으로는 전혀 치료되지 않는 통증의 종류가 아주 많습니다. 그래서 항상 새로운 치료방법을 연구하는 것입니다. 두뇌 시냅스 신경회로 뼈 근육 힘줄 등이 복잡하게 얽혀서 돌아가는 인체에 어디 한 곳이 삐끗하면 통증이 시작되는 것입니다. 진료가 쉽고 효과가 금세 나타나는 간단한 통증도 있지만 몹시 어렵고 시간이 걸리는 만성통증은 현대 의학에서 손을 대지 못하는 분야입니다. 이상하게 다른 분야에 비해 통증 의학은 걸음마 수준입니다. 단순히 MRI 사진 몇 장 보고 원인을 파악하고 치료방법을 결정할 수는 없습니다.

아하! 의사는 빗방울 소리 하나에도 저런 식의 해석을 하는구나.

통증박사
안강입니다 3

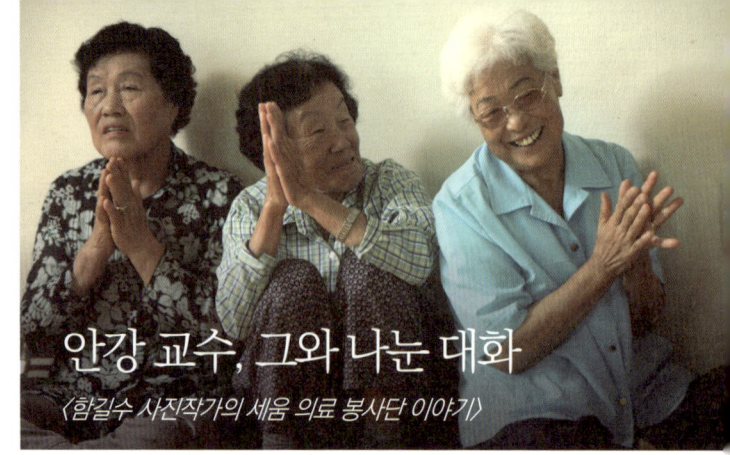

안강 교수, 그와 나눈 대화
〈함길수 사진작가의 세움 의료 봉사단 이야기〉

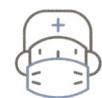

가을이 우리 곁에 깊게 다가와 있습니다. 가을은 곧 떠날 준비도 합니다. 뜨거운 태양 거두고, 찬 기운이 우리의 가슴을 시리게 하는 계절. 고즈넉한 가을입니다. 변함없이, 시간 허락되어 의료 봉사 여정을 나섰습니다. 일 년 가까운 시간이 흘러, 생각이 참 많아지는 순간이었습니다. 이른 아침은 선물입니다. 밤새워, 함께한 봉사원들과 술잔 기울이며 무수한 이야기를 나누지만 결국, 아침에 마주하는 자연의 색, 초록은 회복의 선물입니다. 그래서 마다치 않고 이른 새벽을 깨웁니다.

이번 봉사 여정은 충남 태안군 신장리를 찾았습니다. 밤사이 피로를 초록의 자연이 말끔히 치유해줍니다. 자연과 마주하는 시간은 봉사 여정의 선물입니다. 아침, 그 짧은 한 시간이 그날의 노고를 평화로 이겨내게 합니다. 짐을 싸고, 아침 식사를 함께 나누고 태안군 신장리 마을 회관으로 찾아갑니다. 역시, 커다란 버스는 동반해주신 나눔의 친구들을 태우고 들길을 달립니다. 마을 회관에는 허리 아프고, 다리 아프신 할머니 할아버지가 치유를 고대하며 기다리고 계십니다.

시골 농촌에는 젊은이를 찾기 힘듭니다. 모두 할머니 할아버지가 논과 밭을 지켜내고 있습니다. 봄, 여름, 가을, 겨울. 땅과 하늘 바라보며 밭을 일구고, 논을 가꾸시다 보면 아파 오는 곳은 뼈마디 쑤신 허리와 무릎입니다. 늘 보아오던 풍경이지만 치료로 고통스러워하시는 노인들은 보는 일은 가슴 아픕니다. 그래도 작은 치유를 꿈꾸며 오전 내내, 아프신 어르신들을 보살피는 일은 멈출 수 없습니다.

통증 치료를 마치면 바른 자세 지키기와 허리 교정 운동을 학습합니다. 결국, 치료의 90%는 본인 스스로의 몫입니다. 진녹색의 채소를 많이 섭취하고, 호흡법으로 허리 근육을 지켜냅니다. 작은 마을에 나타난 중고 의료 병원 버스는 환자를 치료하고 회복을 전합니다. 이젠, 일상처럼 편안해진 농촌 마을로의 나눔 여정은 즐겁고 행복하기까지 합니다.

환자를 치료하는 버스 안에서도 수많은 이야기가 오고 가지만, 봉사를 나선 모든 사람의 개인사도 참으로 많은 생각을 하게 합니다. 이젠 봉사라는 이름으로 시간과 마음을 나누는 일에 더해 안강 교수에게서 더 많은 삶의 감동을 경험하곤 합니다. 의료 봉사의 여정이 비우고, 배우며, 사랑을 느끼는 교감의 시간을 넘어 함께 나선 사람들의 소소한 일상을 통해 또 다른 깨달음과 삶을 좀 더 진지하게 바라보는 기쁨을 선물로 얻어 옵니다.

1박 2일, 금요일과 토요일 모두를 헌신하는 나눔 나그네 여정. 거대한 버스 주차 때문에 의왕과 서울을 오가고, 현장을 달리고, 나눔의 시간을 마치면 다시 서울로 먼 길을 달리는 마지막 수고가 고비입니다. 늦은 밤, 모든 일정을 마치고 집으로 돌아가며 안강 박사와 전화로 서로 못다 한 이야기를 나눕니다. 밤 11시 가까운 시간, 집에 돌아와 다시 학회 강의를 하고 돌아온다던 그의 지친 목소리에서 고단한 아빠의 무거운 어깨와 애써 수고하는 착한 의사의 가라앉은 곤한 음성이 나의 가슴을 울립니다.

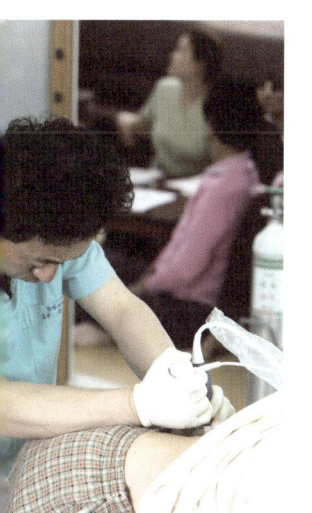

길 위에서 사랑을 배웁니다. 착한 사랑이기를 늘 고대합니다. 사랑은 그리 쉬이 오고 가지 아니하는 것을 아는 까닭입니다. 시간과 마음과 물질을 나누는 일. 결국, 모든 것을 나누고 나에게 돌아오는 보답은 뻐근한 보람과 감사입니다. 길 위에서, 작은 사랑을 배웁니다. 안강, 그의 길 떠남이 유혹에 흔들리지 않고 계속 순수한 나눔만 이어지길 고대합니다.

충남 태안군 신장리 의료 봉사를 다녀오며…

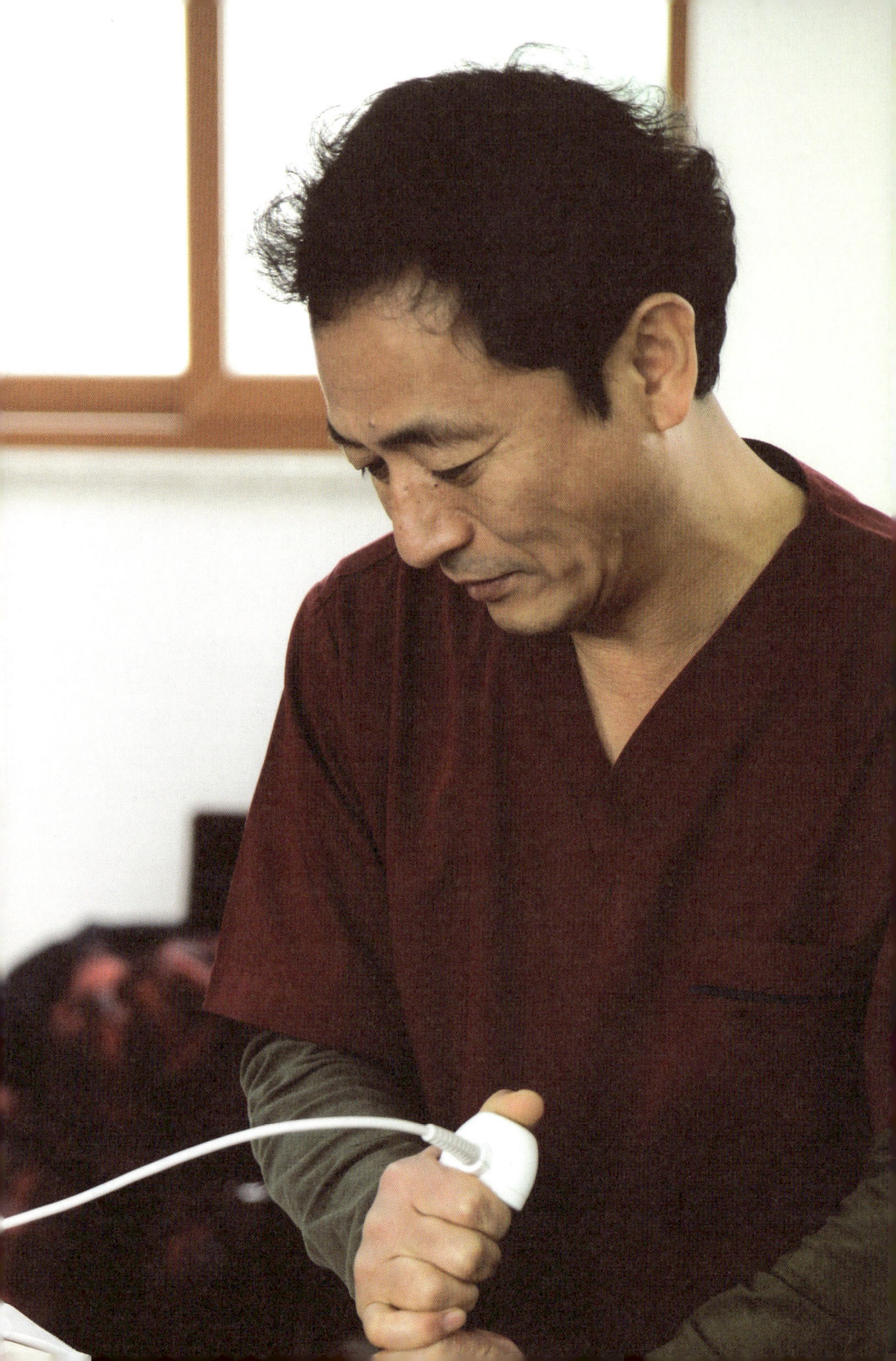

— part 4

사례집

본 사례집은 실제이며, 이야기에 나오는 환자의 모든 개인정보는 개인정보법을 준수하였습니다. 통증으로 고통받고 있는 다른 환자들에게 조금이라도 도움이 되었으면 하는 마음에 사례집을 만들게 되었습니다.

사례 01_

귀가 어두우신 할머니의 두통·이명 극복기

- 이○○님

올해 봄이 시작될 즘 70대 환자분이 찾아왔습니다. 귀가 어두신지 문진표 작성을 하며 묻는 직원의 말에 "뭐라고? 잘 안 들려~"라며 몇 차례 다시 묻곤 하셨습니다. 환자분은 오래전부터 뻐근하고 무겁게 누르는 듯한 목통증, 손 저림으로 고생하셨으며 최근 두 달 사이에는 두통, 어지러움, 심할 때는 이명까지 들려 꼭 필요한 보청기조차 끼지 못하는 상태라고 하셨습니다. 환자분은 타 병원에서 뇌 MRI(자기공명영상)까지 찍어보았지만 별다른 문제가 없다는 말만 들었다고 하셨습니다.

목, 어깨, 손, 허리를 만져보니 아무래도 목 쪽에 이상으로 두통이나 팔 저림이 생긴 것 같아 정확한 진단을 위해 목 MRI를 촬영하고 현재 어떤 상태이고 어떤 시술로 진행해야 호전이 있는지 여러 차례 설명해 드렸지만, 환자분은 이명이 걱정되다 보니 이비인후과를 먼저 다녀오신 후 재내원 하시겠다며 귀가하셨습니다.

약 열흘 뒤 환자분은 이비인후과에서도 큰 도움을 못 준다는 얘기를 들으시고 다시 병원으로 찾아오셨습니다. 환자분에게 설명해 드렸던 것처럼 목 쪽으로 FIMS 시술을 진행하였고 환자분께서 지켜야 할 사항들과 식단, 운동 방법을 재차 알려드리고 3~4주 뒤 재내원 예약을 하고 환자분은 다시 고향으로 내려가셨습니다.

약 3주 뒤, 2차 시술 예약일 환자분은 어두운 표정으로 상담실에 들어오셨습니다. "시술받고 나서 처음에는 좋았는데… 점점 통증이 다시 심해지는 거 같아." 라며 걱정을 하셨습니다. 저는 환자분을 보며 "FIMS 시술은 아무래도 자극을 하는 시술이다 보니 염증반응으로 인해 조금 통증이 생겼다가 낫는 과정을 반복합니다. 앞으로 분명 호전이 있을 거니 걱정하지 마시고 저만 따라오시라고" 말씀 드렸습니다. 저의 확신 가득한 목소리를 들은 환자분은 마음 편하게 시술을 받을 수 있었습니다.

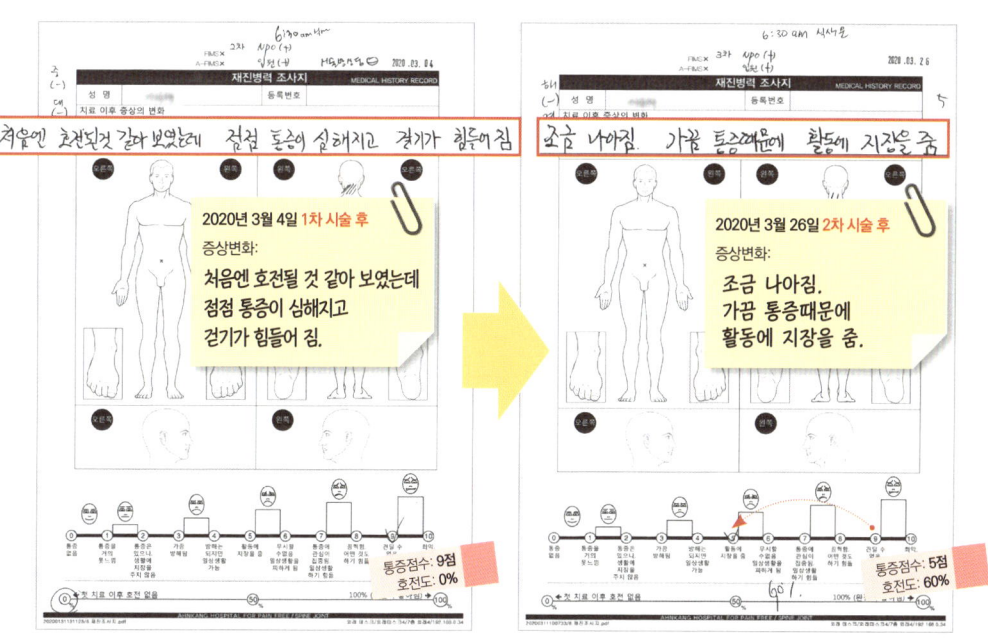

그렇게 또다시 3주 뒤, 3차 시술을 위해 나타나신 할머니. 이번에는 저번과 달리 확실히 밝은 표정으로 저를 맞이하시고 많이 좋아졌다며 저에게 자랑하듯이 말씀하셨습니다. 두통도 많이 줄었고 그동안 어지러워서 못 끼셨던 보청기도 착용하

신다며 행복해하셨습니다. 환자분은 목이 결리고 저려서 병원을 왔는데 생각지도 못한 두통, 어지러움 심지어 이비인후과에서도 못 고쳤던 이명까지 호전되어 너무 기분이 좋다며 연거푸 감사하다는 말을 전하셨습니다.

몇 달 후 밝은 목소리로 이제 하나도 안 아프고 보청기도 문제없이 잘 끼고 다니신다며 전해 들었습니다. 앞으로도 관리 잘하셔서 고생하시는 일이 없기를 바랍니다.

사례 02_
앉아서 일할 때 오는 통증이 너무 무서워요
- 정○○님

작년 겨울쯤 중년 여성 환자분이 오셨습니다. 환자분은 다소 예민한 말투로 저희 직원들에게 이것저것 여쭤 보셨습니다. 시술은 어떤 거냐? 한방이냐 양방이냐? 왜 처음부터 원장님 결과 상담은 못 하는 거냐? 시술은 누가 하느냐? 등등 평소에 다른 병원을 많이 다니셨던 분이셔서 그런지 궁금한 점이 많으셨던 분이었습니다.

외래 직원이 하나하나 친절하게 대답해드리며 발생 경위를 물어봤더니 2~3년 전부터 목-허리통증이 있으셨는데 갑자기 1년 전부터 목이 심하게 뻐근해서 조금만 뒤로 젖히기만 해도 통증과 두통이 심하게 몰려온다고 하셨습니다. 앉아서 사무를 볼 때가 대부분인데 요즘 이 두통을 동반한 목통증 때문에 피로감까지 더해진다고 하셨습니다.

하루빨리 통증에서 벗어나고 싶으셨던 환자분은 오후가 넘게 필요한 검사를 다 끝내시고 그 날 마지막 시술 환자로 진행하셨습니다.

딱 한 달 뒤 다시 내원하신 환자분의 말투는 전혀 예민하지 않으셨습니다. 2차 시술 후 제일 먼저 두통이 사라졌고 목-허리통증도 전체적으로 30% 정도의 호전을 보였습니다. 일단 두통에서 벗어난 것만으로도 많이 만족하셨고 의심 가득했던 질문들도 이제는 하지 않으셨습니다.

통증박사
안강입니다 3

3차 시술 당일, 다시 내원하신 환자분은 표정부터가 예전과는 다른 분이었습니다. 거의 통증이 사라져 생활하는 데 문제가 없고 이제 앉아서 책상 업무 보는 것도 두렵지 않다며 정말 신기하다며 환한 미소를 지으셨습니다. 작업상 항상 앉아서 장시간 컴퓨터를 볼 수밖에 없었던 환자분은 두통 때문에 오래 일하신 직장도 그만둘 생각도 하셨다는데 이젠 더는 힘들지 않다며 저에게 감사 인사를 몇 번이나 전하셨습니다.

두통은 첫 시술부터 많이 사라졌지만 약간 남아있는 허리통증으로 5차 시술을 마지막으로 하셨고 그로부터 한두 달 뒤까지 호전도 관련 전화를 드렸지만 아무 문제없이 잘 계신다고 들었습니다.

보통 치료가 종결되면 저는 환자분께 항상 이제부터가 정말 중요한 시기라고, 통증이 재발하지 않기 위해 평소에 안강식 걷기를 꼭 1~2시간 해야 하며 진녹색 채소를 매일 잘 챙겨 드시라고 강조합니다.

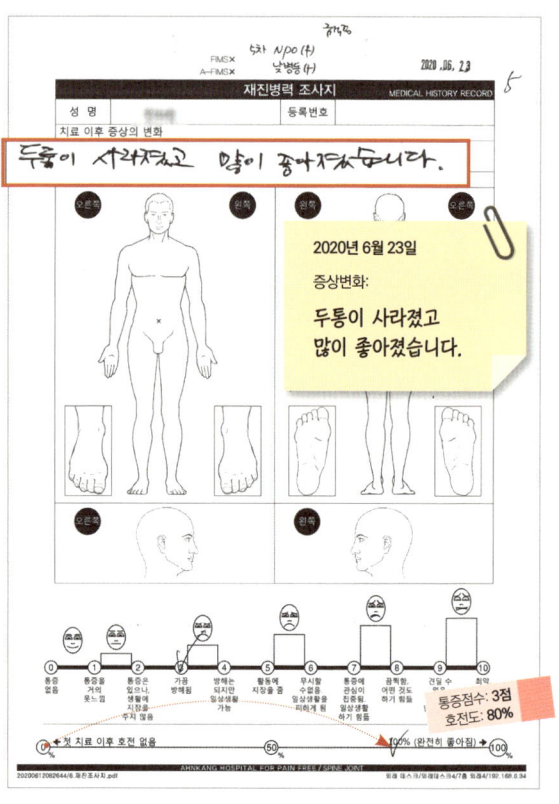

사례 03_
편두통이랑 이제 헤어지고 싶어요
- 구○○님

"편두통은 제 동반자처럼 딱 붙어있네요. 헤어지고 싶은데 말이죠." 한 여성 환자분이 말씀하신 게 기억이 납니다. 약 7년 정도 편두통과 동반자처럼 함께 생활하시던 환자분이 진료시간에 하셨던 말씀입니다. 조금씩 두통이 생기다가 이렇게 길어질 줄 몰랐다며 이제라도 없애고 싶어 내원하셨다는 환자분은 항상 긴장하는 느낌에 목 주위로 담 걸리는 느낌에 특히 오른쪽으로 자거나 고개를 돌릴 때 통증이 더 악화한다고 하셨습니다.

다른 여느 환자분들처럼 다른 곳에서 목 신경주사도 맞아보고 침도 맞고 많은 노력 하셨지만 결국에는 아무런 호전이 없었다고 하셨습니다. 여러 검사와 촉진 결과 목 부위에 협착에 의한 두통이라고 진단을 내렸고 특별히 다른 질환이 없고 시술 전 검사 결과가 좋아 무리 없이 다음날 바로 시술을 진행할 수 있었습니다.

그렇게 한 달이 지나고 2차 시술일, 환자분은 차트 호전도란에 자신 있게 80%를 체크하셨습니다. 아무래도 오래된 통증이라 외래 직원이 깜짝 놀라 다시 한 번 확인했지만, 환자분은 자신도 놀랐다며 한 번 했는데 목 주변에 쑤시는 통증이 거의 없어졌고 무엇보다 편두통이 확연히 줄었다는 겁니다. 조금만 더 있으면 편두통과 완전히 헤어질 것 같다며 농담도 건네셨습니다. 다른 분들에 비해 FIMS 시술이 환자분과 잘 맞았다는 생각이 들었습니다. 앞으로 1~2번 정도 더 진행하면 분명 효과가 더 확실할 거라 믿고 따라오시라고 했습니다.

3차 시술 예약을 위해 전화를 드린 직원에게 "전체적으로 90% 호전이 되었으며 잘 유지 중이고 편두통은 이제 동반자가 아닙니다"라며 기분 좋은 소식을 들려주셨습니다.

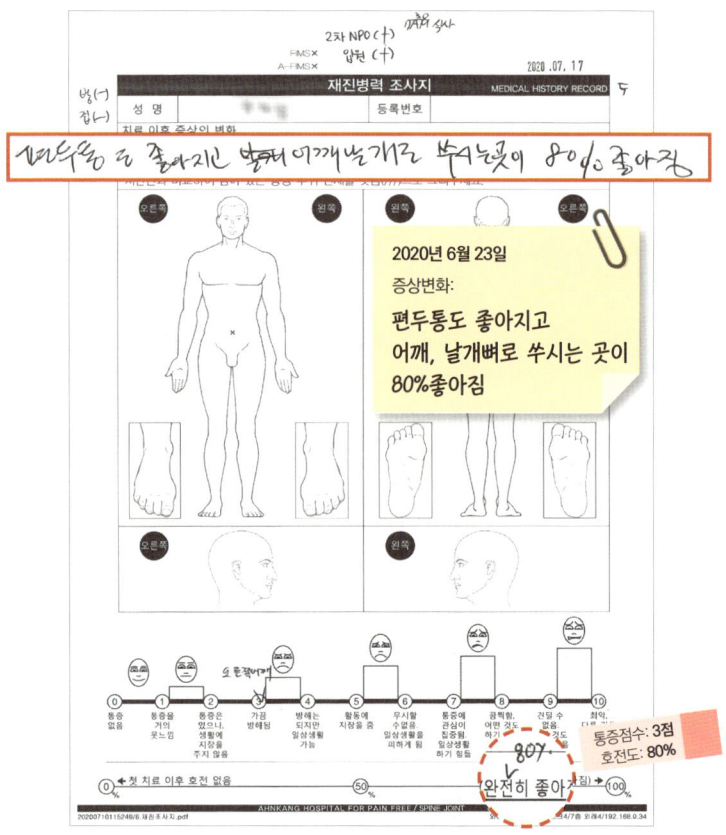

사례 04_
두통이 옆으로 타고 내려와 안구통증까지?
- 사○○님

3년 전 시작된 두통이 이제는 안구통증까지 일으킨다는 환자분. 목-허리통증 때문에 본원에 내원하셨다가 또 같이 진료받고자 하는 부위가 있으실까 해서 여쭤보니 사실 목-허리보다는 두통이 더 고민이라고 하셨습니다. 가끔 두통이 생기길래 약국에서 타이레놀을 사서 먹고 그렇게 버텨오다가 점점 약도 효과가 떨어진다고 느끼던 도중 한 달에 한두 번 정도 피곤할 때 오던 안구통증과 정수리통증이 최근 들어 주에 2~3회로 잦아지고 2주 전부터는 한 번 통증이 시작될 때 2~3일 정도 지속했다고 합니다. 다행히 구역, 구토 증상은 없었지만, 두통이 안구통증으로 내려오기까지 얼마나 힘드셨을까 싶었습니다.

촉진 이후 만성으로 변한 두통이 혹시나 대뇌의 기질적 질환일 수도 있어 감별하기 위해 뇌 MRI 촬영을 했으나 다행히 뇌 쪽에는 큰 이상이 없었고 허리통증과 더불어 두통과 안구통증을 위한 목 부위도 같이 FIMS로 진행하자 권했습니다. 일반 다른 환자분과는 달리 두통과 안구통증이 심한 환자라 일반적인 목 부위보다는 조금 더 위쪽인 '뒤통수 바로 밑 신경' 부분과 귀 뒤에 튀어나온 뼈 '유양돌기' 부위도 더불어 진행했습니다.

환자분에게 놀라운 일이 생겼습니다. 한 달 뒤 방문하신 환자분은 시술 이후 재내원 때까지 두통, 안구통증이 한 번도 발생하지 않았고 허리와 허벅지는 많이 호전

통증박사
안강입니다 3

되었으나 오래 앉았다가 일어날 때 통증은 아직 약간 남아있다고 하셨습니다. 현재 30% 정도 남아있는 허리통증 치료 때문에 내원 중이신 환자분은 치료 다음날 생기는 미미한 두통을 제외하고는 안구통증이 정말 크게 호전되었습니다. 허리통증으로 방문하신 안강병원에서 운 좋게 두통과 안구통증까지 치료받게 되어 예상했던 것보다 더 많은 것을 얻어가고 해결해간다고 몇 번이나 감사하다고 하셨습니다.

간혹 뇌 질환의 문제라면 당연히 올바른 과를 찾아가 치료를 받는 게 맞지만 아무런 뇌 질환이나 신경계 이상이 없이 두통이 생기거나 안구통증까지 오면 목에 문제가 있을 가능성이 크니 정확한 진단과 알맞은 치료를 받으셨으면 좋겠습니다.

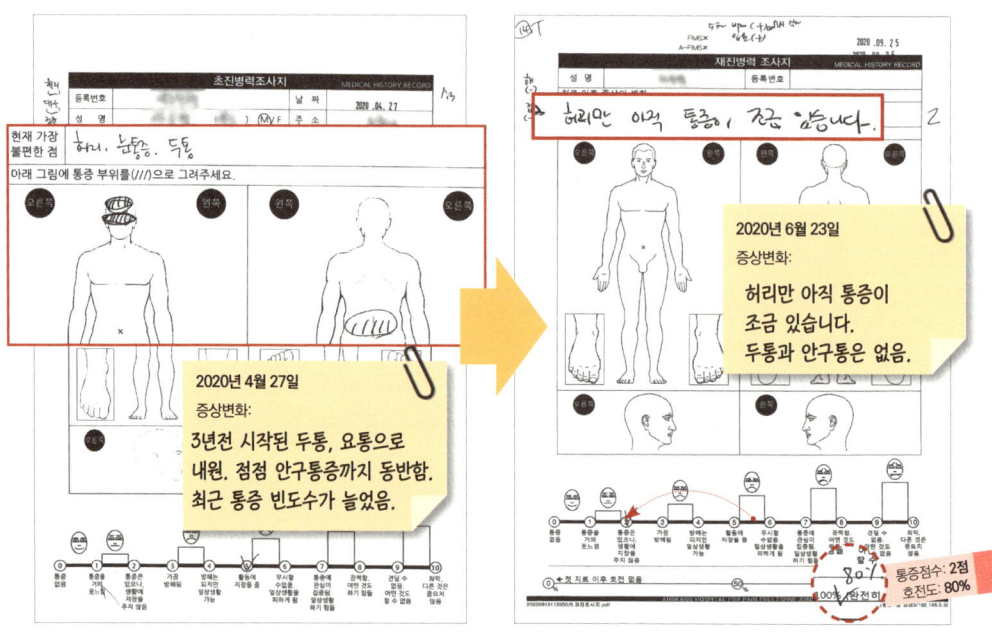

사례 05_
가만히 있어도 고개가 돌아가는 사경증에서 벗어났어요 - 박○○님

키가 큰 한 남성분이 병원을 찾아오셨는데, 마치 방금 교통 사고를 당하신 것처럼 뒷목을 손으로 잡고 계셨고 가만히 서 있기도 불편해 보였습니다. 환자분은 항상 목이 뒤로 넘어간다며 온종일 뒤로 넘어가지 않게 목을 잡고 있어야 한다며 너무 힘들다고 말씀하셨습니다. 이 분은 어릴 적 사경(기울어진 목, 목이 뒤틀려 머리가 한쪽으로 기울어진 상태)을 겪은 과거력이 있는 분으로 수년 전부터 목이 아프고 팔을 돌릴 때마다 어깨, 겨드랑이, 팔 전체, 팔꿈치, 심지어 손가락까지 강한 통증이 내려온다고 하셨습니다.

대학생 시절에는 운동선수로 활동할 만큼 건강한 남성이었는데 어느 순간 다시 사경증이 재발하기 시작하면서 목이 말을 안 들으니 나중에는 상체 전체가 통증으로 인해 통제되지 않기 시작했다고 하셨습니다. 통증에서 벗어나기 위해, 아니 남들 다 하는 정상적인 생활을 영위하기 위해 환자분은 안 다녀본 병원이 없을 정도지만, 처음 몇 년간은 정확한 병명조차 알기 힘들었다고 하셨습니다. 그렇게 10년 가까운 시간 동안 치료를 위해 힘쓰셨으나 정작 환자분이 얻는 건 하나도 없었다고 하셨습니다.

환자분은 사경으로 인해 목 쪽 척추 협착이 많이 진행된 상태였습니다. 환자분의 통증은 삶의 한 부분일 정도로 오랜 시간 아파하셨고 이것저것 많이 시도했지만

통증박사
안강입니다 3

다 실패로 돌아갔기에 처음엔 병원에 대한 믿음보다는 지푸라기라도 잡는 심정으로 시술에 동의하셨습니다.

하지만 환자분의 걱정과는 달리 변화가 생기기 시작했습니다. 1차 시술 후 호전도가 전체적으로 30% 정도 상승했고 아플수록 높은 통증 점수는 8점에서 무려 4점으로, 반이 줄어들었습니다. 수면 시 통증으로 잠을 깊이 자는 게 어려웠으나 치료 이후 수면의 질이 높아져 생각지도 못한 만족감까지 얻으셨습니다. 환자분은 목, 어깨통증이 조금이라도 감소하였다는 것만으로도 기적을 겪으신 것처럼 행복해하셨습니다. 남들에게는 작은 변화일지라도 환자분께는 삶을 대하는 태도가 바뀔 정도의 성과였던 것입니다.

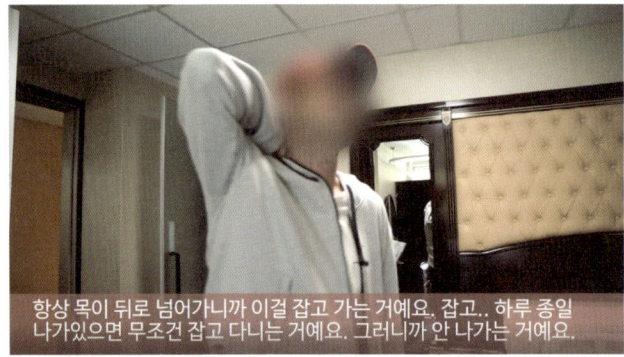

항상 목이 뒤로 넘어가니까 이걸 잡고 가는 거예요. 잡고.. 하루 종일 나가있으면 무조건 잡고 다니는 거예요. 그러니까 안 나가는 거예요.

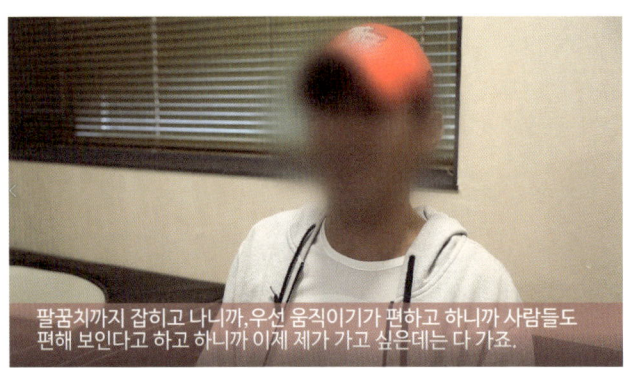

팔꿈치까지 잡히고 나니까, 우선 움직이기가 편하고 하니까 사람들도 편해 보인다고 하고 하니까 이제 제가 가고 싶은데는 다 가죠.

시술을 진행할 때마다 1차 시술 후처럼 큰 변화가 있었던 것은 아니지만, 환자분의 상체 통증은 점차 줄어들었습니다. 보통 시술 전 차트를 작성할 때 환자 본인이 직접 아픈 곳을 빗금으로 표시해야 하는데, 하루는 직원이 "어? 왼쪽 어깨는 표시하지 않으셨네요? 괜찮아지셨어요?"라고 물어봤을 때 환자분은 소름이 돋았다고 하셨습니다. 어느새 자신도 모르는 사이에 통증 부위가 하나씩 줄어들었기 때문입니다. 환자도 모르는 사이에 통증에서 벗어나고 있었던 것이었습니다. 목부터 시작해서 어깨, 팔꿈치까지 확연히 통증 감소 범위가 넓어지고 있었고 환자분은 변화되는 자신의 모습을 보며 신기하셨는지 매번 꼼꼼하게 본인의 상태를 체크해 주셨습니다.

▶ 병력 및 증상의 성격에 해당하는 곳에 ✔ 해주세요.

1. 통증의 양상을 적어주세요. (예) 무겁게 누르는 듯함, 전기오듯 찌릿찌릿, 욱씬거림, 칼로 찌르는 듯함, 저리면서 아픔

   머리 터질시, 어깨 허리시. 팔 운동이나 특정 사이에서 어깨에서 시작(우측) 손가지 통증있음

2. 아픈 증상의 진행 양상 우측의 개에서 시작하여 손가지 통증이 옴.

2. 점점 심해짐 / 처음 상태 그대로 / 점차 좋아짐

그렇게 서서히 호전을 보여준 환자분의 상태를 보았을 때 작은 치료(국소마취하 시술)로도 효과를 볼 수 있는 상태로 판단되어 작은 시술로 전환하여 몇 번 더 진행하였고 거의 완치에 가까운 상태를 보여주신 환자분은 그렇게 치료를 종결할 수 있었습니다. 환자분은 저에게 "역시 명의는 명의"라고 치료 후 완전히 새로운 삶을 살 수 있을 것 같다며 처음 내원하셨을 때와는 완전히 다른 사람처럼 병원을 벗어나셨습니다.

최근 환자분의 상태를 확인하고자 연락 드렸었는데 사경증은 거의 나아 주변 사람들이 먼저 변화를 알아채 얘기할 정도고 요즘에는 복용하는 약도 없을 정도로 몸 관리를 규칙적으로 열심히 하고 계신다고 합니다. 약 40년 동안 뗄래야 뗄 수 없었던 사경증과 이별하신 환자분은 지금 주어진 삶에 너무나도 만족하신다고 하시니 저 또한 환자분의 큰 짐을 덜어드릴 수 있게 된 것 같아 행복합니다.

사례 06_
추락 사고로 청력을 잃은 탈북민의 이야기
- 김○○님

"차가 가드레일을 치고 강 아래로 내려 꽂혀버린 거에요…" 병원을 방문하신 한 탈북민 환자의 실제 이야기다. "같은 차에 있던 여러 사람이 죽고 저는 그때 어쨌든 목숨은 살았는데 온 머리에서 발끝까지 다 다쳤지요." 10년 전 사고 후부터 머리통증, 두통, 팔 관절, 척추 마디마디가 아파서 너무 힘드시다고 하셨습니다.

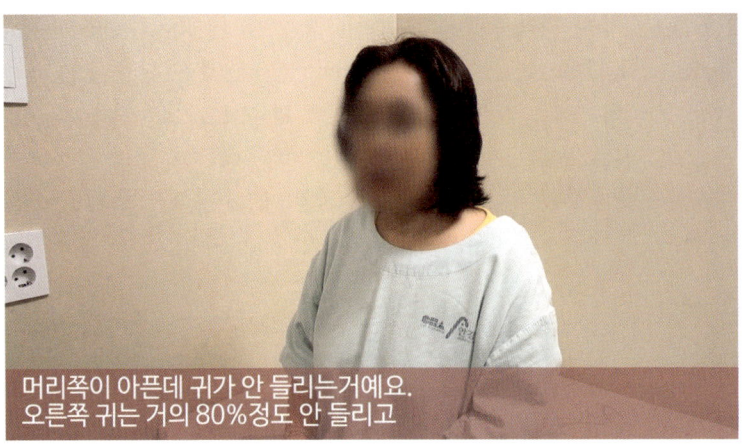

머리쪽이 아픈데 귀가 안 들리는거예요.
오른쪽 귀는 거의 80%정도 안 들리고

그중 가장 문제가 있었던 부위는 다름 아닌 '귀'였습니다. 머리 쪽만 아픈 줄 아셨지만, 어느새 귀가 안 들리기 시작하더니 오른쪽 귀는 귀 뒤에 생긴 혹과 함께

80% 정도 청력을 잃은 상태이고 왼쪽 귀는 쇠꼬챙이로 꽉 찌르는 듯한 통증과 함께 삐-소리가 나며 귀가 막혀버린 느낌이 계속된다고 하셨습니다. 통증은 계속되고 귀는 안 들리고 환자분은 이러다가 정말 아예 안 들리겠다며 불안에 떨고 계셨습니다.

환자분은 목의 근육이 긴장되어 생긴 통증이라 충분히 FIMS로 해결할 수 있었지만, 청력을 해결하는 것이 가장 큰 문제였습니다. 정확한 진단을 위해 촉진과 함께 여러 가지 검사를 했지만 아무래도 외상에 의해 생긴 비전형적 안면통증이 생겼고 게다가 턱관절 장애까지 일으켜 청각에도 영향을 끼친 것으로 보였습니다. 환자분은 워낙에 큰 사고였기에 완치는 꿈에도 욕심 없고 생활만 덜 불편해지면 그것만으로도 감사할 거라 하셨기에 곧바로 시술을 진행했습니다.

첫 번째 시술 3주 뒤, 2차 시술로 환자분이 내원하셨을 때 환자분의 상태는 너무 놀라워 직원들과 아직도 회상하곤 합니다. "목 부위 통증은 거의 느껴지지 않는 정도이고 귀통증은 완전히 사라졌어요." 환자분은 시술 직후 오랫동안 괴로웠던 귀가 안 아프고 무엇보다 귀가 뻥! 뚫리는 느낌이 들면서 소리가 들린다고 말씀하셨습니다. 제가 들으면서도 못 믿을만한 기적 같은 일이 벌어진 것입니다. 환자 주변 분들도 '야! 너 이제 잘 들리는구나!'라며 다들 놀라셨다고 합니다.

무릎통증은 미미하게 남아있는 상태지만 전보다 훨씬 더 적은 통증 빈도와 강도

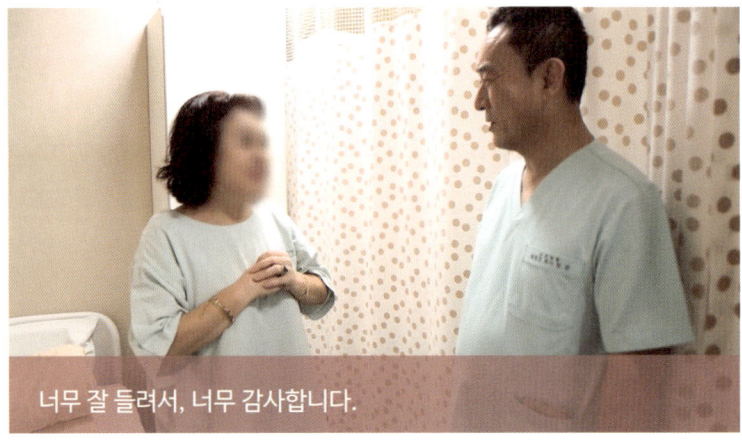

를 나타냈고 설마 하던 귀도 이비인후과에 가서 실제로 순음 청력 검사를 해보았더니 소견서상 2019년 1월 우측:75dB 좌측:50dB에서 2019년 11월 검사상 우측:65dB 좌측:30dB로 더 작은 데시벨의 소리도 들을 수 있을 정도로 많은 호전을 기록했습니다. 그렇게 환자분은 FIMS 시술을 통해 어두운 동굴 속에 있다가 제 손을 잡고 밖으로 나오게 되었습니다.

쑥스럽지만 환자분은 저에게 "의학계의 유기농 같은 선구자"라고 하셨습니다. 많은 사람이 건강하게 몸에 좋은 유기농을 선호하듯 여러 환자분에게 신뢰를 주고 사랑받을 수 있는 의사라며 환자분의 생각 변치 않게 좋은 의사로 자리매김할 수 있도록 노력해야겠다고 생각했습니다.

사례 07_
어금니가 아픈데 자꾸 치과에서는 문제가 없대요 - 장○○님

병원 문을 열고 들어오실 때부터 왼쪽 뺨을 감싸며 울상으로 들어오신 중년의 여성 환자분이 있으셨습니다. 환자분은 오래전부터 어금니가 아프셨지만 한 달 사이에 통증이 너무 심해져 이 병원 저 병원 다니시다가 안강병원으로 내원하셨다고 합니다. 유명한 치과란 치과들은 다 다녀봤지만 아무런 문제가 없다고만 하고 이렇다 할 방안도 주지 않아 마지막으로 지푸라기라도 잡는 심정으로 내원하셨다는 환자분.

약 10년 전 왼쪽 어금니 쪽으로 신경차단술을 이미 하셨을 정도로 오래된 통증이고 왼쪽뿐만 아니라 오른쪽 턱도 아프며 비슷한 시기에 감마나이프(두개골을 절개하지 않고 감마선을 이용해 머릿속의 질병을 치료하는 시술)도 진행한 적이 있었다고 하셨습니다. 빠른 진단을 위해 타 병원에서 촬영하신 MRI를 확인해보며 환자분의 상태를 알아갔습니다. 어금니통증이 만성통증으로 된 지도 꽤 되었지만 이건 단순한 턱관절의 문제라고 판단되지 않았습니다.

환자분의 병력과 이전 시술을 고려해봤을 때 환자분은 더 복잡한 삼차신경통의 문제라고 생각했습니다. 우리 병원의 경우 삼차 신경통 환자분들은 다른 통증 환자들과 비교하면 시간이 더 걸리거나 자극 반응이 더디기 때문에 일단 3회 정도 시술을 해보되 호전이 없을 시 치료를 중단하겠다고 솔직히 말씀드렸습니다.

통증박사
안강입니다 3

충분한 설명해 드리고 환자분의 동의하에 부분 마취 시술로 진행하였습니다. 놀랍게도 1차 시술부터 효과가 나타났습니다. 2차 시술로 내원하셨을 때, 1차 시술 이후에 전과 다르게 입을 벌릴 때 근육이 조금 부드러워졌고 콕콕 쪼는 느낌, 시큰거리는 느낌, 식사 후 윗어금니에 혀가 닿으면 항상 깜짝 놀랄 정도로 뻐근한 느낌이 있었는데 그런 통증들이 많이 사라졌고 새벽에 아파서 깨는 일이 많이 줄어들었다고 하셨습니다.

그렇게 조금씩 더디지만 확실한 변화를 느끼면서 총 7회의 시술을 끝으로 환자분은 약 80% 이상의 호전도를 기록했고 통증 점수도 6점에서 2점으로 내려갔습니다. 평소에는 삼차 신경통으로 인해 잘 씹지도, 입을 벌리지도 못해 외출까지 꺼려졌던 환자분은 이제 일상생활도 불편함 없이 잘 지내고 계시다고 합니다. 이 환자의 경우 1회 만에 이렇게 큰 자극반응과 호전을 얻으리라 생각도 못했지만, 저를 믿고 잘 따라와 준 환자에게 오히려 제가 감사한 마음을 느낍니다.

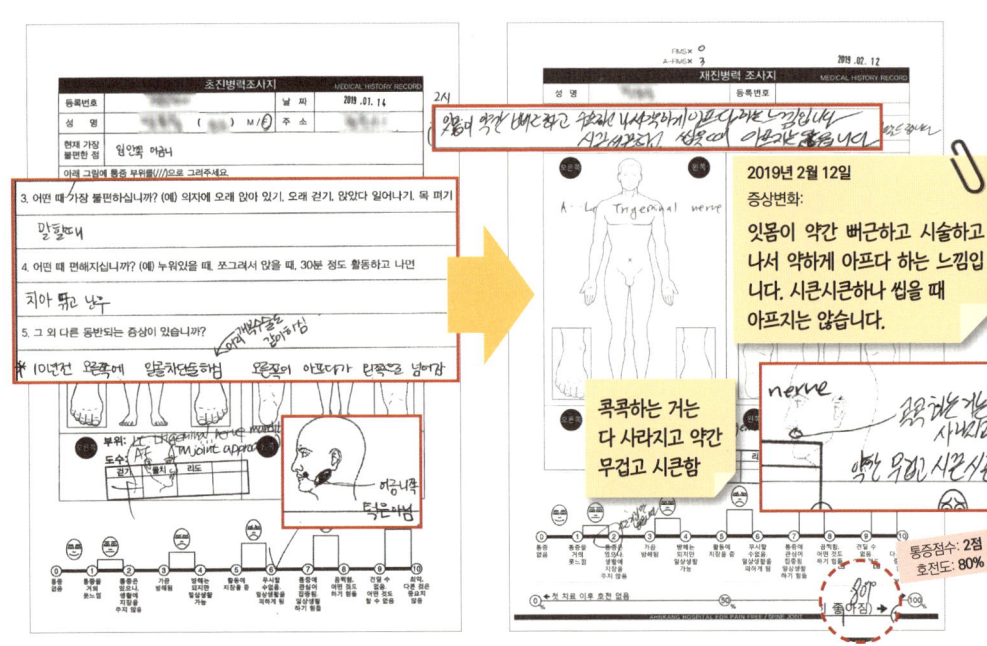

사례 08_
턱관절이 아플 때는 어디로 가야하나요?
- 양○○님

나이가 지긋하신 어르신께서 허리를 부여잡고 내원하셨습니다. 처음에는 당연히 허리 문제겠거니 싶었지만, 허리가 큰 문제가 아녔습니다. 허리도 허리지만 턱관절 때문에 생활이 힘드셔서 내원하셨습니다. 왼쪽 턱을 어루만지시면서 "씹거나 입을 벌릴 때마다 통증이 심해서 밥도 제대로 못 먹어"라며 불편한 상태를 호소하셨습니다.

2주 전부터 턱관절이 아파 동네에 있는 턱관절 전문 의원을 찾아가 턱 임시 교정기를 일주일 정도 착용하고 계신 상태였습니다. 하지만 환자분은 이걸 끼우고 있어도 통증은 별 차이가 없다고 무슨 방법이 없겠느냐며 저를 붙잡고 부탁을 하셨습니다.

일단 정확한 부위를 확인하기 위해 엑스레이(X-ray) 촬영으로 턱관절에 이상이 있는지 확인하고 입을 벌리고 턱관절을 유심히 만져보았습니다. 어르신의 문제는 작은 치료(A-FIMS: 국소마취하 신경 주변 및 골막 자극술)로도 충분히 해결 가능해 보였습니다. 어르신은 이미 정상적인 생활을 방해하는 턱 통증 때문에 당장 시술을 원하셨고 그 자리에서 바로 치료를 해 드렸습니다. 환자분은 시술 직후부터 바로 효과를 보신 듯했으나 일부러 염증을 내는 시술이니 더 경과를 지켜보고 2주 정도 뒤에 다시 내원하라 말씀드렸습니다.

통증박사
안강입니다 3

약 2주 뒤, 환자분은 저에게 치료가 너무 신기하다고 하셨습니다. 대다수 환자들이 안강병원에서 받는 FIMS(투시영상하 신경자극술 및 미세유착박리술) 시술은 보통 3~5회 반복 시술을 기준으로 하는 것에 비해 A-FIMS의 경우 보통 5~10번, 많게는 그 이상의 반복 시술이 필요할 수 있다고 설명해 드렸지만 단 1번의 치료로 80% 이상의 호전도를 기록했고 딱딱한 음식을 씹으실 때만 약간의 통증이 남아있다고 하셨습니다. 만성 통증으로 넘어가기 전에 치료를 받아 더욱이 효과를 보았던 것도 있었습니다.

두 번째 시술 이후 내원하지 않으셔서 걱정스러운 마음에 직원이 환자분께 전화를 드렸는데 "호전도가 100%고 통증이 하나도 없으니 걱정 말라고" 밝은 목소리로 답해 주셨다고 합니다. 무소식이 희소식이 맞는 말인가 봅니다.

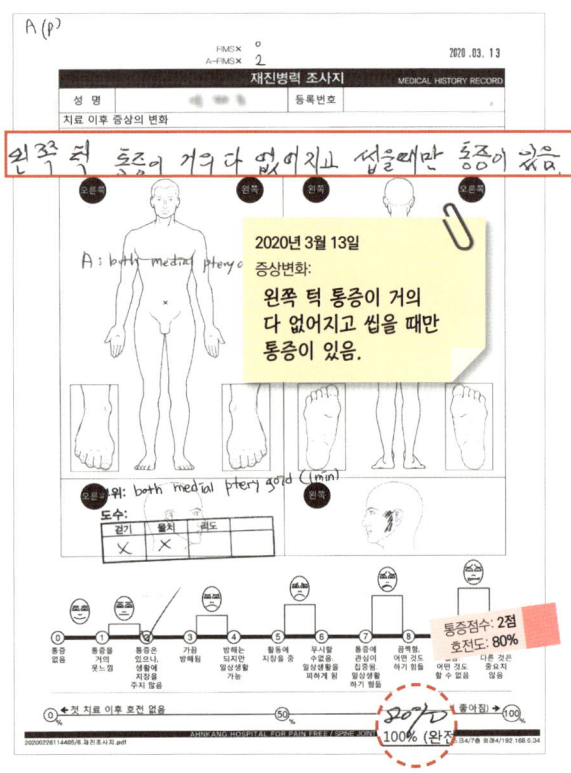

사례 09_
심장 내과를 가도 가슴이 답답해요
- 김○○님

2018년도 초쯤 지인을 통해 병원을 찾으신 선생님 한 분이 계셨는데 그분은 2~3년째 목과 엄지손가락 통증으로 고생하시다 내원하셨습니다. 문진표를 보다가 깜짝 놀라지 않을 수가 없었습니다. 환자분은 평소에 가슴이 답답하고 호흡 곤란이 자꾸 발생해 심장 내과를 다니시다가 효과가 없어 대학 병원에 예약해 두신 상태라고 하셨습니다.

의아한 상태에서 환자분 상태를 더 정확하게 알기 위해 촉진을 해보았더니 환자분은 목 쪽에 협착으로 인해 목에 뻐근함이 있었고 같은 운동 범위 안에 있는 등뼈 쪽으로도 영향을 미치고 있었습니다. 그래서 가슴 통증이 생기고 평소에 호흡 곤란이나 답답하셨을 가능성이 커 심전도 검사를 진행해 보았더니 제 생각대로 특이한 문제점은 보이지 않았습니다.

초진 진료 다음 날 1차 FIMS 시술을 진행했는데, 놀라운 사실은 1차 시술 직후부터 가슴통증이나 호흡곤란, 답답함 등이 전혀 나타나지 않았다고 하셨습니다. 환자분은 즐거운 마음으로 한참 전에 예약해 두었던 대학 병원 심장 내과 외래 진료를 취소하셨고 정말 감사하다며 인사를 전하셨습니다. 아직 심장에 무리가 있을 나이가 아니라고 생각했지만, 가슴 통증이 너무 심하고 호흡까지 문제가 생겨 떨리는 마음으로 대학 병원 외래 예약을 했고, 그마저도 너무 먼 미래의 예약이라

통증박사
안강입니다 3

마음을 졸인 채 교단에 섰다고 하셨습니다. 오랜 시간 동안 통증을 지닌 채 일을 해야 했는데, 큰 병원까지 안 가고 싹 낫다니 이보다 더 좋은 소식은 없다며 행복해하셨습니다.

이 외에도 문제가 있었던 손가락통증도 조금씩 호전을 보이며 약 6개월 정도 지켜보았고 환자분은 문제없이 교단에 복귀하셨습니다. 감사하게도 직접 겪은 본인의 치료 경험을 주변 분들에게 많이 말씀해 주시고 있다고 합니다.

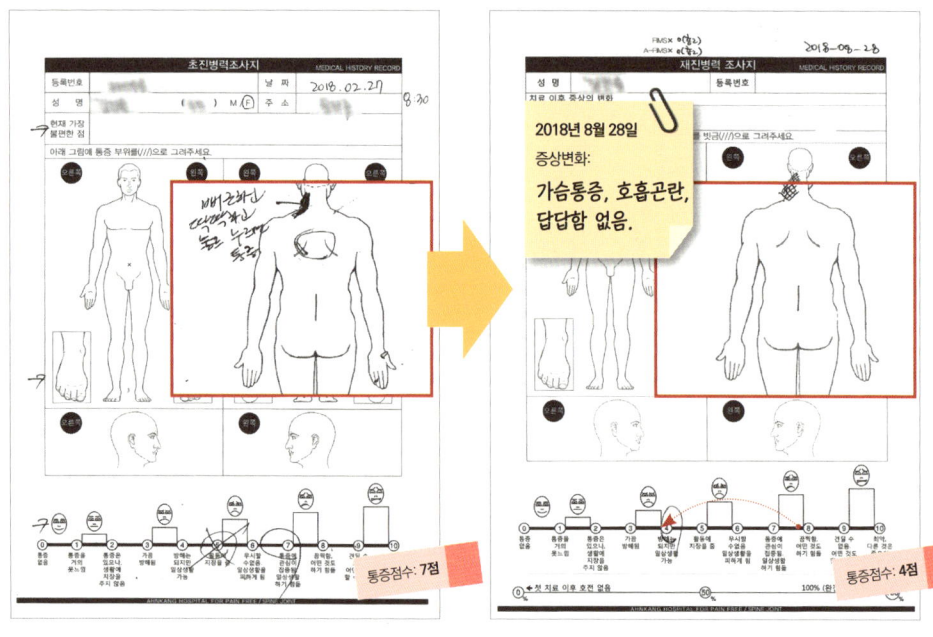

사례 10_
스트레칭을 해도 혈액 순환제를 먹어도 똑같은 내 종아리 - 박○○님

다들 다리가 땅기는 느낌, 쑤시는 느낌, 묵직한 느낌이 들 수는 있습니다. 하지만 이 증상이 없어지지 않고 오래간다면 만성통증으로 굳어질 확률이 높습니다. 작년 4월쯤 조금만 걸어도 다리가 아파 쉬어야 하고 걸을 때 종아리가 많이 땅겨서 불편하시다는 환자분께서 병원 문을 두드리셨습니다.

환자분은 평소에 한 자세로 오래 서 있을 때가 많아 자주 스트레칭을 해주고 혈액 순환에 좋다는 좋은 영양제도 잘 챙겨 드시는 환자분이었습니다. 하지만 줄어들지 않는 통증을 견디지 못해 내원하셔서 여러 가지 검사를 받았는데 아니나 다를까 다리 자체의 문제가 아니라 허리에서 내려오는 방사통의 일종이었습니다.

환자분께 현재 척추가 불안정하고 추간판협착으로 인해 통증이 종아리로 내려오게 된 것이라고 설명해 드렸습니다. 허리통증을 크게 못 느꼈던지라 환자분께서는 많이 당황해하셨지만 지금 퉁퉁 부어있는 종아리통증을 덜어줄 수 있다는 말에 다음날 바로 시술을 하셨습니다.

1차 시술 이후에는 큰 호전이 없으셨다고 합니다. 여전히 오래 걷는 게 힘들고 게다가 엉덩이 쪽으로 시큰거리는 통증까지 생겨 환자는 이게 맞는 치료인지 의문이 생긴다고 하셨습니다. 종아리가 아픈 거지 허리가 아픈 게 아니라고 따지기도

통증박사
안강입니다 3

하셨지만 벌써 섣불리 판단하기는 이르다고 3회 이상은 해보셔야 한다고 설득했습니다.

2차 시술 후 환자분은 눈에 띄게 걸음걸이가 가벼워 보였습니다. 환자분도 덩달아 최근 들어 이렇게 다리가 가벼워지긴 처음이라며 많이 걸어도 통증이 확실히 덜하시다며 말씀 주셨습니다. 1차 시술 후에는 20 발자국만 걸어도 길가에 앉아 쉬었어야 했는데 지금은 많이 걸어도 통증이 별로 없고 반듯하게 누워있을 때 허벅지가 약간 땅기는 느낌 말고는 없다고 하셨습니다.

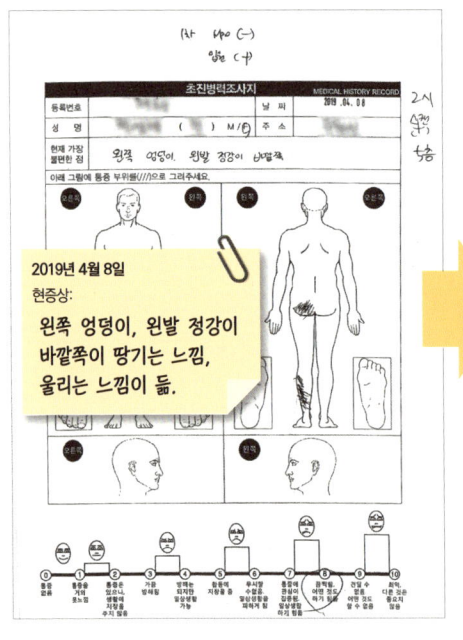
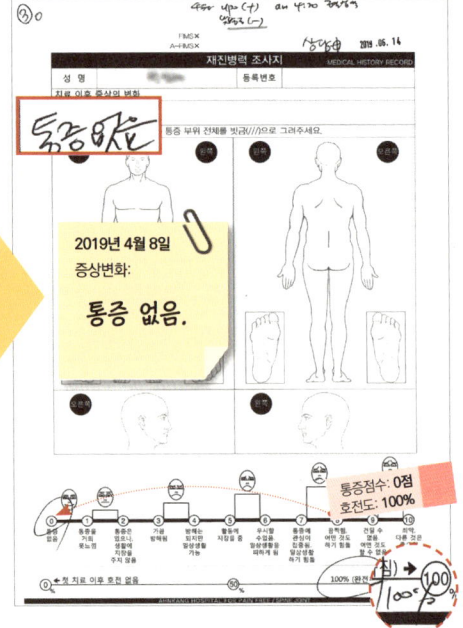

그렇게 3차 시술을 하고, 한 달 뒤 4차 시술 날, 환자분은 입원하기 전에 저와 먼저 상담을 하고 싶다고 하셨습니다. 환자분은 총 3번의 시술 후 통증이 말끔히 사라졌다고 하셨습니다. 저는 그래도 남은 통증이 남아있을까 촉진을 해 보았지만, 환자분은 악! 소리 한 번 내지 않으셨습니다. 그렇게 환자분은 너무나도 만족스러워하시며 귀가하셨습니다.

이처럼 다리가 아프다고 해서 다리의 문제라고 봐서는 안 되며 어디서 통증이 시작되었고 원인이 무엇인지 잘 파악한다면 시간이 걸리더라도 쉽게 해결할 수 있습니다.

사례 11_
급하게 뛰었더니 종아리가 밤낮으로 아파요 - 김○○님

3개월 전부터 아무 이상이 없던 종아리에 갑자기 욱신거리고 찌르는 듯한 통증이 생겼다며 병원을 찾아오신 환자분. 오래 걸으면 종아리가 터질 것같이 아프지만 누우면 또 언제 그랬냐는 듯 통증이 없어진다고 하셨습니다. "피곤해서 그런 건가?" 싶어 2달 정도를 그냥 보냈지만, 날이 가면 갈수록 심해질 뿐 나아지는 게 없으셨다고 합니다. 그런데 내원 3일 전, 급하게 건널목에서 뛰고 난 뒤로 통증이 더 악화하여 밤에 잠도 잘 못 주무신다며 당황한 빛이 역력한 상태로 상황 설명을 하셨습니다.

종아리 근육이 놀란 걸까 싶어 환자분의 다리를 잡고 이리저리 촉진을 시작했습니다. 하지만 종아리에는 문제가 없고 허리에서 내려오는 방사통이었습니다. 빠른 시일 내에 시술을 한다면 아직 만성 통증으로 넘어가기 전이라 충분히 치료 효과를 볼 수 있다고 판단되어 당일에 바로 FIMS 시술을 진행했습니다.

1차 시술 후 환자분은 직원의 호전도 체크 전화를 받지 않아 상태가 어떤지 아픈 데는 어떤지 알 수 없었습니다. 회복하는 3~4주의 기간 동안 채소는 잘 챙겨 드시고 계신지, 안강식 걷기 운동을 1~2시간씩 꼬박꼬박 하고 계시는지 연락이 닿지 않아 확인할 방법이 없었습니다.

그리고 다음 시술 예정일, 환자는 아주 태연하게 나타나셔서 말씀하셨습니다. "원장님. 저 아픈 부위가 없습니다." 조금 당황스러웠습니다. 이 환자의 경우 다른 환자보다 빨리 좋아질 것을 예상은 했지만 단 1번의 시술로 통증이 없어지다니. 환자분은 요 몇 달 동안 너무 아팠고 걷는다는 행위 자체가 참 곤욕이었는데 일찍 안강병원 찾아올 걸 그랬다며 유쾌하게 발걸음을 떼셨습니다.

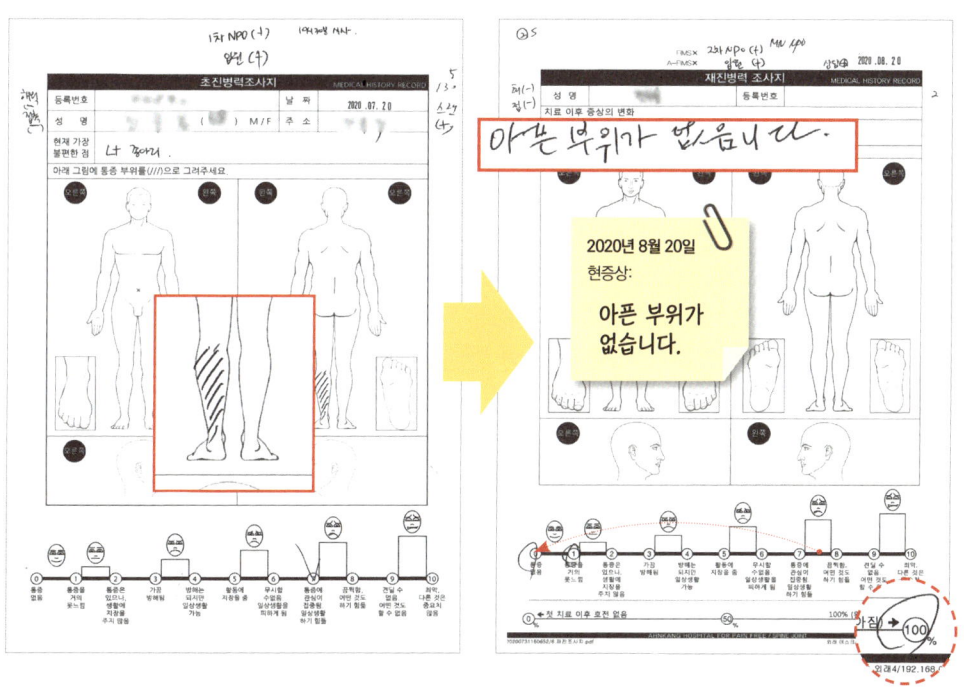

사례 12_
온몸이 아픈데 류마티스도 아니래요
- 강○○님

온 전신이 아픈 환자는 어느 병원을 가도 쉽지 않은 사례입니다. 몸은 유기적으로 하나로 연결되어 있으므로 어느 하나 놓칠 수 없어 원인이 되는 곳을 잘 찾아 치료해야 하기 때문입니다.

이 환자분은 섬유성근통 환자로 안강병원에 오시기 전에 많은 병원에 다니셨다고 하십니다. 왼쪽 넓적다리관절 섬유종으로 이식 수술을 받았고 허리통증으로 타 병원에서 시술도 2번이나 받았으나 별 효과를 보지 못했다고 하셨습니다. 부위로 보면 양쪽 어깨, 팔꿈치, 손목, 엄지손가락, 허리, 양쪽 발목, 발 등 어디 하나 성한 곳이 없는 상태였습니다. 다른 곳에서 제일 아픈 부위라도 치료를 받고 싶었으나 효과는 아예 없었고 혹시나 류마티스성일까 큰 병원까지 가서 검사를 진행했지만, 음성 소견이 나와 도와줄 방법이 없다는 얘기까지 들으셨다고 하셨습니다.

환자분은 온몸이 아픈데 방법이 없으며 답답해하며 수많은 병원을 찾으시다가 통증 전문인 안강병원을 찾으셨다고 하셨습니다. 환자분은 반 포기 상태로 내원하셨지만, 저 자신도 섬유성근통 환자라고 말씀드리며 환자분 마음 이해하고 얼마나 힘든지 다 알고 있다며 위로해드렸습니다. 동병상련(同病相憐)이라는 말처럼 같은 병을 가진 사람은 서로의 마음을 이해하기에 더욱더 신경이 쓰였습니다.

진료 후 저는 모든 곳을 전부 바늘로 치료하기보다는 제일 큰 원인이 되는 몇 부위부터 진행하자 말씀드렸으며 목, 허리, 양 무릎, 양 발목 이렇게 치료를 진행하고 경과를 지켜보자 설득했습니다.

2차 시술일, 환자분의 상태는 달라 보이셨습니다. 초진 때 보였던 통증으로 인해 미간에 자리를 잡고 있던 깊게 팬 주름은 온데간데없고 훨씬 더 생기있어 보이셨습니다. 이후 환자분은 전체적으로 몸이 좋아졌다며 변화를 매일 느끼고 있다고 하셨습니다. 하지만 여전히 몸 구석구석에 남아있는 통증은 주무실 때마다 나타난다고 하셨습니다.

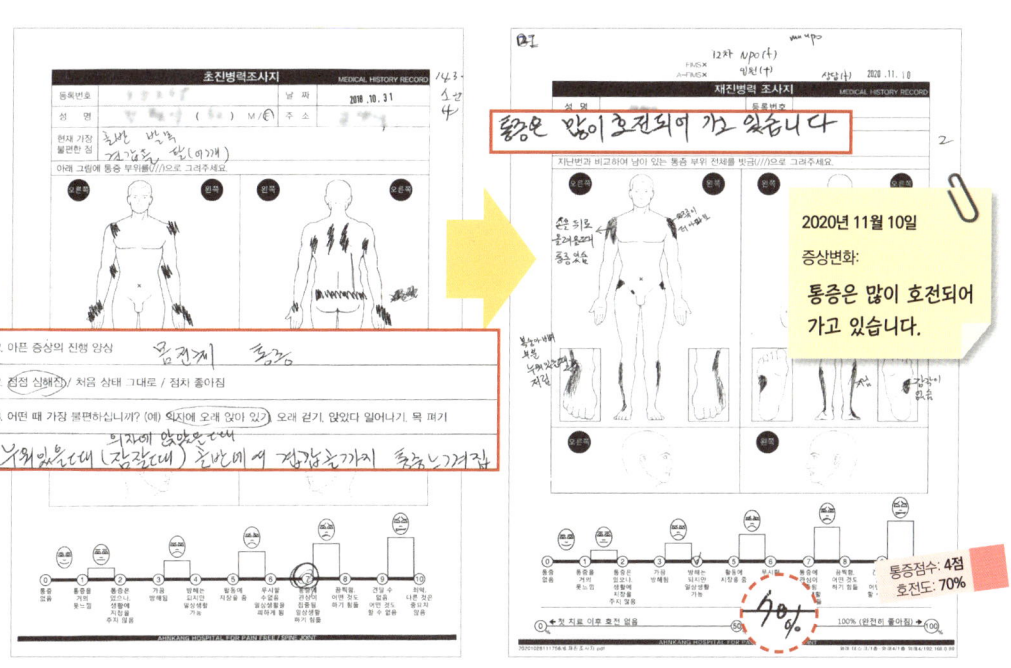

> 통증박사
> 안강입니다 3

한 달 뒤 3차 시술일, 환자분은 두 번째 치료 후 몸이 한결 가벼워진 느낌이지만 골반통증이 심해졌다고 하셨습니다. 그렇지만 환자분은 여러 부위가 동시에 같이 아프기에 남들보다 더 인내심을 가지고 진행해야 하는 상태라 이렇게 작은 호전이라도 자극 반응이 일어난다는 자체가 좋은 소식이라고 달래드렸습니다.

환자분은 약 10번 정도의 시술을 받으셨고 아직도 진행 중이시지만 다른 병원에서 치료받았던 것보다 훨씬 더 효과를 잘 내고 있기에 환자분도 가족도 만족해하시는 상태입니다. 조금만 스쳐도 통증을 느끼고 항상 찡그리고 다니셨던 분이 이제 더는 통증으로 이 병원 저 병원 안 다녀도 되니 살 것 같다고 하십니다.

사례 13_
통증 때문에 코로나를 뚫고
한국까지 왔어요 - S○○○○님

여느 때와 다름없이 시술하고 결과 상담하러 진료실로 내려가고 있는데 저 멀리 로비 끝에 외국인 환자가 보였습니다. 코로나 사태가 일어난 뒤 오랜만에 외국인 환자를 보는 거라 좀 놀랐지만 원래 한국에 계시는 분이겠거니 싶었습니다. 하지만 환자분 내원 경로를 들어보니 감탄의 연속이었습니다. 환자분은 미국 뉴욕에서 활발히 활동하시는 카이로프랙틱 의사(척추 교정 의사: 한국과 달리 미국에서는 Doctor 학위를 받아야 카이로프랙틱 치료 가능)며 지인에게 추천받은 안강병원에서 진료를 받기 위해 미국에서 출국해 한국 입국 후, 2주 자가격리가 오전에 끝나자마자 오후에 초진 환자로 내원하셨던 것이었습니다.

환자분은 2년 전 뉴욕 시내에서 교통사고를 당해 온몸이 통증으로 괴롭힘당하고 있었습니다. 척추 교정 의사로서 몸을 많이 쓰는 일을 하고 계시는데 사고 이후로 본업을 할 수가 없어 하루빨리 치료가 필요한 분이셨습니다. 먼저 상체를 보면 통증이 목부터 시작해 양어깨 쪽으로 내려오고, 이와 동시에 두통, 이명까지 동반하는 상태였습니다. 팔의 운동 범위도 매우 좁아져 팔을 가슴 위로는 들지 못하는 상황이었고 손목도 돌릴 때마다 찌릿거려 손가락 끝까지 저림증상이 있었습니다. 게다가 허리는 저린 느낌과 신경이 무뎌져 가는 느낌이었고 사고 당시 무릎도 심하게 다쳐 통증이 느껴진다고 하셨습니다.

이 상태로 어떻게 2년 동안 다른 환자를 치유했을지 상상도 가지 않는 상태였고 얼마나 간절했으면 혼자서 이 먼 타국으로 코로나라는 무서운 바이러스를 뚫고 찾아오셨을까 싶은 마음에 저도 책임감이 막중했습니다. 이 환자분의 경우, 방사통이 많이 진행된 상황이고 부위도 많았지만, 문제는 따로 있었습니다. 현재 환자분의 뉴욕 클리닉이 곧 보수를 마치고 재개원을 앞둔 상황이어서 저에게 주어진 시간은 딱 2개월이었습니다. 우리 병원 환자분들은 아시겠지만 보통 3개월에서 5개월 정도의 인내심을 갖고 진행해야 하는 시술인데 이 외국인 환자의 상황에 2개월은 턱없이 부족한 시간이었습니다. 하지만 하루라도 시간을 낭비할 수 없던 저는 다음날 바로 목-허리-어깨로 FIMS 시술을 진행하였고 2개월이라는 한정적인 시간 동안 최대한의 효과를 끌어내고자 매일 병원에 나와 걷기와 도수치료를 병행하자 설득했습니다. 그리고 호텔 조식보다는 아침에 좀 더 일찍 오셔서 병원에서 제공하는 진초록 채소로 구성된 아침 식사를 드시라고 권해드렸습니다.

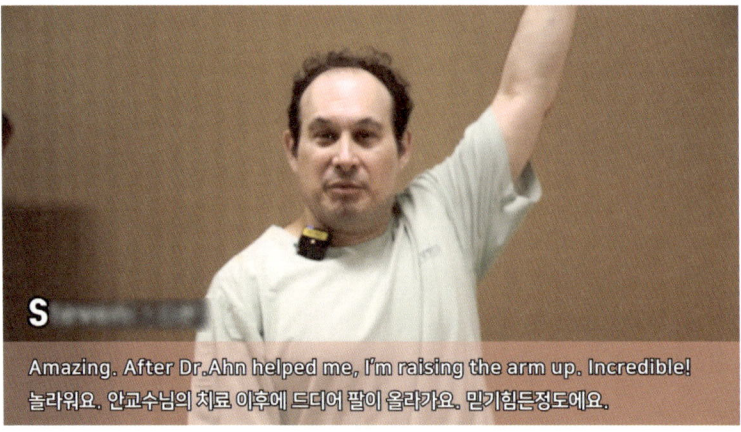

환자의 간절함을 하늘도 알아챘는지 시술 바로 다음 날 효과가 나타났습니다. 등과 허리 사이까지만 올라가던 팔이 어깨높이까지 올라갔고 저린 증상이 줄어들었

다며 놀라셨습니다. 한 번의 시술로 전체의 30% 정도의 통증이 없어졌다며 어떻게 약물을 쓰지 않고 어떻게 마법을 부렸는지 궁금하다 하셨습니다. 그렇게 제 치료에 신뢰가 생기셨는지 환자분은 이틀에 한 번씩 아침 일찍 내원하셔서 저와 같이 초록 잎으로 가득한 건강한 아침 식사를 드시고 도수치료를 받으셨습니다. 거기에 안강식 걷기 운동도 정말 열심히 하셨습니다.

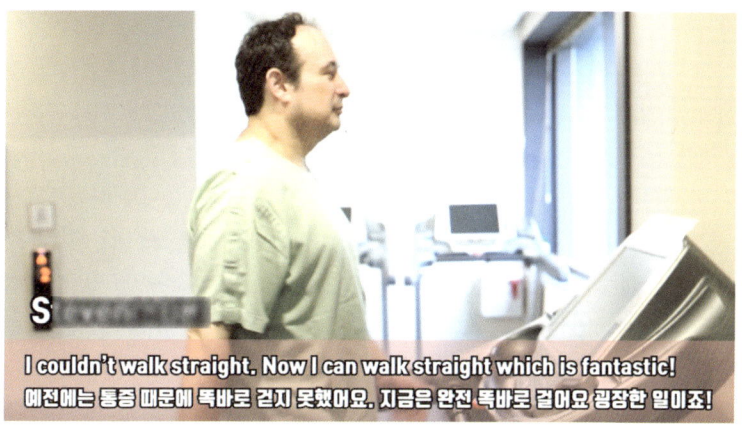

제 말을 믿고 관리를 열심히 해준 환자분은 다음 시술을 받기 전까지 호전도가 매일 조금씩 올라갔고 그렇게 3주가 흘러 2차 시술을 진행하였습니다. 아니나 다를까 이번에도 목과 어깨 쪽 운동 범위가 확연히 확장되었으며 뒤로 뻗기 힘들었던 팔이 부드럽게 돌아갔습니다. 특히나 효과를 본 것은 교통사고 이후 시작된 이명과 흐린 날씨에 영향을 많이 받는 두통이 많이 줄었다며 스트레스 지수도 확 낮아진 것 같다고 연신 고맙다고 하셨습니다. 아무래도 본인이 몸을 잘 아는 척추 교정 의사다 보니 매일 팔과 다리의 운동 범위가 넓어지는 것에 꽤 놀라셨나 봅니다. 그렇게 저에 대한 믿음이 생기다 보니 사실 뉴욕으로 더 일찍 돌아가야 했지만, 본인의 치료를 위해 재개원 날짜를 조정하면서까지 비행기 일정을 미루시고 한국 체류 기간을 늘리셨습니다.

그렇게 두 달 조금 넘는 짧은 시간 안에 몇 번 시술을 받고 두통은 거의 다 완치되고 다른 부위 통증들도 60~70% 이상 호전도를 나타냈습니다. 만약 시간이 더 있었다면 분명 더 호전되었을 거라 장담했습니다. 100% 호전도 달성은 못 했지만, 이제는 일상생활도, 그리고 본업에도 문제가 없을 거라 하시며 만족스러운 표정을 지으시는 것을 보니 저도 덩달아 뿌듯했습니다.

이 외국인 환자분은 안강병원을 통해 많은 것을 한 번에 얻어가는 듯했습니다. 호전의 팔 할은 제 시술보다는 본인이 직접 자신의 몸에 대해 이해를 하고 꾸준한 관리가 필요하다는 것을 깨달으셨습니다. 환자분은 비가 억수같이 쏟아지던 날에도 단 한 번도 예약을 취소한 적이 없고, 피곤하더라도, 새벽 내도록 미국에 계신 사모님과 통화를 하신 다음 날에도 아침 여덟 시 반까지 꼬박꼬박 내원해서 도수치료, 걷기, 운동을 하고 가셨습니다. 처음에 오셨을 때는 트레드밀(러닝머신) 속도 5도 버거워하시더니 출국 즈음에는 속도가 7.8까지 올라가 모두의 박수를 받았습니다. 목, 어깨, 허리 시술로 두통, 이명, 손 저림, 그리고 하지 혈액순환까지 해결되니 위험을 무릅쓰고 한국에 올 만했다고 분명 생각하셨을 겁니다. 아쉽게도 다시 미국으로 돌아가셔야 했지만 분명 스스로 관리를 잘하실 거라 믿는 환자기에 걱정 없습니다.

권혜정, 이예림 선생님이 [사례집] 정리에 도움을 주셨습니다.

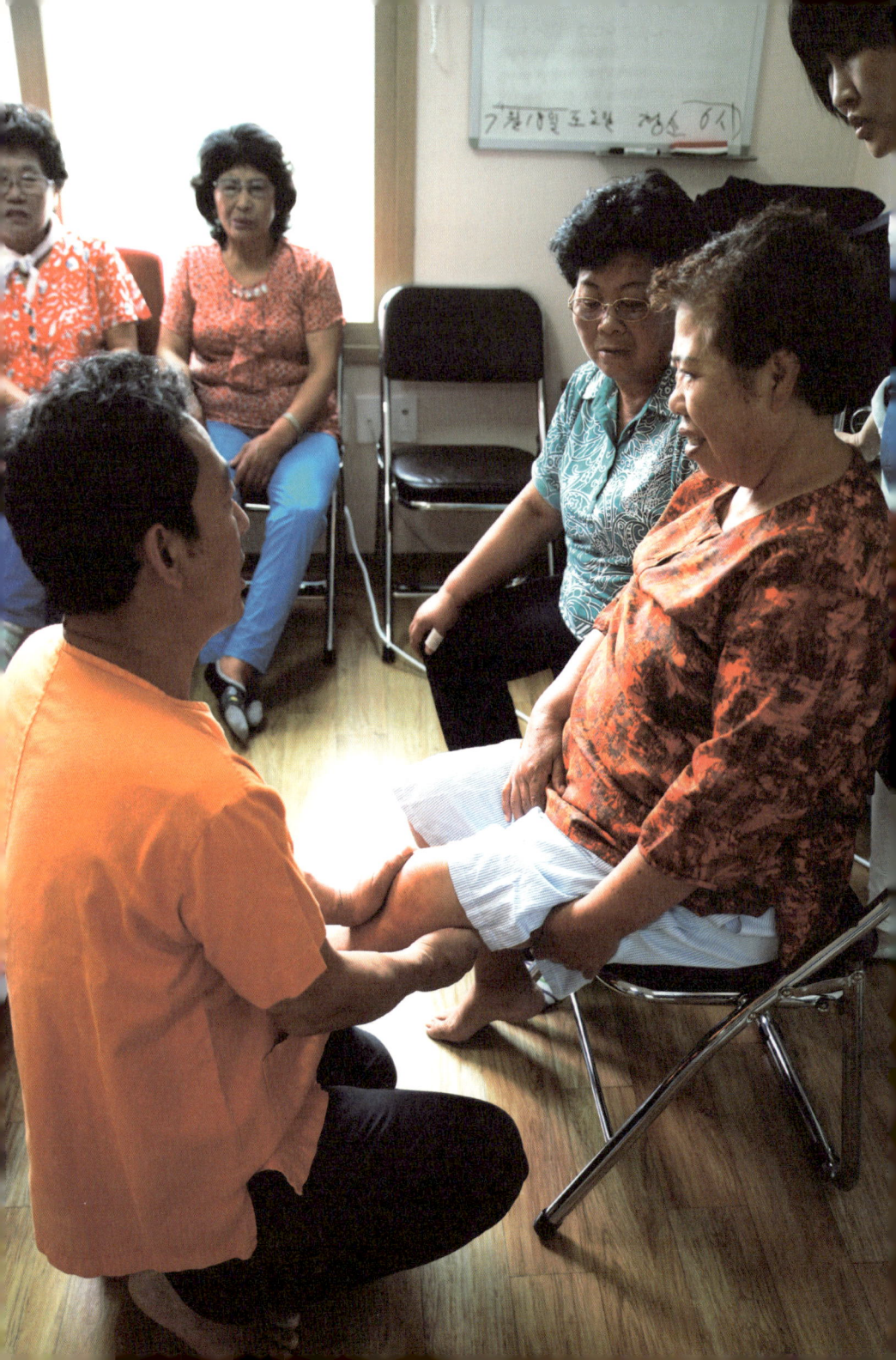

통증박사 **안강입니다 3**

— part **5**
FIMS

FIMS의 원리
- 아픈데 움직여야 하나, 말아야 하나?

수개월이 지나도 계속 아프다면 아픈 곳에서는 두 가지 현상이 일어난다. 그중 하나는 아픈 주위를 더 긴장시키고 아픈 통증을 뇌에 더 강하게 전달하는 것인데, 이를 신경 과민성이라고 부른다.

이러한 현상은 아픈 곳에서부터 뇌까지 신경 고리들이 신호가 잘 흐르게 변하기 때문인데 처음에는 화학적으로만 변하다가(soft synapse), 나중에는 신경세포를 연결하는 새로운 신경 고리가 더 많이 만들어져 아예 구조적(hard synapse)으로 변하게 된다. 이러한 현상이 오면 우리는 이를 '만성통증'이라 부른다. 이 현상은 시간이 갈수록, 자극이 강할수록 신호가 더 잘 흐르게 변화(long term potentiation)하지만, 다른 회로가 생겨 이 회로를 덜 쓰게 된다면(long term depression) 과민화 된 현상은 줄어들거나 소멸한다. 이러한 현상을 '신경의 가소성(neural plasticity)' 이라 한다.

정리: 신경의 가소성은 두 가지. 강한 자극이 반복되면 신호가 더 잘 반응하도록 하는 것(LTP)이 있는 반면, 적절한 자극이 줄어들면 신호에 덜 반응하도록 시냅스가 줄어든다(LTD).

두 번째는 이런 신경 과민성이 생기면 통증이 더 심하게 발생하여 움직이지 않게 되는 경우가 발생하는데 이때 사용하지 않아서 생기는 신경 과민성(disuse hypersensitivity)이 발생한다. 이런 현상이 발생하면 통증과 관계되는 뇌의 일정 부분들이 위축한다.

말하자면 하나는 자극으로 더 심해진 것이고, 다른 하나는 적절한 자극이 가지 않아서 더 심해진 것이다. 여기서 만성통증에 대한 치료 방법의 어려움이 생긴다. 환자나 의사 모두, 과연 아픈데 몸을 움직여야 하나 말아야 하나 혼돈할 수 있으며, 의사마다 근육을 써라, 말아라 기준점이 다를 수 있고, 심지어는 아픈 부위를 고정해 움직이지 않게 하는 고전적인 방법에서부터, 매우 적극적이고 강한 운동을 하라는 극단적인 처방까지 나올 수 있다.

내 치료의 핵심은 지금 아픈 회로는 최대한 자극하지 말고, 움직이지 않아서 생기는 신경 과민성을 기계적으로 자극을 주어 이를 없애는 것이다. 즉, 통증 부위를 지배하는 다른 위치를 찾아내어 강력한 반사가 일어나도록 자극해야 한다. 물론 자극을 가할 때도 먼저 1% 내외의 국소 마취제를 자극하려는 부위에 주사한 뒤, 통증 수용체는 반응하지 않게 하고 기계적 수용체만 자극하는 것을 원칙으로 해야 한다. 즉, 기계적 자극은 충분히 주되, 통증 수용체는 건드리지 않으면서 자극을 주어야 한다. 이때 그 부위는 약간의 염증 반응만 일어나야 하고, 재생이

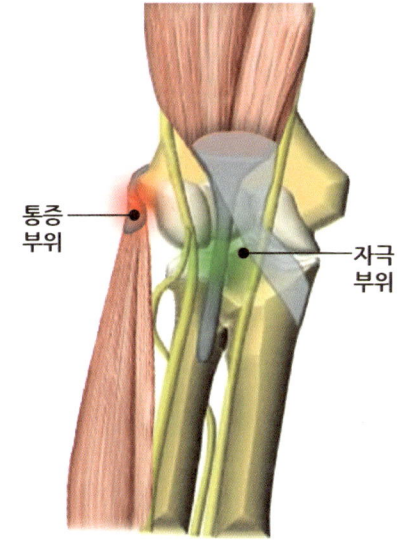

이루어지면서 나타나는 자연적인 반사는 수일에서 2주까지 이를 수 있으나, 치료한 부위 자체의 통증은 하루 이틀 후에는 거의 나타나지 않도록 하여야 한다. 다시 말하면 예민해진 신경은 신경을 끄게 하고, 사용하지 않아서 발생한 신경 과민성은 충분한 자극을 가하여 해결해주는 자극의 형태가 필요하다.

운동에도 이런 형태의 적용이 필요하다. 예를 들어, 테니스엘보는 굽힌 상태로 회전

하는 운동을 한다면 아픈 부위와 직접적으로 관련있는 근육의 손상이 더 커져 통증이 더 심해질 것이지만, 반대쪽 이두박근이 붙는 요골 위치(bicipital tuberosity)에 엘보를 쭉 편 스트레칭과 회전운동을 반복한다면 아픈 곳을 건드리지 않고 해당 신경 분절 가까이에 충분한 자극을 가할 수 있다.

아픈 것은 감각 신경을 통해 뇌로 들어가고 운동신경을 통해 움직임을 나타낸다. 아픈 곳을 부분 마취를 이용해 통증 수용체를 자극하지 않은 상태에서, 운동 수용체를 바늘로 기계적으로 자극하고, 사용하지 않아서 생기는 신경 과민성을 없애 장기적인 반사가 이루어지면서 재생이 일어날 수 있도록 상처기 전류를 만들어 주는 것이 내 치료의 핵심이다.

상처기 전류: 우리 몸에 상처가 나면 신체의 재생을 돕는 신체 전류. 특정 부위에 질환 또는 질병이 발생하게 되면 상처기 전류에 의해 줄기세포의 분화가 유도되고 혈액 내의 줄기세포들이 상처 부위로 모여들어 빠른 회복을 돕는다.

바늘은 생각보다 더 정밀하게 치료 위치를 찾아 들어가야 한다. 특히 MRI를 이용해 병변과 각각의 해부학적성을 확인하고, 각종 영상 투시 장치를 이용하여 불필요한 손상은 최대한 줄이고, 자극과 재생에 필요한 충분한 반사와 적절한 손상을 만들어 주어야 한다. 스테로이드와 같은 항염증제제는 일반적으로 이러한 재생에 방해되므로 잘 쓰지 않는다. 단, 염증이 과도하게 심할 경우, 그로 인한 환자의 통증을 경감시키기 위해 몸에 최대한 짧은 시간만 작용하는 약물을 최소한으로 사용할 수 있다.

수술 후에도 아픈 62세 남자 이야기

62세 남자. 젊어서부터 허리가 아팠다, 안 아팠다 고질병이었다. 50대가 되어서는 거의 매일 아프다시피 하더니, 최근 5년간 허리가 굳고, 무겁고, 오른쪽 다리로 저린 통증이 내려왔지만, 한두 번의 속칭 '뼈 주사'를 맞은 후에는 한두 달 없어졌다가 다시 생겼다고 한다. 3년 전부터는 발바닥과 발목 바깥쪽 발뒤꿈치와 복숭아뼈 아래까지 아팠다. 결국, 2년 전, 요추 5번과 1번 천추 사이에 척추전방전위증 척추협착증이라는 진단 아래 척추후궁절제 및 고정술을 받았다. 1~2년은 허리 통증이 절반쯤 나아진 듯하다가 지금은 허리 통증은 전과 다를 바 없고 오히려 다리는 저보다 더 저려온다. 저번에 수술한 병원에 가보니, 수술했던 부위보다 더 위인 요추 4~5번의 전방전위증이 심해지고 있단다. 또다시 수술하자고 한다. 그러나 시간이 흐르면 다시 그 위 요추 3~4번의 불안정이 올 것이다. 수술대에 다시 눕는 생각만 해도 끔찍한 일이다. 최근에는 등과 목까지 무겁고 저려온다. 두통과 소화불량에 몸이 휘청거리기도 하며 하루하루가 피곤하고 우울하여 어디 뛰어내리고 싶은 심정이다. 가족이 있다는 것이 그러지 못하는 유일한 이유이다.

고통을 표현할 수 없는 것이 정말 안타깝다. 분명히 아파서 수술했고, 수술은 잘 되었다는데 왜 계속 아픈 것일까? 젊어서부터 아픈 허리가 척추협착증과 전방전위증 때문이었을까? 20대에 병원에 갔을 때는 사진상에 큰 이상이 없다고 했다. 30대에는 MRI에서 디스크가 검게 되었다고 하더니 40대에는 디스크가 찢어졌다고 말했다. 50대에는 척추에 전방전위증과 협착이 진행되고 있다고 하여 2년 전에 수술을 받았다.

이 환자분은 전형적인 요통 환자의 병력을 말해주고 있다. 환자의 척추협착은 젊어서부터 발생한 것이 아니고 수십 년간의 지속적인 변화 때문에 나타난 현상이다. 이런 경우의 환자는 여태까지 지긋지긋하게 괴롭혀 왔던 통증이 수술만 한다면 씻은 듯이 나아질 것이라는 환상을 가지고 수술대에 눕는다. 그러나 현실은 전혀 그렇지 않다. 잠시 디스크나 꼬여진 혈관 때문에 신경이 눌린 경우라면 어느 정도 좋아질 것이다. 하지만 그런 경우는 수술하지 않아도 좋아질 수 있다. 물론, 수술이 꼭 필요한 경우도 있지만, 교과서만 보더라도 최소한 2/3 이상은 수술을 하지 않아야 한다.

과거에 만성통증은 수수께끼와 같은 것이었다. 하지만 지금도 여전히 아픈 곳의 병이라는 생각을 한다면 이 수수께끼를 풀지 못한다. 우리 몸은 손상되면 반드시 새로운 세포가 나와서 수선한다. 하지만 계속 긴장되어있고 과민화된 부분은 효과적으로 수선되지 않는다. 우리 몸의 세포 하나하나는 서로 같이 어울리고, 서로 정보를 나누어 부서진 곳은 백혈구 등을 보내어 청소하고, 새로운 세포로 수선한다. 그러나 이분의 경우 허리의 아랫부분, 즉, 아프거나 사진상에 퇴화한 부분의 세포들은 계속 긴장하여 제대로 수선이 이루어지지 못하고 오히려 다른 부위보다 빨리 퇴화하여 버린다. 그러나 모든 경우에서 다 퇴화하는 것은 아니다. 허리와 다리의 통증이 수십 년간 있는 경우에도 세월의 흔적 이상으로 퇴화하지 않는 사람들도 많다. 이 경우는 적절한 재생이 잘 이루어지는 것이다. 이런 현상을 허리의 문제라고 치부하기엔 너무 어이가 없다. 허리의 뼈, 근육, 힘줄은 스스로 생각하고 행동하는 세포들이 아니다. 도대체 누구인가. 이들에게 통증을 주고 긴장하게 하거나 퇴화시키는 것은…

허리의 근육, 근막, 뼈, 연골, 힘줄(뼈에 근육을 연결해주는 것), 인대(뼈와 뼈를 연결하는 것), 혈관, 피부, 지방, 이 모든 우리 몸의 기관이나 조직들은 모두 신경의 지배를 받고 있다. 그 안에는 무겁거나 저리거나 날카로운 통증 등 다양한 통증을 느끼게 하는 센서들과 기계적 움직임, 온도, 압력 등을 느끼게 하는 센서들, 그리고 이들을 신장시키거나 움직이게 하는 다양한 센서들이 있다. 일반적으로 만성통증이 존재한다는 것은 신경분포를 따라 혹은 구역을 따라 일정한 부위의 모든 센서가 흥분된 상태이다. 그 흥분의 정도는 아주 미약할 수도 있고 강할 수도 있다.

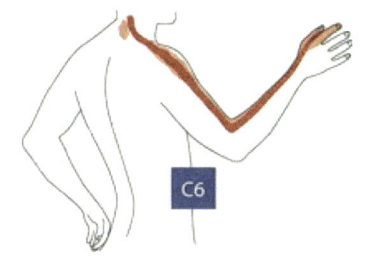

(그림) 경추 6번 신경 분절을 따라 통증이 나타나는 경우

사진에서는 뇌와 연결된 척추 안에서 나오는 경추 6번 신경의 문제로 그림 부위의(피부, 근육, 힘줄 등) 센서들이 긴장되어있어, 환자분은 외측 팔과 엘보의 긴장과 통증을 가만히 있어도 느끼거나, 운동이나 일을 하고 나서 통증이 오거나 한다.

부신경은 두 가지인데, 하나는 그림처럼 목에서 다른 경추 신경들의 가지가 해골 안에 들어갔다가 다시 나와 목과 등의 바깥 피부와 근육을 지배한다(이것은 중추신경으로 보이지만 사실은 말초신경이다). 다른 하나는 경추신경을 거치지 않고 뇌에서 바로 나오며 이것은 중추신경이다.

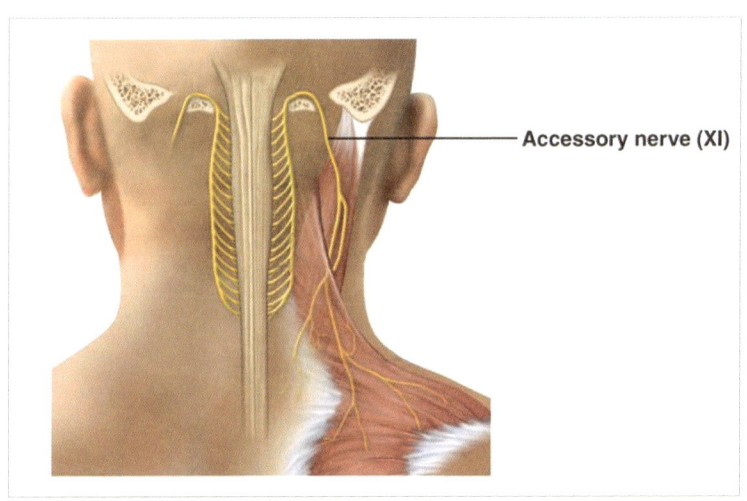

(그림) 부신경 지배부위를 따라 나타나는 통증 부위

통증박사
안강입니다 3

참조: 중추신경과 말초신경; 뇌와 실질적으로 뇌에 해당하는 척수까지는 중추신경이지만 여기서 말단으로 가는 전깃줄과 같은 신경 줄은 말초신경이다.

그러므로 모든 만성통증은 센서 안에 과민화된 부분을 찾으면 어느 신경이나 어느 분절(신경가지가 지배하는 영역. 피부에는 피부 분절, 근육은 근육 분절, 골막은 골막 분절 등으로 나뉨)의 문제인지 알 수 있으며, 이것은 진단에 매우 중요한 단서가 된다.

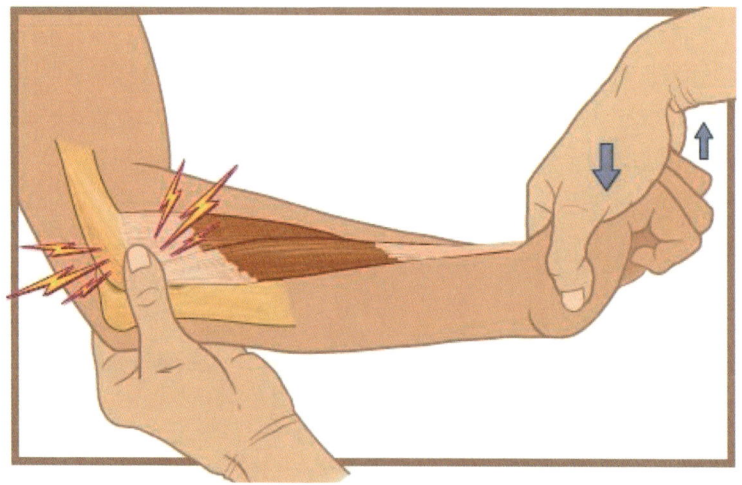

그림에서 보는 테니스엘보로 진단된 환자의 경우 6번 경추 신경 지배부위의 근육이나 골막 분절에 있는 센서들이 과민해져 있다. 센서들이 과민해져 있으면 근육이나 힘줄이 더 긴장하고 골막의 통증이 더 심하게 나타난다. 처음 다쳤을 때 팔꿈치의 센서들이 과민해진 것은 다친 것을 보호하고 치료하기 위해 당연하다. 그러나 팔꿈치의 센서들이 계속 긴장하는 것은 만성통증이다. 센서들이 긴장하게끔 척추신경보다도 더 윗선의 신경들이 문제를 일으킨 것이다.

호텔 방에 온도 센서가 과민해져서 38도 이하의 온도를 인지하지 못해 38도 이상의 뜨거운 물만 나온다면 그 방만 그런 것인지 같은 라인에 있는 방들이 다 그런 것인지, 그 층이 그런 것인지, 저층만, 고층만 그런 것인지, 아니면 호텔 건물이 다 그런 것인지에 따라 진단이 달라진다. 또 38도 이하만 인지하지 못하는 것인지 5도 이하도 인지하지 못하는 것인지에 따라 진단이 다를 것이고 심지어는 거꾸로 5도 이하의 물을 38도 이상으로 인지해 뜨겁다고 생각하여 줄곧 찬물만 나오게 될 수도 있다.

만일 지금 묵고 있는 방만의 문제라면 방안의 센서들이 문제이지만 그 층 전부의 문제라면 그 층 전체 센서들의 문제로, 결국 그 층 센서로 갈라지는 부분보다 더 위(즉, 중추신경)의 문제이다. 때로는 중추신경의 문제로 그 층의 센서들이 조금 더 이상하지만, 특히 지금 묵고 있는 방의 센서들은 특히 더 이상한 경우도 많은데, 보통 이런 부분은 다른 부위보다 더 잘 다치거나 더 많은 부하를 받게 되어있는 부분들이다.

결국, 오래된 테니스엘보 환자를 잘 진료하다 보면 만성통증으로 진단되고 중추신경, 결국 뇌의 문제로 인한 것이라는 결론에 도달할 때가 많다. 만일 이것이 척추 안의 중추신경이나 그 윗선의 뇌의 문제라면 아픈 곳에 주사를 놓고 염증을 없앤다고 스테로이드 등을 주사하는 것은 단순한 자극일 뿐이며 스테로이드 주사는 당장의 염증은 줄여 통증을 줄이겠지만, 염증이 없으면 새로운 세포가 잘 생기지 않아 정상적인 재생을 막아 뼈나 연골 등이 변형된 오히려 더 큰 퇴행성 관절염과 같은 돌이킬 수 없는 변화를 만들기도 한다. 강력한 스테로이드 주사 후 피부의 일부가 죽어 반들반들해지는 것은 눈에 자주 띄지만, 그보다 더 심한 힘줄이나 연골, 신경, 혈관, 골막 등의 손상은 보통 사람들이 발견하기란 매우 어렵다.

이런 경우 보통 다양한 치료를 받음에도 불구하고 잘 낫지 않는다. 그러나 팔다리의 경우는 그나마 과민한 센서들이 덜 과민해지거나, 정상이 되어 줄어들거나, 없어지

통증박사
안강입니다 3

는 경우도 흔하다. 신경 스스로 새로운 연결고리를 만들어 복구하는 능력을 갖추고 있기 때문이다. 그러나 이것이 몸의 중심부, 즉 목이나 허리의 여러 레벨의 문제라면 센서들의 긴장은 팔다리보다는 줄어들거나 없어지기가 쉽지 않다. 설혹 없어졌다고 느끼다가도 수개월 안에 다시 나타나는 경우가 흔하다.

호텔 온도 센서들이 문제라면 방을 고치든, 중앙 통제실을 고치든, 회로나 전기선을 고치거나 갈아버리면 된다. 그러나 우리 몸에서 회로를 고치는 것은 시냅스를 새로 만들어 새로운 회로를 만들고, 기존 회로의 사용을 줄여 점점 쇠퇴시키는 것을 의미한다. 기존의 회로가 점점 쇠퇴하고(LTD, Long Term Depression), 새로운 회로가 점점 튼튼해지면(LTP, Long Term Potentiation) 통증은 줄거나 없어진다. 이와 더불어 퇴화도 줄거나 멈추고, 다시 어느 정도 건강한 모습으로 회복한다.

다시 62세 남자의 문제를 들여다보면 이분의 신경 회로는 젊었을 때는 한 객실이나 한 라인의 문제였을 것이다. 그러다가 반복되는 고장 신호로 그 층의 센서들이 중앙 시스템 문제로 타격을 입고 여러 층으로 확산하다가, 결국 건물 전체의 문제가 되었다. 이분이 평생동안 맞은 수십 차례의 스테로이드 주사나 척추의 고정술, 매일 먹는 약은 잘못된 센서들과 중앙 통제 시스템에 도움을 주기는커녕 혼선만 만들어 결국은 자연적으로 호전되는 부분을 더 방해하여 병을 더 키우는 데 일조한다. 특히 과다하거나 잘못된 수술은 더욱이 그렇다.

지금이라도 이분이 택해야 하는 것은 새로운 신경회로를 만들기 위해(시냅스 형성) 뇌에 적절한 자극을 다양한 통로로 전달해 주어야 한다. 운동이나 생각의 변화, 몸에 해가 없는 바늘이나 약물을 사용한 자극, 새로운 회로를 형성할 새로운 시냅스가 잘 성장하고, 잘못된 회로들이 약해지도록 해로운 자극은 줄이고 이로운 자극을 반복해야 한다.

〈각주〉 스테로이드 주사 부작용: 피하 지방을 녹이거나 색소 감소 등으로 주사 부위의 피부가 움푹 파이고 밝은색을 띨 수 있다

에필로그

내가 처음 의사를 시작할 때는 만성통증이란 단어를 들어보지 못했다.

의대 시절, 국가의 조건부 장학금을 받은 관계로 공중보건의로 제주도와 안동에서 근무하였다. 당시 처음 만성통증센터를 개소하였는데, 지금도 그렇지만 당시로선 더욱 생소하지 않을 수 없었다.

만성통증은 급성통증과 기전도 다르고 치료도 다른 병인 것을 아무리 외쳐봐도 허공에 외치는 것과 같았지만, 다행히 만성통증 강의를 시작하게 되었다. 당시 한국 의사 1/5이 나의 정규강의를 들었고 그 강의는 우리나라 만성통증에 대한 이해도 상승에 상당한 영향을 끼쳤다고 본다.

한번은 중국 산서성 중의학의학회와 중의학 연구소의 초청을 받아 간 적이 있었는데, 교통사고 후 10년 이상 어깨와 팔이 굳은 환자를 내보이며 한번 치료해 보라고 한 적이 있었다. 도움을 줄 수 없을 것으로 생각했을 수도 있다. 그러나 환자를 촉진해보니 근육들이 매우 수축되어 있었음에도 불구하고 비교적 유연하며, 신경이 어느 정도 살아있다는 것을 알아차렸고, 경추에 바늘(침)을 삽입하여 골막을 강하게 자극하였다. 5분쯤 지났을까, 서서히 팔을 움직이기 시작하더니 10분이 지나면서 일상생활이 충분히 가능할 정도로 움직일 수 있게 되었다. 팔이 움직여짐과 동시에 서서히 손목과 팔꿈치가 펴지는 것을 보고 중의학 연구소에 모인 석학들이 웅성거리기 시작했다.

그때부터 그들은 나를 경애하는 눈빛으로 바라보았고, 이후 중국 전역에 소문이

퍼져 내가 강의를 하면 학회의 참석 인원이 평소보다 두 배로 늘어난다고 한다. 젊은 나이에 세계 중의골과학회와 세계중의침도학회의 외국인 부회장을 맡았지만, 솔직히 말하자면 나는 중의학에 대하여 깊이 아는 바가 없었다. 어쩌면 나는 중의학을 얕보고 있었는지도 모른다.

나는 어려서부터 몸의 반쪽이 아팠기 때문에 만성통증에 대하여 현대 의학으로는 전혀 이해하지 못하는 부분을 이미 어느 정도 알고 시작한 것이나 마찬가지이다. 피부, 근육, 눈의 압력, 혀의 감각, 어느 부분 할 것 없이 정확히 나의 오른쪽은 왼쪽보다 민감하다. 이것은 내 오른쪽 몸의 문제가 아니다. 이것은 오른쪽을 지배하는 신경회로의 문제라는 확신을 하고 일찍부터 만성통증을 시작하였으니 더 잘 알 수밖에 없다.

사람들은 기껏해야 허리나 팔이 저리는데, 나는 정확히 몸의 반쪽이 저리니 항상 왼쪽과 오른쪽을 비교해보았다. 몸이 조금이라도 나빠지면 오른쪽은 바로 악화하니 만성통증을 전문으로 하는 의사가 되기에 이처럼 혜택받은 몸을 가졌다는 것은 정말 행운이 아닐 수 없다. 항상 나의 몸을 기준으로 경험하고, 생각하고, 진단하고, 치료하다 보니 진단이나 치료기술이 남다를 수밖에 없다. 중국 사람들은 본인이 의사이면서도 희미하게만 알고 있었거나 경험한 것을 내가 객관적인 설명으로 풀어냈기에 나를 높이 산 것 같다.

넷째인 늦둥이 막내아들을 가졌을 때 즈음, 남들보다 진료도 더 열심히 하고 나름 성실하다고 생각하고 있었는데, 외국에 많이 다닌다는 이유로 총장님의 미움을 많이 산 적이 있다. 그분은 나에게 "새로운 지식을 혼자만 알지 말고, 실증적이고 과학적으로 정립하여 대중들에게 개방하는 작업이 필요하다"고 질타하셨다. 나는 내실을 다져야 하겠다는 생각 하나로 그때부터 외부강의를 거의 하지 않고 정확한 진단과 체계적인 치료를 위하여 하나하나 반복해 보면서 기술을 정립하고, 객관적인 데이터도 쌓았다.

중의사들은 아픈 곳을 치료하는 것은 하수들이나 하는 것이라고 노상 말하곤 했는데, 보통의 의사들은 주로 아픈 곳만 치료하므로 상반된 것이기는 하나, 만성통증에서는 아픈 곳만의 병이 아니므로 적어도 만성통증에서는 이 말이 맞다.

다시 한 번 강조하지만, 만성통증은 아픈 곳의 병이 아니라 아픈 곳을 지배하는 신경회로의 병이다. 그리고 만성통증을 호전시키려면 기존의 신경회로가 약해지던지 새로운 신경회로가 완성되어야 한다. 신경회로는 자극으로 인하여 만들어진다. 핵심은 어떻게 자극할 것이며 또한, 자극의 효율을 어떻게 극대화할 것인가이다. 그 방법은 없애거나 죽이는 방향이어서는 안 된다. 없애거나 죽이는 것은 반짝 도움이 될 수 있지만 만성통증을 더욱 깊게 만들 뿐 아니라 결국엔 장애나 삶을 부수어버리는 퇴화를 만들어낸다.

안 강